国医大师
传薪丛书

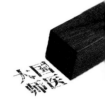

国医大师传薪丛书

国医大师黄瑾明临证验案集粹

黄瑾明　主审

宋　宁　李美康　主编

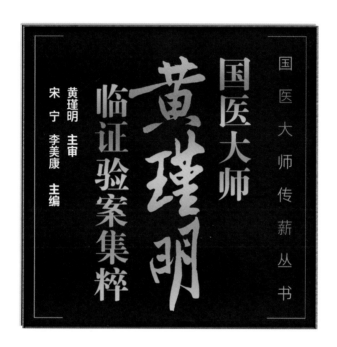

人民卫生出版社

·北京·

图书在版编目（CIP）数据

国医大师黄瑾明临证验案集粹 / 宋宁，李美康主编 .

北京：人民卫生出版社，2025. 8. -- ISBN 978-7-117

-37564-1

Ⅰ. R291.8

中国国家版本馆CIP数据核字第2024ML0693号

人卫智网	www.ipmph.com	医学教育、学术、考试、健康，
		购书智慧智能综合服务平台
人卫官网	www.pmph.com	人卫官方资讯发布平台

国医大师黄瑾明临证验案集粹
Guoyidashi Huang Jinming Linzheng
Yan'an Jicui

主　　编：宋　宁　李美康
出版发行：人民卫生出版社（中继线 010-59780011）
地　　址：北京市朝阳区潘家园南里 19 号
邮　　编：100021
E - mail: pmph @ pmph.com
购书热线：010-59787592　010-59787584　010-65264830
印　　刷：保定市中画美凯印刷有限公司
经　　销：新华书店
开　　本：710×1000　1/16　印张：25.5　插页：4
字　　数：330 千字
版　　次：2025 年 8 月第 1 版
印　　次：2025 年 8 月第 1 次印刷
标准书号：ISBN 978-7-117-37564-1
定　　价：89.00 元

副主编

秦祖杰　李浪辉　萧永保　韩海涛　王成龙　蒙洁琼

编委（按姓氏笔画排序）

马海燕	王开龙	王成龙	邓松华	卢　敏	冯琳茜	宁冬梅	宁仲森
宁德珠	朱新宇	刘　莎	刘　旋	刘　碧	刘金伶	农玉莺	苏本兰
苏曲之	李　钰	李　婕	李伟茜	李红霞	李芳梅	李秀娟	李昆英
李承义	李浪辉	杨燕妮	肖　敬	肖冬玲	吴　丹	宋　宁	宋励君
陆秋蓉	陈　鹏	陈李凤	陈秋霞	陈超群	陈滢竹	罗　红	罗尧尧
周　航	赵作民	段雪琳	贺诗寓	秦日昇	秦宏伟	秦祖杰	秦德源
袁文霞	莫　媛	徐　晶	徐玉娟	唐　萍	黄　凯	黄康婷	黄智姜
萧永保	符晓慧	梁　薇	梁安伟	梁杏梨	梁琼香	葛春雷	韩海涛
覃丽萍	覃英梅	覃姣玉	曾振东	温　勇	蒙洁琼	赖吉珍	赖菁菁
谭　磊	黎仁权	黎海珍	潘红丹	潘明甫	潘清霞		

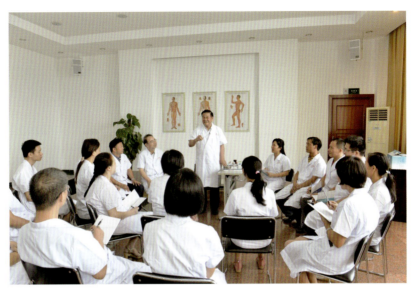

图1 国医大师黄瑾明教授为弟子授课

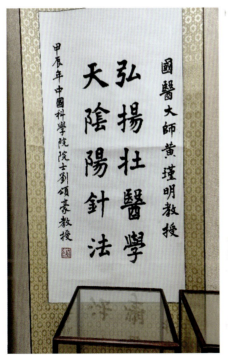

图2 中国科学院院士刘颂豪教授为国医大师黄瑾明教授题词

创立壮医学三道两路辨证论治体系是壮医发展历史的新起点

黄瑾明书 二○二三年春

图 3 国医大师黄瑾明教授为弘扬壮医学题词

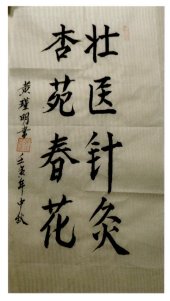

壮医针灸杏苑春花

黄瑾明书 二○二三年中秋

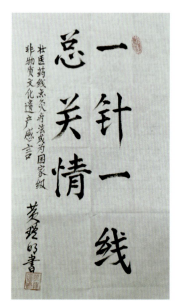

一针一线总关情

壮医药线点灸疗法成为国家级非物质文化遗产感言

黄瑾明书

图 4 国医大师黄瑾明教授为壮医针灸疗法题词

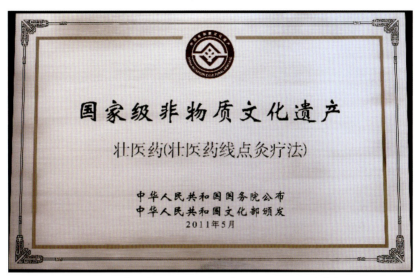

图5　壮医药线点灸疗法入选国家级非物质文化遗产名录

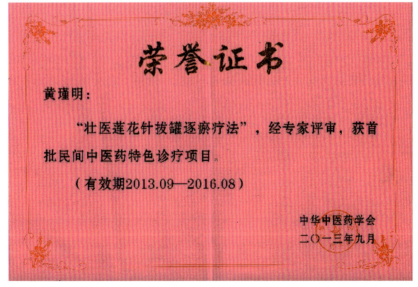

图6　壮医莲花针拔罐逐瘀疗法入选首批民间中医药特色诊疗项目

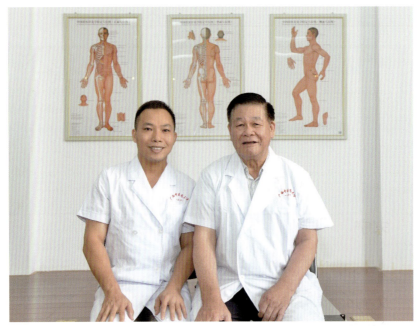

图 7　宋宁教授跟诊国医大师黄瑾明教授并合影

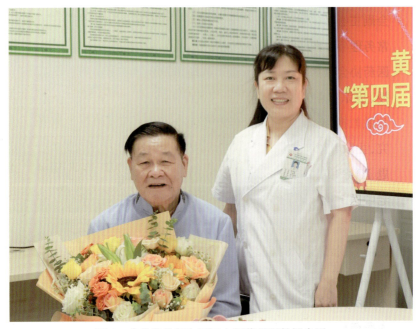

图 8　李美康教授和国医大师黄瑾明教授合影

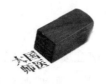

主编简介

宋宁

  中国少数民族传统医学专业博士,广西中医药大学教授,硕士研究生导师,广西中医药大学壮医基础教研室主任,广西黄氏壮医针灸流派第二代代表性传承人,壮医思橺木香疗第十一代传承人,广西民族医药协会壮医针灸专业委员会副主任委员,世界中医药学会联合会痧疗罐疗专业委员会常务理事,中国民族医药学会壮医药分会常务理事,广西民族医药协会常务理事。师从庞声航教授、江红兵教授、黄汉儒教授、庞宗然教授,先后拜师国医大师黄瑾明教授、国医大师石学敏教授、中国中医科学院周超凡教授。长期从事壮医药研究,主攻壮医特色诊疗技术的基础与应用研究,主持省部级课题 10 余项,发表论文 120 余篇,主编《壮医针灸学》《桂派名老中医·学术卷:黄瑾明》《中国壮医针灸学》《壮医针灸三部特定穴位挂图》,担任《广西黄氏壮医针灸流派临床经验全图解》《壮医诊断学》等书副主编,参编专著、教材多部。发明"新型壮医莲花针"等专利 7 项。获中国民族医药学会科学技术进步奖 4 项(一等奖 2 项,二等奖 1 项,三等奖 1 项)、中国中医药研究促进会科学技术进步奖一等奖 1 项、中国民族医药协会科学技术进步奖 2 项（一等奖 1 项，二等奖 1 项）、广西科学技术进步奖二等奖 3 项、广西高等教育自治区级教学成果奖 2 项（一等奖 1 项，二等奖 1 项）、广西医药卫生适宜技术推广奖 4 项（一等奖 2 项，二等奖 1 项，三等奖 1 项）、广西优秀出版物奖图书类一等奖 1 项。擅长运用壮医莲花针、脐环针、壮医药线点灸、壮医香疗综合治疗临床各科疾病。

李美康

　　主任医师，广西名中医，广西壮族自治区中医药管理局重点学科壮医学的学科带头人，黄瑾明国医大师传承工作室、广西黄氏壮医针灸流派传承工作室项目负责人，李美康广西名中医传承工作室领衔专家，广西黄氏壮医针灸学流派主要传承人之一。中华中医药学会学术流派传承分会第一、二届常务委员，中国民族医药学会壮医药分会第二、三届副会长，广西医师协会壮医医师分会第一、二届副主任委员，广西民族医药协会壮医针灸分会主任委员。主持国家自然科学基金课题 2 项、区级民族医药传承创新课题 1 项，参与多项课题研究。发表论文 20 余篇，作为主编或副主编出版专著 4 部。2015 年获广西医药卫生适宜技术推广奖二等奖，2017 年、2019 年、2021 年获中国民族医药学会科学技术进步奖一等奖 1 项和三等奖 2 项，2019 年获中国民族医药协会科学技术进步奖二等奖，2023 年获广西科技厅科学技术进步奖二等奖 1 项。擅长运用中医、壮医诊治急慢性消化系统炎症及功能失调、急慢性痛症，及调理亚健康人群体质，治疗失眠从"郁""虚""滞"三要素解读病机特点，提出"通路调神，化郁畅志"治疗法则，注重整体观的同时，强调个体化治疗。

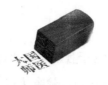

序

　　壮医学是广西壮族的原创医学,历史悠久,源远流长,博大精深,拥有壮医针灸等独具特色的实用医疗技法,传承着众多疗效显著的验方秘方,具有鲜明的民族特色和地方特色,拥有丰富的壮药资源,其中,以"桂十味"为代表的道地壮药材更是享誉国内外,对壮族人民的繁衍生息作出了卓越贡献,是祖国传统医药的璀璨瑰宝。

　　黄瑾明教授是国医大师、壮医临床之大家、壮医学奠基人之一,他的贡献与成就令人瞩目。他1965年毕业于广西中医学院,同年留校任教,历任学校教务处处长、壮医药研究所所长、壮医门诊部主任。他勇于创新,率先对壮医针灸进行了系统的挖掘与整理,开创了广西黄氏壮医针灸流派。他勤求古训,虚怀若谷,博采众方,为壮医药的发展作出了杰出贡献,取得了辉煌成就,是壮医学界的一个标杆!如今,黄瑾明教授已87岁高龄,仍坚持在壮医临床一线,身躬民族之医药,发挥生命之余热,不愧为后学之楷模。

　　国医大师的学术思想是祖国医学领域中不可多得的宝贵财富。我们要系统挖掘、整理、传承与推广黄瑾明教授的学术思想和临床诊疗经验,让海内外的医学同仁以及有志于传统医学研究的人士共同学习、深入研究黄瑾明教授的学术成果,让更多的人受益于壮医学的独特魅力和实用价值。

《国医大师黄瑾明临证验案集粹》精心辑录了黄瑾明教授272个治验医案,充分体现他切中肯綮的诊疗,匠心独运的处方立法,大医精诚的高尚医德,博极医源的治学态度,融会了黄瑾明教授从医50余年来的针灸及用药治疗经验,反映了壮医针灸"天阴阳针法"、善用壮医脐环穴调气等黄瑾明教授临床研究的新成就。此书不仅具有极高的临床实用价值,同时也为学术研究提供了宝贵的资料,是传承与发扬黄瑾明教授学术思想的重要载体。该书的问世,将进一步推动对黄瑾明教授学术思想和诊疗经验的系统总结,加速国医大师学术精髓的传播与推广,使更多患者能够受益于壮医的精湛医术。衷心期待作者团队未来能整理出版更多关于黄瑾明教授学术思想和诊疗经验的著作,让国医大师的榜样力量和引领作用得以充分发挥,为谱写中国式现代化广西新篇章贡献桂中医力量!

是为序。

姚 春

2024年5月26日

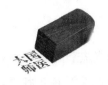

前　言

　　黄瑾明教授是第四届国医大师,首批全国名中医,第二、六、七批全国老中医药专家学术经验继承工作指导老师,桂派中医大师,广西名壮医广西黄氏壮医针灸流派第一代代表性传承人,广西中医药大学教授,1992 年享受国务院政府特殊津贴,从医从教 50 余年,对中医、壮医均有极高的造诣,治学严谨,学验俱丰,为我国中医药、壮医药事业作出了突出贡献。

　　早在 20 世纪 80 年代,黄瑾明教授就率先挖掘整理壮医针灸,开壮医针灸研究先河。1985 年,他创建全国第一家壮医医疗机构——广西中医学院壮医门诊部并亲自坐诊,大力验证、推广壮医针灸技术,使壮医药从民间走向医学殿堂,为开展壮医药高等教育奠定了基础。他整理总结出黄氏壮医针灸三大特色疗法,即壮医针刺、壮医莲花针拔罐逐瘀疗法、壮医药线点灸,进而构建了现代壮医针灸体系,出版《中国壮医针灸学》《壮医针灸学》《广西黄氏壮医针灸流派临床经验全图解》等系列著作,创立广西黄氏壮医针灸流派。2012 年,该流派入选第一批全国中医学术流派,黄氏壮医针灸三大特色疗法成为流派的核心治病技术,极具民族特色。2011 年壮医药线点灸疗法入选国家级非物质文化遗产名录,2013 年壮医莲花针拔罐逐瘀疗法入选全国首批民间中医药特色诊疗项目,2020 年壮医药线点灸和壮医莲花针拔罐逐瘀治疗被纳入医保支付范围。壮医针灸通过流派"传承工作室—二级传承工作站—基层推广基地"三级立体平台先后在我国广西、北京、广东、上海、湖南、辽宁、贵州、香港地区,以及澳大利亚、老挝、柬埔寨、越南等国内外数十家医疗机构推广应用,疗效显著,治愈患者无数,深受医患好评,获得显著社会效益,具有较大的学术影响力,应用前景十分广阔。

漫漫五十余载,悠悠壮医药情。黄瑾明教授一直倾力践行大医精诚的精神,一直踔厉弘扬中华医道,诲人不倦,提携新秀,身躬壮医药,心系民族情,堪称新时代杏林之宗师、壮医临床之大家。他积累了大量验案,有关其神奇医术的传闻不绝于耳,然验案公之于众者甚少。是故衷辑黄老历年临证治验医案共计 272 个,集萃成册,以飨读者。其中内科 120 案、外科 20 案、妇科 71 案、男科 5 案、皮肤科 30 案、五官科 26 案,均附以按语,便于读者领悟黄老学术思想和诊疗经验。涉及病种 78 个,每个病种第一个医案的按语均阐述了黄瑾明教授对该病病名和病因病机的认识及治疗思路,集中反映了黄瑾明教授融通中医与壮医,从毒虚论治病因,从气血失衡论治病机,据平衡气血确立"调气、解毒、补虚、祛瘀"八字治则,推崇黄氏壮医针灸三大特色疗法,善用壮医天阴阳针法,重临床创验方灵活遣方,推崇血肉之品及食疗,善用综合疗法治百病等独到的学术思想和治疗经验。

黄瑾明教授首提壮医天阴阳理论,进而创立壮医针灸"天阴阳针法",即以脐环穴为核心要穴进行微针浅刺并留针,以调气为法、调神为本,着重调整、调节、调动人体天人地三部气机,通过三道两路运转,达到制毒补虚、恢复人体气血均衡的目的。黄老的治验医案,凡针刺者,几乎均强调运用壮医天阴阳针法针刺脐环穴,是本书一大鲜明特色。本书还体现了黄瑾明教授善用壮医特定穴位、喜针脐环穴、治病务求调气通路、强调无痛针灸、不强求"酸、麻、胀"针感等黄氏壮医针灸的临证治疗特色。

黄瑾明教授治疗疾病,推崇壮医针灸但不限于针灸,还精于遣方用药。他对药性贯熟,对医理精通,反复实践,应用壮医主药、帮药、带药等配伍理论,创制了常用验方 20 首,如黄氏壮医排石汤、黄氏壮医痛经汤、黄氏壮医补谷健胃汤、黄氏壮医调气汤、黄氏壮医解毒汤、黄氏壮医温水补阳汤、黄氏壮医滋水补阴汤等,临证加减运用,得心应手,效若桴鼓。

黄瑾明教授治病不外乎针、灸、药,或单用或联用,多主张综合治疗,以最好的疗效、最快的速度治愈疾病。其学术思想独特,观点鲜明,凸显了黄老从疾病的理论认识到临床诊疗别具一格的学术思想和治疗风格。本书涉及壮医特定穴位 38 个(摘自黄瑾明等主编的《壮医针灸学》)、创制的验方 20 首,均附录于后以便检索。

本书语言流畅,抛砖引玉,既可用作传统医药临床、科研工作者的参考书,还可作为壮医专业的教科书、教辅书,亦可当作文化、科普读物,供广大中医(民族医)从业人员、中医药院校师生和广大传统医学爱好者学习、参考和研究。

整理国医大师医案,是一项光荣而艰巨的任务,本书从整理到出版,历尽五载。在付梓之际,承蒙广西中医药大学校长姚春教授作序,深感荣幸。又得到广西中医药大学学生肖佳逸、李芯锐、黄夏樾、陈冠卿、张思婷的帮助。在此一并表示诚挚的谢意!

本书是黄瑾明教授从医 50 余年的壮医针药独特治病思想及最新研究成果的具体临床运用。黄瑾明教授学术思想博大精深，内容广泛，验案甚多，因水平不足，篇幅有限，敬请同道批评赐正，以便整理出版更多关于黄瑾明教授学术思想和临证经验的著作。

编者

2024 年 12 月于南宁

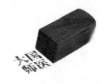

目 录

第一章　内　科　病　证

第一节　感冒

病案

梁某,男,51岁,初诊日期:2020年1月13日。

主诉:鼻塞声重,伴胸胁疼痛1天。

现病史:患者1天前出现鼻塞声重伴胸胁疼痛。诊见鼻塞声重,咽痒,胁肋胀痛,胸闷气短,口不渴,喜热饮,舌淡红,苔薄白而润,脉浮弦。

中医诊断:感冒。

壮医诊断:得凉(壮文:Dwgliengz)。

治疗:壮医莲花针拔罐逐瘀、壮医针刺联合壮药内服。

1. 壮医莲花针拔罐逐瘀疗法　取穴:背廊穴(包括龙脊穴、夹脊穴)、扁担穴、梅花穴(在风门、肺俞、附分、魄户处取之)、膈俞、肾俞、大肠俞。方法:先在背廊穴上来回走罐2～3分钟,以患者可忍受为度。再用莲花针叩刺以上穴位,至局部皮肤潮红有出血点,然后在叩刺部位拔罐,留罐3～5分钟,起罐后,用壮医通路酒涂擦拔罐部位。

2. 壮医针刺　取穴:脐环穴(脐内环八穴、脐外环四穴)、肺俞、列缺、合谷、期门、支沟、阳陵泉、足三里、太冲。方法:针脐环穴用壮医天阴阳针法,即进针前先嘱患者做腹式吐纳运动,调整呼吸、稳定情绪、消除杂念。然后无痛进针,进针后不提插、不捻转、不运针、不强求酸麻胀针感,针毕医者右手掌心对准患者肚脐(距离15～30cm),做顺时针缓慢旋转运动3～5分钟。整个进针过程患者不要停止吐纳运动,直至进针后3～5分钟,留针30分钟,以脐部出现温暖感,并有冷气从手脚排出为佳。其他穴位进针后直接留针 30 分钟,不强求酸、胀、麻等针感,2 天治疗 1 次。

3. 壮药内服

处方:

荆芥 10g	防风 10g	柴胡 15g	茯苓 20g
桔梗 10g	川芎 10g	羌活 10g	独活 10g
枳壳 15g	生甘草 6g	生姜 3 片	香附 15g
白芍 20g	陈皮 6g		

1 剂,水煎,分早晚 2 次温服。

1 月 17 日二诊:感冒已愈,胁肋胀痛、胸闷气短消失,二便正常,睡眠饮食良好。继予针刺疗法治疗 1 次以巩固疗效。

按语:感冒是临床常见病和多发病。壮医认为,本病是由于感受体外邪毒,使气道功能失调所致,临床以鼻塞声重、流涕、喷嚏、头痛、恶寒发热、全身不适、脉浮等症状为主。气道,壮文为 Hozgyongx,是指人体之气与大自然之气相互联系交换的场所和进出的通道,化生和调节的中枢是"咪钵"(肺)。气道是人体重要通道,位于人体的天部,包括口鼻、咽喉、气管、肺等脏器,其气喜发,与大自然天气相通应,就功能而言,其气宜畅通、宣发、肃降。病理状态下,外感邪毒很容易从气道门户口鼻侵入,迅速阻滞三道两路,使气血失衡而发病。口、咽喉又是气道、谷道、水道三道的交汇之处,并布满龙路、火路网络分支,故体内其他道路及相关脏腑病变,亦可累及气道,出现鼻塞声重,胁肋胀痛等症状。治疗当通畅气道、调气解毒,**黄瑾明教授**喜用壮医莲花针拔罐逐瘀疗法、壮医针灸及壮药内服等综合治疗。

本病患者鼻塞声重、咽痒、苔薄白而润、脉浮,一派外感风寒之象,胁肋胀痛、胸闷气短是气机阻滞之征。治宜调气补虚、祛瘀解毒。壮医莲花针拔罐逐瘀疗法长于祛瘀解毒,背廊穴、扁担穴和梅花穴均为壮医针灸特定穴位,取之进行莲花针叩刺和拔罐,可直接将毒邪吸拔排出体外,从而畅通气道。针刺取壮医脐环穴为主，包括脐内环八穴和脐外环四穴，重在调气、补虚、通道路。列缺、合谷解毒，期门、支沟、阳陵泉调气，肺俞、足三里补虚。内服壮药重在解毒祛瘀、调气补虚。其中荆芥、防风、桔梗、羌活、独活、生姜、川芎、香附解毒祛瘀；柴胡、枳壳、陈皮、茯苓、甘草、白芍调气补虚。拔罐、针灸、壮药联用，从多方面调节、调整、激发人体气血，使道路畅通、三气同步，感冒自除。

第二节　发热

病案一

梁某，男，10个月，初诊日期：2015年8月28日。

主诉：发热1天。

现病史：患者1天前出现发热，体温37.5℃，伴鼻塞，咳嗽，呕吐，出汗多，一天未解大便。

中医诊断：发热。

壮医诊断：勒爷发得（壮文：Lwgnyezfatndat）。

治疗：壮医药线点灸联合壮药内服。

1. 壮医药线点灸　取穴：扁担穴、背廊穴（胸龙脊穴、腰夹脊穴）。方法：轻手法，每穴点灸1壮，每天点灸1次，3次为1个疗程。

2. 壮药内服

处方：

金银花5g	连翘5g	淡竹叶3g	荆芥3g
牛蒡子3g	淡豆豉5g	薄荷5g	芦根5g
桑叶5g	菊花5g	杏仁5g	浙贝母5g
生石膏6g	生甘草3g		

3剂，日1剂，水煎分2次早晚温服。

9月1日二诊：发热已退，体温正常，仍有微咳，流涕。继续一诊方案行壮医药线点灸3次,壮药内服3剂。

9月4日三诊:全部症状消除。

按语:壮医认为,发热是由于毒邪阻滞三道两路,气血偏亢导致的临床以体温升高超出正常范围为主症的一类病证,是多种疾病过程中常见的一种症状。本病多因外感热毒、暑毒、风毒、湿毒、寒毒,毒邪直接阻滞谷道、水道、气道,或传变龙路、火路,使道路运行不畅,气血亢盛;或内因饮食、生活起居不慎,脏腑道路功能失调,内生毒邪,阻滞道路,从而气血偏亢,发为本病。病机以毒滞道路为主。治疗以解毒、调气为主,有兼症者配以祛瘀或补虚,使毒去道路畅通而正安,常采用壮医药线点灸联合壮药内服治疗。

本案急性起病,以发热、鼻塞为主症,伴咳嗽、汗多、一天未解大便,为气道失调、热毒阻于气道之象。治宜调气解毒、祛风清热,采用壮医药线点灸联合壮药内服治疗。壮医药线点灸选取胸龙脊穴、腰夹脊穴通调三道两路;扁担穴通两路、散结、止痛。内服壮药:金银花、连翘清热解毒,轻宣透表,共为主药。薄荷、荆芥、淡豆豉祛风毒,透毒外出;菊花、桑叶清解气道热毒,与金银花、连翘相伍,增强清热解毒之功;杏仁、浙贝母降气化痰止咳;牛蒡子解毒利咽;石膏、淡竹叶、芦根清热毒、生津液;共为帮药。甘草清热解毒、祛痰止咳、调和诸药,为带药。内外施治,共奏调气解毒、祛风清热之功。

病案二

李某,女,20岁,初诊日期:2010年5月3日。

主诉:发热1个月余。

现病史:患者1个多月前出现发热,每天下午3时以后发热,体温38℃以上。外院检查血常规白细胞计数(WBC)正常,抗生素治疗无效。诊见神疲乏力,行走困难,只能坐轮椅前来就诊。四肢欠温,大便溏烂。舌淡白,苔薄白,脉沉细。

中医诊断：发热。

壮医诊断：发得（壮文：Fatndat）。

治疗：壮医药线点灸联合壮药内服。

1. 壮医药线点灸　取穴：脐内环穴（心、肺、肝、脾、大小肠、肾）、背廊穴。方法：轻手法，每穴点灸3壮，每天施灸1次，6次为1个疗程。

2. 内服黄氏壮医调气汤加减

处方：

五指毛桃60g	白术30g	陈皮6g	升麻6g
柴胡6g	红参10g	生甘草10g	桔梗10g
炒枳壳25g	麦芽15g	山楂15g	神曲15g
杜仲10g	川牛膝10g		

6剂，日1剂，水煎分2次早晚温服。

经药线点灸6次、内服6剂，体温恢复正常，诸症消失。

按语：本案患者发热伴神疲乏力、行走困难、四肢欠温、大便溏烂、舌淡白、苔薄白、脉沉细，一派体虚劳损之象。《素问·至真要大论》载："劳者温之。"指出体虚劳损疾患当用温养调补之法治疗。故治宜温补谷道、通调水道。道路得温则通，道路通则脏腑安。

药线点灸首取脐内环八穴，为调气要穴，可通调天、地、人三部之气，根据壮医药线点灸"寒手热背"治疗规律，加灸背廊穴以解表退热。内服黄氏壮医调气汤加减温补谷道水道。黄氏壮医调气汤由五指毛桃（或黄芪）、白术、陈皮、升麻、柴胡、红参、甘草、当归、炒枳壳、桔梗组成，能调补谷道之气。方中五指毛桃益气调谷道，红参大补元气，两药合用增强补气调气功效，共为主药。白术、陈皮调谷道，健脾胃；麦芽、山楂、神曲健运谷道；升麻、柴胡、桔梗、炒枳壳调节气机，促进天、地、人三气同步；杜仲补肝肾，强筋骨；川牛膝逐瘀通经，通利关节，利尿通淋；杜仲、牛膝相伍，通调水道，强健筋骨；甘草解百毒，调和诸药；桔梗能升能降，与枳壳相伍恢复气机升降，共为帮药。内外兼施，谷道得温，水道通调，诸症自除。

第三节　咳嗽

病案一

袁某,女,61岁,初诊日期:2015年11月27日。

主诉:反复咳嗽约2个月。

现病史:患者从今年10月1日开始出现咳嗽,经多方治疗无效。咳痰为青白色,平卧可以听到痰鸣音,伴胸闷,怕冷。舌淡白,苔薄白而润,脉弦。血常规检查提示白细胞计数偏低。

中医诊断:咳嗽。

壮医诊断:奔唉(壮文:Baenzae)。

治疗:壮医针刺联合壮药内服。

1. **壮医针刺**　取穴:脐内环穴(心、肺、肝、脾、大小肠、肾)、天突、合谷、曲池。方法:针脐内环穴用壮医天阴阳针法,即进针前先嘱患者做腹式吐纳运动,调整呼吸、稳定情绪、消除杂念。然后无痛进针,进针后不提插、不捻转、不运针、不强求酸麻胀针感,针毕医者右手掌心对准患者肚脐(距离15~30cm),做顺时针缓慢旋转运动3~5分钟。整个进针过程患者不要停止吐纳运动,直至进针后3~5分钟,留针30分钟,以脐部出现温暖感,并有冷气从手脚排出为佳。其他穴位进针后直接留针30分钟。

2. 内服黄氏壮医调气汤合黄氏壮医止咳汤加减

处方:

五指毛桃60g	白术30g	陈皮6g	升麻10g
柴胡10g	红参10g	生甘草10g	当归15g
炒枳壳25g	桔梗10g	厚朴10g	海浮石6g
郁金15g	佛手10g	茯苓15g	沙参15g
法半夏10g	紫菀10g	山萸肉10g	

3剂,日1剂,水煎分2次温服。

11月30日二诊:服药3剂、针刺3次,咳嗽基本停止。继续针刺3次、服药3剂以巩固疗效。

按语:壮医认为,咳嗽是由于气道损伤或气道功能失调,气逆而上所致,临床以咳嗽、咳痰或干咳、无痰等症状为特征。一年四季均可发病,以秋冬季高发。气道是人体之气与大自然之气相互联系交换的场所和进出的通道,中枢是"咪钵"(肺),位居天部,其气喜宣发而与大自然天气相通应。其功能宜畅通、宜肃降,以降为用、以降为治。治疗当以祛邪解毒、宣肃气道、止咳化痰为主,气道通畅,则毒邪易除。谷道为人体消化吸收五谷之道。外邪侵入气道者,宜调气、解毒;内伤损及气道者,重在调理气血、补益脏腑道路。黄瑾明教授多采用壮医针刺联合壮药内服治疗。

本案患者长期咳嗽,咳青白痰,伴胸闷、怕冷、舌淡白、苔薄白润,为气道失调、谷道虚损之征象。治宜调气道、补谷道虚损,采用壮医针刺结合内服壮药治疗。针刺取脐内环八穴调全身气机,配天突、合谷、曲池化痰止咳。黄氏壮医调气汤调补谷道之气,黄氏壮医止咳汤止咳化痰,和中降气。本案内服方中:五指毛桃、白术补谷道、除湿毒、通水道;陈皮、茯苓除湿毒、健谷道;红参补五脏、健脾补肺;甘草、山萸肉、当归调补气血,增强谷道功能,共为主药。海浮石、法半夏、紫菀、沙参、桔梗止咳化痰;升麻、柴胡、炒枳壳、厚朴、郁金、佛手调理气机,畅通天、人、地三部之气,共为帮药。桔梗引诸药上达气道病所,并能止咳化痰,为带药。针药同用,气血得补、三气同步,咳嗽自止。

病案二

梁某,女,48岁,初诊日期:2012年3月4日。

主诉:反复咳嗽1个月余。

现病史:患者1个月前开始反复咳嗽,上午咳甚。平时手脚冰冷,全身怕冷,出汗较多,动则冒汗,睡眠尚可,二便调。月经紊乱,已停经半年。舌淡红,苔薄白,脉沉细。

中医诊断:咳嗽。

壮医诊断:奔唉(壮文:Baenzae)。

治疗:壮医针刺联合壮药内服。

1. **壮医针刺** 取穴:脐内环穴(心、肺、肝、脾、肾)、天突、足三里、三阴交。方法:针脐内环穴用壮医天阴阳针法,留针30分钟,具体方法同病案一,其他穴位进针后直接留针30分钟。隔天针刺1次,7次为1个疗程。

2. **内服黄氏壮医止咳汤加减**

处方:

党参15g	沙参15g	茯苓15g	法半夏10g
紫菀10g	海浮石6g	枳壳10g	山萸肉15g
玉竹25g	百合10g	鹿角霜20g	补骨脂15g

15剂,日1剂,水煎分2次温服。

3月25日二诊:经上述治疗后,咳嗽已完全停止。

按语:本案患者咳嗽,手脚冰冷,全身怕冷,出汗多,脉沉细,治宜温补气道、水道。道路得温则通,道路通则咳嗽除。针刺壮医脐内环穴通调全身气机,天突化痰止咳,足三里、三阴交调补谷道气血。内服壮药方中:党参、茯苓滋养气道、谷道,意在调畅人部之气以斡旋天地二气;沙参、玉竹、百合滋养气道,养阴止咳,共为主药。枳壳、法半夏、紫菀、海浮石降逆止咳化痰,使天气下降;鹿角霜、山萸肉、补骨脂温补水道,使地气上升,共为帮药。一调一升一降,共奏止咳化痰,温肾降气和中之功。针药同用,则道路畅通,三气调畅,脏腑安然,诸症自除。

病案三

何某,女,24岁,初诊日期:2016年3月4日。

主诉:咳嗽反复发作 1 个月余。

现病史:患者 1 个多月前开始出现咳嗽,反复发作,干咳无痰,口干,平时怕冷,神疲乏力,纳寐欠佳。舌淡红,苔薄白,脉沉细。

中医诊断:咳嗽。

壮医诊断:奔唉(壮文:Baenzae)。

治疗:壮医针刺联合壮药内服。

1. **壮医针刺** 取穴:脐内环穴(心、肾、肺)、天突、膻中、内关、足三里。方法:针脐内环穴用壮医天阴阳针法,留针 30 分钟,其他穴位进针后直接留针 30 分钟。每天 1 次。

2. **内服黄氏壮医止咳汤加减**

处方:

太子参15g	沙参15g	茯苓15g	海浮石15g
枳壳6g	山萸肉10g	紫菀10g	法半夏10g
玉竹10g	百合10g		

7 剂,日 1 剂,水煎分 2 次温服。

3 月 11 日二诊:针灸 5 次、服药 7 剂后,咳嗽已愈,睡眠、饮食均佳,继服上方 3 剂,巩固疗效。

按语:本案患者反复咳嗽 1 个月余、干咳无痰,为气道虚损,气不生津,气逆所致;平时怕冷,神疲乏力,脉沉细,为一派体虚、气血不足征象。口干、干咳无痰、脉沉细则是水道虚损不足,水不上泛,输布不均之象。治宜调气道、补虚损。脐内环穴为调气要穴,针刺脐内环穴(心、肾、肺)通调天、人、地三部气机;天突、膻中增强调气止咳作用;内关、足三里调补谷道气血。内服方中:太子参、茯苓补益谷道气道;沙参、玉竹、百合滋养气道,养阴止咳,共为主药。海浮石、紫菀、法半夏、枳壳降气、化痰、止咳;山萸肉滋肾水,增强水道功能,共为帮药。针药合用,则道路畅通,三气同步,诸症自除。

病案四

高某,男,45岁,初诊日期:2017年6月19日。

主诉:反复咳嗽1个月余。

现病史:患者1个多月前出现咳嗽,反复发作,干咳无痰,咳嗽不爽,咽部异物感。口干,平时怕冷,神疲乏力,出汗较多,常有头痛,视物模糊,左眼甚。矢气较多,大便常秘结。舌淡白,苔薄白,脉沉细。

中医诊断:咳嗽。

壮医诊断:奔唉(壮文:Baenzae)。

治疗:壮医针刺联合壮药内服。

1. **壮医针刺** 取穴:脐内环穴(心、肺、肝、脾、肾)、天突、合谷、曲池。方法:针脐内环穴用壮医天阴阳针法,留针30分钟,其他穴位进针后直接留针30分钟。每天治疗1次。

2. **内服黄氏壮医止咳汤合黄氏壮医调气汤加减**

处方:

黄芪60g	白术30g	陈皮6g	升麻10g
柴胡10g	红参10g	生甘草10g	当归15g
桔梗10g	炒枳壳25g	茯苓15g	法半夏10g
紫菀10g	海浮石6g	沙参15g	玉竹10g
百合10g	山萸肉10g		

7剂,日1剂,水煎分2次温服。

7月1日二诊:经治疗7天,咳嗽完全消除。

按语:本案治宜滋养气道、调补谷道。针刺脐内环穴以调和三部之气,滋养气道,调补谷道;针天突、合谷、曲池以增强调气止咳之功。壮药方中:黄氏壮医调气汤益气调中、升阳、健谷道;黄氏壮医止咳汤止咳化痰、和中降气。两方合用,共奏补虚化痰止咳之功。针药结合,协同补道路虚损,调三气同步,脏腑得安,则咳嗽得止。

病案五

黄某,女,38岁,初诊日期:2013年10月5日。

主诉:反复咳嗽20多年。

现病史:患者18岁以来经常出现咳嗽,咽干喉痒即咳,痰色白。常头晕,睡眠不佳,纳食不香。舌淡红,苔薄白,脉沉细。

中医诊断:咳嗽。

壮医诊断:奔唉(壮文:Baenzae)。

治疗:壮医针刺联合壮药内服。

1. **壮医针刺** 取穴:脐内环穴(肺、大小肠、心、脾、肾)。方法:针脐内环穴用壮医天阴阳针法,留针30分钟,其他穴位进针后直接留针30分钟。每天针刺1次,10次为1个疗程。

2. **内服黄氏壮医止咳汤加减**

处方:

太子参15g	沙参15g	茯苓15g	海浮石6g
枳壳6g	山萸肉10g	紫菀10g	法半夏10g
玉竹10g	百合10g	柏子仁20g	酸枣仁15g
五味子10g	麦芽15g	莱菔子15g	神曲10g

10剂。日1剂,水煎分2次温服。

10月14日二诊:经上述针刺10次和服药10剂后,咳嗽完全停止,诸症消失。继续针灸7次、服药7剂,巩固疗效。

按语:本案既有气道阴虚,又兼有谷道气虚。咽干喉痒、咳嗽、寐欠佳,多为气道虚损,津伤液乏所致;谷道虚损,气血化源不足,以致天、地、人三气不能同步,脏腑功能失调则头晕、纳食不香,为谷道气虚之象。治宜调气道、补虚损。应用壮医针刺脐内环穴以调气道、补谷道。内服黄氏壮医止咳汤止咳化痰、和中降气,患者纳食不香,故加麦芽、神曲、莱菔子助纳健胃祛痰;睡眠不佳则配柏子仁、酸枣仁、五味子养心安神。针药并施,道路得以调节,脏腑得以滋养,则诸症自愈。

病案六

张某,女,33 岁,初诊日期:2013 年 9 月 18 日。

主诉:咳嗽 22 天。

现病史:患者 8 月 28 日开始咳嗽,9 月 5 日顺产 1 男婴,产中及产后咳嗽仍不止,伴咽痒,吐白色痰。恶露尚未干净。舌淡白,苔薄白,脉滑数。

中医诊断:咳嗽。

壮医诊断:奔唉(壮文:Baenzae)。

治疗:壮医针刺联合壮药内服。

1. **壮医针刺** 取穴:脐内环穴(心、肺、肝、脾、肾)、天突、膻中、曲池。方法:针脐内环穴用壮医天阴阳针法,留针 30 分钟,其他穴位进针后直接留针 30 分钟。每天 1 次,10 次为 1 个疗程。

2. **内服黄氏壮医止咳汤加减**

处方:

太子参 15g	沙参 15g	茯苓 15g	海浮石 6g
枳壳 6g	山萸肉 10g	紫菀 10g	法半夏 10g
玉竹 10g	百合 10g		

7 剂,日 1 剂,水煎分 2 次温服。

9 月 25 日二诊:咳嗽完全停止,继上针灸及服药治疗 1 周,巩固疗效。

按语:本案患者原有咳嗽,加之产后气血空虚、精血匮乏,龙路、火路气血不充,从而谷道、气道失于气血、阴精之濡养,故咳嗽不止,咳白色痰,治宜滋气道、补谷道。壮医针刺取脐内环穴以调补气道、谷道虚损;配天突、膻中、曲池调气化痰止咳。内服黄氏壮医止咳汤止咳化痰、和中降气。

病案七

赵某,女,35 岁,初诊日期:2013 年 10 月 2 日。

主诉:反复咳嗽 7 个月。

现病史:患者今年 3 月因感冒引发咳嗽,感冒症状已消失,咳嗽一直未愈。咳痰有泡沫,口干,经常口腔溃疡,有时1个多月才痊愈。怕冷,怕风,不能吹空调和电风扇。便秘,舌淡白,苔薄白,脉滑数。

中医诊断:咳嗽。

壮医诊断:奔唉(壮文:Baenzae)。

治疗:壮医针刺联合壮药内服。

1. 壮医针刺　取穴:脐内环穴(心、肺、肝、脾、肾)、合谷、内关、足三里。方法:针脐内环穴用壮医天阴阳针法,留针30分钟,其他穴位进针后直接留针30分钟。每天1次,10次为1个疗程。

2. 内服黄氏壮医止咳汤加减

处方:

党参15g	沙参15g	茯苓15g	海浮石6g
枳壳6g	山萸肉10g	紫菀10g	法半夏10g
玉竹10g	百合10g	火麻仁15g	

7剂,日1剂,水煎分2次温服。

10月10日二诊:咳嗽已除,继服上方7剂,巩固疗效。

按语:本案患者由感冒引发咳嗽,实乃余毒未除,损及谷道、气道,谷道、气道虚损又导致化源不足,卫外功能失司,从而出现毒灼津伤之征象。治宜调气道、补虚损、解毒邪。壮医针刺取脐内环穴调气,养气道、谷道;配合谷通路开窍,清泻积热,祛风解表;配内关调理气血,疏肝和胃;配足三里健脾和胃,扶正培元。内服黄氏壮医止咳汤止咳化痰、和中降气,配伍火麻仁以润肠通便、疏通谷道。针药并施,疗效彰显。

病案八

黄某,女,87岁,初诊日期:2015年11月22日。

主诉:反复咳嗽5年。

现病史:患者5年前开始出现反复咳嗽,咽痒则咳,干咳无痰,口干引饮。舌淡红,苔薄白,脉沉细。

中医诊断:咳嗽。

壮医诊断:奔唉(壮文:Baenzae)。

治疗:壮医针刺联合壮药内服。

1. 壮医针刺　取穴:脐内环穴(心、肺、肾)、天突、膻中、内关、足三里。方法:针脐内环穴用壮医天阴阳针法,留针 30 分钟,其他穴位进针后直接留针 30 分钟。每天 1 次。

2. 内服黄氏壮医止咳汤

处方:

党参 15g	沙参 15g	茯苓 15g	海浮石 6g
枳壳 6g	山萸肉 10g	紫菀 10g	法半夏 10g
玉竹 10g	百合 10g		

7 剂,日 1 剂,水煎分 2 次温服。

12 月 13 日二诊:咳嗽减少,咽痒有异物感,手脚冷,口干引饮。继针灸 7 次,上方加玄参 15g、桔梗 10g、生甘草 6g、肉桂 3g。继服 7 剂。

12 月 23 日三诊:咳嗽完全消失。

按语:本案治宜益气养阴、调气道谷道。壮医针刺取脐内环穴调和三部之气,调养气道、谷道;配天突理气降逆,通气道;膻中调气血;内关调气血,疏肝和胃;足三里健脾和胃,扶正培元。内服黄氏壮医止咳汤止咳化痰、和中降气,二诊加玄参、桔梗、甘草清润气道止咳嗽,配伍肉桂引火归原,温经通路。

病案九

苏某,女,36 岁,初诊日期:2014 年 12 月 30 日。

主诉:咳嗽 1 周。

现病史:患者 1 周前开始出现咳嗽,咳痰难出,咽喉发痒,胸闷,呼吸不畅,头顶觉冷,脚软无力,手脚发麻。夜尿 2~3 次。月经量少。舌淡白,苔薄白,脉弱。

中医诊断:咳嗽。

壮医诊断:奔唉(壮文:Baenzae)。

治疗:壮医针刺联合壮药内服。

1. 壮医针刺　取穴:脐内环穴(心、肺、肝、脾、肾)、天突、膻中、中脘、关元、曲池、合谷。方法:针脐内环穴用壮医天阴阳针法,留针 30 分钟,其他穴位进针后直接留针 30 分钟。每天 1 次,10 次为 1 个疗程。

2. 内服黄氏壮医调气汤合黄氏壮医止咳汤加减

处方:

五指毛桃60g	白术30g	陈皮6g	升麻10g
柴胡10g	红参10g	生甘草10g	当归15g
桔梗10g	炒枳壳25g	茯苓15g	沙参15g
山萸肉10g	法半夏10g	紫菀10g	海浮石6g
玉竹10g	百合10g		

7 剂,日 1 剂,水煎分 2 次温服。

2015 年 1 月 24 日二诊:上述治疗 1 周,咳嗽痊愈。

按语:本案治宜调气补虚、宣肺止咳。壮医针刺取脐内环穴调畅气机道路,配天突理气降逆,通气道;膻中调理气血、通气道;中脘健运谷道;关元强壮补益、补虚调气而通道路;曲池、合谷通路开窍,疏风解表。内服方中,黄氏壮医调气汤是调气补气、调补谷道虚损的验方,黄氏壮医止咳汤是针对气道虚损、气逆咳喘的有效方剂,两方合方,相得益彰,有效解决谷道、气道虚损引起的咳嗽。针药同用,标本同治,效若桴鼓。

病案十

黄某,女,21 岁,初诊日期:2014 年 12 月 30 日。

主诉:咳嗽半个月余。

现病史:咳嗽,痰不易咯出,咳剧时冒冷汗,畏寒肢冷,睡眠欠佳,大便溏烂,夜尿 2～3 次。舌淡白,苔厚白,脉弱。当地医院诊为急性支气管炎。

中医诊断：咳嗽。

壮医诊断：奔唉（壮文：Baenzae）。

治疗：壮医针刺联合壮药内服。

1. 壮医针刺　取穴：脐内环穴（心、脾、肾、肺）、天突、内关、神门、足三里。方法：针脐内环穴用壮医天阴阳针法，留针30分钟，其他穴位进针后直接留针30分钟。每天1次，10次为1个疗程。

2. 内服黄氏壮医调气汤合黄氏壮医止咳汤加减

处方：

黄芪30g	白术15g	陈皮6g	升麻6g
柴胡6g	红参10g	生甘草6g	当归10g
桔梗6g	炒枳壳25g	浮小麦30g	茯苓10g
法半夏10g	紫菀10g	海浮石6g	山萸肉10g
沙参10g	红枣10g		

7剂，日1剂，水煎分2次温服。

2015年1月8日二诊：咳嗽显著减少。继续上述治疗3天。

1月12日三诊：咳嗽完全消除。继续治疗1周以巩固疗效。

按语：本案治宜温补两道、补益气血。壮医针刺脐内环穴调和人体三气，温肾健脾、通调道路；足三里健脾和胃，调理气血，扶正培元；天突理气降逆，通气道；内关理气安神，疏肝和胃；神门宁心安神。内服黄氏壮医调气汤益气提阳、健运谷道，又以黄氏壮医止咳汤止咳化痰、和中降气，更加浮小麦、红枣安神助眠，温补敛汗。针药同用，气道谷道同调。

病案十一

付某，女，21岁，初诊日期：2013年8月8日。

主诉：咳喘2周。

现病史：患者因劳累出现咳喘，咳喘剧烈时全身大汗淋漓，咳痰不易出,头晕,四肢酸累,神疲乏力,寐差。舌淡白,苔薄白,脉沉细。

中医诊断:咳嗽。

壮医诊断:奔唉(壮文:Baenzae)。

治疗:壮医针刺联合壮药内服。

1. **壮医针刺**　取穴:脐内环穴(心、肺、大小肠、肾)。方法:针脐内环穴用壮医天阴阳针法,留针30分钟。每天1次。

2. **内服黄氏壮医调气汤合黄氏壮医止咳汤加减**

处方:

五指毛桃60g	白术15g	陈皮6g	升麻10g
柴胡10g	红参10g	生甘草6g	当归10g
桔梗10g	炒枳壳25g	浮小麦30g	茯苓15g
法半夏10g	紫菀10g	海浮石6g	山萸肉10g
沙参10g	红枣10g	太子参20g	玉竹10g
百合10g	柏子仁10g	厚朴10g	郁金15g

6剂,日1剂,水煎分2次温服。

8月16日二诊:经上述针刺6次及服药治疗6剂后,咳喘完全停止。

按语:患者平素体虚、气血不足,加之劳累,耗气伤神,气道、谷道功能减退,失于温煦,化源不足,机体天、地、人三气不能同步,故出现咳喘、大汗、神疲乏力、四肢酸累、寐差等症状。治宜调气补虚,止咳化痰。壮医针刺脐内环穴调气通道路,内服黄氏壮医调气汤合壮医止咳汤调气补虚,止咳化痰,气道、谷道同调;加厚朴、郁金理气化痰;加浮小麦、红枣益气敛汗;加柏子仁养心助眠。

病案十二

杨某,女,38岁,初诊日期:2019年11月12日。

主诉:咳嗽1周。

现病史:患者1周前出现咳嗽,咳淡黄色痰,口干,咽痛,时有头晕。舌红,苔黄,脉细数。

中医诊断:咳嗽。

壮医诊断:奔唉(壮文:Baenzae)。

治疗:壮医针刺联合壮药内服。

1. 壮医针刺　取穴:脐内环穴(心、肺、肾)、天突、膻中、内关、合谷、足三里。方法:针脐内环穴用壮医天阴阳针法,留针30分钟,其他穴位进针后直接留针30分钟。每天针刺1次。

2. 壮药内服

处方:

玄参15g	麦冬15g	沙参15g	桔梗10g
木蝴蝶10g	射干10g	牛蒡子10g	浙贝母10g
杏仁10g	茯苓15g	玉竹15g	百合10g

7剂,日1剂,水煎分2次温服。

11月19日二诊:针灸5次,服药7剂后,已无咳嗽、咽痛,稍感口干。继服上方3剂,巩固疗效。

按语:本案为燥毒热毒侵犯"咪钵"(肺),灼伤津液,津水少则热毒胜,热毒胜则津浊成痰,浊气上逆致气道不畅则痰咳不止。津清痰化,气畅咳止,故治宜调气道、生津润燥。壮医针刺脐内环穴调畅气机,天突降逆通气道,膻中调气宽胸,内关理气安神通道路,合谷清热利咽止痛,足三里调补谷道。内服壮药方中:玄参润燥清热,养阴生津;麦冬、沙参益胃生津,清肺养阴,共为主药。玉竹、百合、杏仁、浙贝母润燥止咳,增强主药清养生津功效;木蝴蝶清热利咽;射干清热解毒,消痰利咽;牛蒡子宣肺散热,解毒利咽;桔梗宣肺化痰,止咳利咽,共为帮药。全方共奏清热利咽,生津润燥,宣肺止咳的作用。针药合用,燥热消除,津生痰消,则咳嗽自除。

病案十三

农某,女,5岁,初诊日期:2019年3月23日。

主诉:咳嗽1周。

现病史:家长代诉,患儿1周前着凉后出现咳嗽,呈阵发性,有痰鸣,鼻塞,喷嚏,发热。医院诊为"支气管炎",予地氯雷他定干混悬剂、孟鲁司特钠咀嚼片、橘红痰咳液口服。现热已退,但咳嗽未减,咳白黏痰,流涕,纳寐一般,大便干,小便黄。舌淡白,苔薄白而干,脉缓。

中医诊断:咳嗽。

壮医诊断:奔唉(壮文:Baenzae)。

治疗:壮药内服联合壮医食疗。

1. 壮药内服　黄氏壮医止咳汤加减

处方:

党参5g	沙参5g	玉竹5g	百合5g
海浮石3g	枳壳3g	炙紫菀5g	茯苓5g
法半夏5g	浮小麦15g	红枣5g	山萸肉5g
火麻仁5g			

7剂,日1剂,水煎分2次温服。

2. 壮医食疗　黄氏壮医补谷健胃汤加减

处方:

党参6g	茯苓10g	白术5g	陈皮4g
猪排骨200g	蜜枣1枚		

小火慢炖3小时,去浮油后入调料饮汤。每3日1剂,共10剂。

3月30日复诊:仍有咳嗽,咳黄痰,流涕,大便软,小便黄。舌红、苔薄黄、脉稍数。

内服方易为:

金银花6g	连翘6g	淡竹叶6g	荆芥6g
牛蒡子6g	淡豆豉6g	薄荷6g(后下)	芦根6g
桑叶6g	菊花6g	桔梗5g	浙贝母6g
杏仁6g	生甘草6g		

7剂,日1剂。

4月8日随访,咳嗽已愈。

按语:本案患儿为感冒热退后出现咳嗽,咳白黏痰,流涕,舌淡,苔薄白干,脉缓,为气道气阴虚损不足;大便干、小便黄为谷道、水道阴液不足之象。治宜益气阴、调气道。内服方中:党参、茯苓、沙参、玉竹、百合滋养气道,养阴止咳,共为主药。海浮石、紫菀、法半夏行气化痰,降气止咳,调畅天部之气;枳壳理气宽中;山萸肉补肾益精,调畅地部之气;浮小麦益气除热;红枣益气健谷道,与浮小麦配伍,养血安神;火麻仁润谷道以通大便,共为帮药。黄氏壮医补谷健胃汤是一道功效卓著的调气补谷道之药膳,食疗能补气消滞、健脾生血。复诊时见咳黄痰,小便黄,舌红,苔薄黄,脉稍数等症,其证已变,为气道热毒证,治宜调气道、清热解毒、利咽止咳。改投银翘散合桑菊饮加减,方中金银花、连翘清热解毒,轻宣透表,共为主药。薄荷、荆芥、淡豆豉祛风透毒;菊花、桑叶清解气道之热毒,与金银花、连翘相伍,增强清热解毒之功;杏仁、浙贝母降气化痰止咳;牛蒡子、甘草解毒利咽;淡竹叶、芦根清热毒、生津液;桔梗宣肺利咽,化痰止咳,共为帮药。甘草调和诸药,又为带药。

病案十四

梁某,女,37岁,初诊日期:2019年3月2日。

主诉:反复咳嗽4年。

现病史:患者4年前开始出现咳嗽,治疗效果不佳,反复发作,以干咳为主,夜甚,咽干咽痛,盗汗,怕冷,纳寐一般,大便干结,小便黄。舌淡白,苔薄白,脉沉细。

中医诊断:咳嗽。

壮医诊断:奔唉(壮文:Baenzae)。

治疗:壮药内服。

处方:

玄参 15g	麦冬 15g	沙参 15g	桔梗 10g
生甘草 6g	射干 10g	牛蒡子 10g	桑叶 10g
木蝴蝶 10g	胖大海 10g	蝉蜕 15g	杏仁 10g
茯苓 15g	浙贝母 10g		

7剂,日1剂,水煎分2次温服。

3月9日二诊:咳嗽稍有减轻,已无咽痛,盗汗减少,小便调。纳寐一般,大便先干后软。咽干、怕冷、舌脉同前。予上方去射干、牛蒡子、桑叶、木蝴蝶、胖大海、蝉蜕,加前胡 10g、白前 10g、款冬花 10g、炙紫菀 10g、炙百部 10g、法半夏 10g、枇杷叶 10g、乌梅 10g。14 剂,日1剂,水煎分2次温服。

3月23日三诊:患者诉服上方后不再出现咳嗽,咽干减轻,偶有进食后胃脘部胀痛不适,腹部怕冷,睡眠多梦,大便质软,小便调。舌淡红,苔薄白,脉缓。予下方善后:黄芪 20g、党参 15g、浮小麦 30g、大枣 10g、沙参 15g、麦冬 15g、百合 15g、玉竹 10g、女贞子 15g、紫苏梗 10g、香附 10g、厚朴 10g、郁金 15g、大腹皮 10g、柏子仁 20g、酸枣仁 15g、五味子 15g、乌梅 10g。14 剂,日1剂,水煎分2次温服。

按语:本案以干咳、咽干、脉虚为主症,为"咪钵"(肺)阴液亏虚,气道失于滋润濡养所致。治宜补虚损、调气道、养阴生津。首诊以清养肺胃、生津润燥、宣肺祛风、清热解毒为法。二诊咳嗽减、咽痛除、盗汗减少,小便转清,故改以止咳化痰,疏表宣肺,养阴润燥为主。三诊咳嗽已除,仍有咽干,并出现胃脘部胀痛、腹部怕冷、多梦、脉缓,为气阴不足,治疗以养阴生津为主,予沙参、麦冬、百合、玉竹、女贞子养阴生津,黄芪、党参、苏梗、香附、厚朴、郁金、大腹皮补气理气除胀,柏子仁、酸枣仁、五味子、大枣养心安神,浮小麦、乌梅敛汗。全程紧抓主症,以养阴生津、宣疏肃降为主线,选方得宜,故获良效。

病案十五

梁某,男,4岁,初诊日期:2019年3月23日。

主诉:咳嗽2天。

现病史:患母代诉患儿2天前受凉后出现咳嗽,咳出少许黄黏痰,盗汗,上半身热,纳可,二便调,舌红少苔,脉数。

中医诊断:咳嗽。

壮医诊断:奔唉(壮文:Baenzae)。

治疗:壮药内服。

处方:

金银花5g	连翘5g	淡竹叶5g	荆芥5g
牛蒡子5g	淡豆豉5g	薄荷5g(后下)	芦根5g
桑叶5g	菊花5g	桔梗5g	浙贝母5g
杏仁5g	生甘草5g		

7剂,日1剂,水煎分2次温服。

按语:本案患儿受凉后出现咳嗽,黄黏痰,盗汗身热,舌红少苔脉数,为热毒外侵,阻于"咪钵"(肺)之象。治宜调气道、清热透表、解毒止咳。方中金银花、连翘清热解毒,轻宣透表为主药。薄荷、荆芥、淡豆豉祛风透毒;菊花、桑叶清解气道之热毒,与金银花、连翘相伍,增强清热解毒之功;杏仁、浙贝母降气化痰止咳;牛蒡子疏散风热,解毒利咽;淡竹叶、芦根清热毒、生津液;桔梗宣肺利咽,化痰止咳,共为帮药。甘草清热解毒,祛痰止咳,调和诸药,为带药。

病案十六

段某,女,5岁。初诊日期:2019年12月8日。

代诉:咳嗽1个月余。

现病史:患者1个多月前出现咳嗽,反复发作,久治不愈,某医院诊为支原体感染。现咳嗽多痰,出汗多,睡眠不好,大便不畅,里急后重。舌淡红,苔薄白,脉沉细。

中医诊断:咳嗽。

壮医诊断:奔唉(壮文:Baenzae)。

治疗:内服黄氏壮医止咳汤加减。

处方:

党参 8g	沙参 8g	茯苓 8g	海浮石 5g
枳壳 5g	山萸肉 8g	紫菀 8g	法半夏 8g
玉竹 8g	百合 8g	百部 6g	白花蛇舌草 6g
白前 6g	桂枝 6g	白芍 6g	生甘草 5g
浮小麦 15g	红枣 6g	柏子仁 8g	酸枣仁 6g
五味子 5g	麦芽 8g		

7剂(机配免煎),日1剂,分2次饭后开水冲服。

12月15日二诊:咳嗽明显减少。继服7剂以巩固疗效。

按语:本案一派气道气虚、寒痰伏肺之象,治宜温补气道、谷道,化痰止咳。内服黄氏壮医止咳汤止咳化痰、和中降气。原方加桂枝助阳化气,白芍敛阴止汗,使桂枝辛散而不伤阴血,二药同用,调和表里气血,使寒毒得解,里气以和;加百部、白前降气止咳;加浮小麦、红枣敛汗;加麦芽健脾理气;加白花蛇舌草、甘草清热止咳;加柏子仁、酸枣仁、五味子养心安神助睡眠。

病案十七

梁某,女,33岁,初诊日期:2019年4月14日。

主诉:咳嗽半个月余。

现病史:患者半个多月前出现咳嗽,咳黄色痰,咽喉痒,睡眠不好,神疲乏力,舌淡红,苔薄白,脉沉细。

中医诊断:咳嗽。

壮医诊断:奔唉(壮文:Baenzae)。

治疗：壮医针刺联合壮药内服。

1. 壮医针刺　取穴：脐内环八穴、安眠三穴、天突、内关、神门、足三里、三阴交、复溜。方法：针脐内环穴用壮医天阴阳针法，留针30分钟，其他穴位进针后直接留针30分钟。每天针刺1次，7次为1个疗程。

2. 壮药内服

处方：

桔梗10g	紫菀10g	百部10g	白前10g
法半夏10g	陈皮10g	生甘草6g	茯苓15g
乌梅10g	前胡10g	款冬花10g	枇杷叶10g
浙贝母10g	杏仁10g	沙参15g	柏子仁20g
酸枣仁15g	五味子30g		

7剂，日1剂，水煎分2次温服。

4月26日二诊：针灸7次、服药7剂后，咳嗽逐渐痊愈。

按语：本案为素体气道虚损，痰毒夹风伏于"咪钵"（肺），导致肺失宣肃而发病。治宜调气道、化痰宣肺。壮医针刺脐内环八穴调全身气机，畅通三部之气；天突理气降逆；安眠三穴、内关、神门安神助眠；足三里、三阴交健脾和胃理血；复溜滋阴利水。内服壮药方止咳化痰，养阴清肺，安神助眠。针药合用，痰毒得化，咳嗽则止。

病案十八

王某，女，64岁，初诊日期：2018年11月30日。

主诉：反复咳嗽2个月。

现病史：患者2个月前开始咳嗽，反复未愈，干咳，伴喉痒，口苦，舌淡白，苔薄白，脉滑数。2018年11月29日，某医院CT检查诊断为左肺门占位（恶性可能），伴左肺上叶阻塞性肺不张，阻塞性肺炎，纵隔淋巴结增大。

中医诊断：咳嗽。

壮医诊断：奔唉（壮文：Baenzae）。

治疗：壮医针刺联合壮药内服。

1. **壮医针刺** 取穴：脐内环八穴、天突、膻中、曲池、内关、合谷、足三里、三阴交、复溜。方法：针脐内环穴用壮医天阴阳针法，留针 30 分钟，其他穴位进针后直接留针 30 分钟，3 天针灸 1 次，7 次为 1 个疗程。

2. **内服黄氏壮医调气汤合黄氏壮医止咳汤加减**

处方：

五指毛桃 60g	白术 30g	陈皮 6g	紫苏梗 10g
香附 10g	红参 10g	生甘草 10g	当归 15g
炒枳壳 25g	桔梗 10g	沙参 15g	茯苓 15g
山萸肉 10g	法半夏 10g	紫菀 10g	海浮石 6g
玉竹 10g	百合 10g		

7 剂，日 1 剂，水煎分 2 次饭后温服。

12 月 6 日二诊：咳嗽未减，余症仍在。遂收入院住院治疗，经治疗咳嗽已停止，舌淡红，苔薄白，脉滑。出院诊断：左肺阴影性质待查（肿瘤？结核？）；左肺炎。鉴于其左肺阴影仍在，虽咳嗽已止，仍按上述方法门诊治疗。

2019 年 1 月 21 日三诊：咳嗽复发，全身酸软、神疲无力，手冰冷，舌淡白，苔厚白，脉沉细。壮医针刺同上，内服上方加白花蛇舌草 15g、蜂房 3g、丹参 10g。7 剂。

1 月 29 日四诊：咳嗽同上，出现左胸部疼痛，右手指发麻，手足冰冷，胸部出汗，舌淡白，苔薄白，脉滑。继续针刺，内服一诊方加鹿角胶 10g、补骨脂 10g。7 剂。

2 月 28 日五诊：症同上，继续针刺，四诊方加猫爪草 15g、骨碎补 10g。7 剂。

3 月 10 日六诊：左胸疼痛消除，手指仍发麻，脉沉细，舌淡白，苔薄白。继上方法治疗 1 周。

3 月 24 日七诊：症同上，继上法治疗 1 周。

3月31日八诊:咳嗽及左胸部疼痛均消除。全疗程服药56剂、针刺24次。复查左肺阴影消失,肺炎消除。

按语:本案治宜通调气道、调补谷道。予壮医针刺脐内环八穴调全身气机,畅通天、人、地三部之气;天突、膻中通气道;合谷通路开窍,疏路镇痛;曲池调气止咳;内关调理气血,宁心安神,疏肝和胃;足三里健脾和胃,调理气血,扶正培元;三阴交健脾和胃,益肾补肝,疏通道路;复溜滋阴利水,通调三道两路。内服黄氏壮医调气汤益气升阳、调中健谷道,黄氏壮医止咳汤止咳化痰,和中降气,两方合用,增强补虚化痰止咳的作用。黄氏壮医调气汤由五指毛桃(或黄芪)、白术、陈皮、紫苏梗、香附、红参、甘草、当归、炒枳壳、桔梗等组成,能调补谷道。但因患者肺门占位(恶性可能),冰冻三尺,非一日之寒,若要祛除病根犹如剥茧抽丝,欲速而不达,故一诊至三诊疗效不明显。后经住院改善咳嗽,再用壮医调理,随症加白花蛇舌草通龙路,解热毒,除湿毒,散瘀血;蜂房祛风毒,攻毒止痛,取其以毒攻毒之效;丹参活血化瘀,通龙路;鹿角胶、补骨脂大补肾阳,益精填髓,增强水道功能;猫爪草散结化痰解毒;骨碎补补肾止痛。针药对证,坚持施治,终获良效。

第四节　咽痛

病案

刘某,女,68岁,初诊日期:2018年3月4日。

主诉:咽喉癌术后出现咽喉疼痛,吞口水困难2个月余。

现病史:咽喉癌术后2个多月来患者感咽喉疼痛不适,心慌,口干,神疲乏力,二便正常。舌黯红,苔白,脉沉细。

中医诊断:咽痛。

壮医诊断:货烟妈(壮文:Hozinma)。

治疗:壮医针刺。取穴:脐内环穴(心、肺、肾),旋环穴、发旋穴透前顶穴、哑门、太渊。方法：针脐内环穴用壮医天阴阳针法，即进针前先嘱患者做腹式吐纳运动，调整呼吸、稳定情绪、消除杂念。然后无痛进针，进针后不提插、不捻转、不运针、不强求酸麻胀针感，针毕医者右手掌心对准患者肚脐（距离 15～30cm），做顺时针缓慢旋转运动 3～5 分钟。整个进针过程患者不要停止吐纳运动，直至进针后 3～5 分钟，留针 30 分钟。哑门穴用 1 寸针，针尖朝向咽喉进针，留针 30 分钟。其他穴位进针后直接留针 30 分钟，不强求酸、胀、麻等针感。每天针刺 1 次，7 次为 1 个疗程。

3月11日复诊：诉一诊针刺后，当天咽喉疼痛缓解，睡眠、饮食转佳。继续针刺 7 次。治疗过程中因故停止针刺，咽喉疼痛基本消失，可以正常吃饭喝水，偶有疼痛复发。继续按照原方针刺 7 次，回访 3 个月，没有出现疼痛现象。

按语：咽喉疼痛是咽喉癌术后常见症状。咽喉是气道、谷道之门户，是呼吸、进食之要冲，为龙路、火路网络所络，位居天部，其气喜宣发，功能宜畅通、肃降，以降为用，以降为治。

本案因邪毒瘀阻咽喉，加之手术损伤咽喉的龙路、火路网路，引发咽喉疼痛。神疲乏力，心慌，舌黯红，苔白，脉沉细，一派气血不足、龙路火路不通之象。治宜通龙路火路，调气道谷道，补虚损。壮医针刺脐内环穴调气补虚，通调天、地、人三部之气；发旋、旋环醒脑安神止痛，通龙路、火路；前顶、哑门调理气血，通气道、龙路、火路；太渊宣肺清热，利咽止咳，通气道、谷道、火路而止痛。诸穴结合，道路畅通，三气同步，气血均衡，则咽部不适诸症自然消除。

第五节　厌食

病案一

张某，男，11 个月，初诊日期：2013 年 4 月 5 日。

主诉:不思饮食1个月。

现病史:家长代诉,患儿1个月以来饮食量减少,讨厌进食。消瘦,睡眠容易惊醒。余无明显不适。

中医诊断:厌食。

壮医诊断:勒爷病卟哏(壮文:Lwgnyez Binghmboujgwn)。

治疗:壮医药线点灸联合壮医食疗。

1. 壮医药线点灸　取穴:脐内环穴(脾、肝、大小肠)、四缝、足三里。方法:每穴点灸3壮,轻手法,每天点灸1次,7次为1个疗程。

2. 壮医食疗　黄氏壮医补谷健胃汤加减

处方:

| 党参10g | 茯苓15g | 白术5g | 陈皮3g |
| 广西蜜枣10g | 猪排骨250g | | |

加水适量,武火煮沸后,改文火慢炖3小时,去浮油,入盐少许调味,佐餐饮汤。日1剂,连服20剂。

5月5日二诊:食欲增进,体重增加。再服黄氏壮医补谷健胃汤20剂,巩固疗效。

按语:小儿厌食症壮医称之为"勒爷病卟哏",是儿科常见病和多发病,发病年龄不一,但以1~6岁小儿多见。壮医认为,本病多为暑湿之毒从口鼻侵入谷道,或机体虚弱,谷道功能不足,或喂养不当,饮食不节,嗜食肥甘厚味或甜食,谷道的化生和调节枢纽脏腑"咪叠"(肝)、"咪背"(胆)、"咪曼"(胰)功能失职,使谷道不畅,天、地、人三气不能同步运行所致。

谷道的功能是消化吸收水谷,化生成为人体所需的气血,同时排出体内浊物。谷道畅通,调节有度,人体三部之气才能同步协调平衡,并与大自然的天地二气保持同步,使气血化源充足,达到健康状态。若厌食长期得不到有效治疗,则可影响气血化生,使气血化生乏源,道路失养,则谷道功能更虚,瘀滞更重,气血失调更甚,尚可演变为疳证。谷道本以通为用,以降为顺,故厌食的治疗,首先需调气,气调则谷道通畅,瘀滞之毒易于祛除,化生及调节枢纽脏腑功能易于恢复。若毒邪明显者,加以解毒;瘀滞明显者,酌以祛瘀;气血偏衰者,须注意补虚,顾护气血,气血充盛,则谷道功能易于恢复。黄瑾明教授治疗厌食多采用壮医针灸联合壮药内服治疗。

本案患儿厌食、消瘦,为谷道气虚征象。治宜补气健脾、调补谷道。壮医药线点灸是壮医特色治病技术,具有显著的健脾消食作用,取脐内环穴调和人体三部之气,益气健脾;配四缝、足三里健运脾胃,消食化积通谷道。补谷健胃汤是黄瑾明著名的食疗验方,党参、白术温补谷道,调补气血,共为主药;茯苓渗湿健脾,陈皮芳香健脾,猪排骨为血肉有情之品,壮医认为补虚效果较佳,民间有"以肉补肉"的说法,能滋补气血,共为帮药;蜜枣健脾养血,养心助眠,调和诸药,为带药。灸药结合,脾胃调和,谷道得补,气血化源充足,疾病自除。

病案二

杨某,男,9岁,初诊日期:2019年4月15日。

主诉:不思饮食半年余。

现病史:其母代诉,患儿半年多以来不欲索食,饭量极少,每餐仅小半碗,常发脾气,夜间盗汗,寐差,舌淡,苔白腻,脉细。

中医诊断:厌食。

壮医诊断:勒爷病卟哏(壮文:Lwgnyez Binghmboujgwn)。

治疗:壮医药线点灸联合壮药内服。

1. **壮医药线点灸** 取穴:脐内环穴(脾)、谷线穴、四缝、足三里、百会。方法:轻手法,每穴点灸3壮,每天点灸1次,5次为1个疗程。

2. **壮药内服**

处方:

党参 10g	茯苓 10g	白术 10g	陈皮 10g
黄芪 15g	炙甘草 10g	饴糖 10g	

5剂,日1剂,水煎分2次服。

4月20日二诊：其母诉第一次点灸后，当天中午患儿主动索食，第二次点灸后，中午饭量有所增加。继用上法治疗5天以巩固疗效。随访3个月，患儿饮食正常。

按语：本案患儿不欲索食，饭量极少，夜间盗汗，寐差，舌淡，苔白腻，为谷道气虚，致内生湿毒，阻滞道路所致。治宜调补谷道，行气化滞。壮医药线点灸脐内环穴调和人体三部之气，益气健脾；谷线穴和胃健谷道；四缝、足三里健运脾胃，消食化积通谷道；百会提升气机，安神助眠，温通道路。内服壮药方中：党参、黄芪、茯苓、白术补益谷道，调和气血，共为主药；陈皮芳香醒脾，既理气又燥湿，对湿毒浊毒阻滞谷道之证尤为适用，为帮药；《长沙药解》谓饴糖："补脾精，化胃气，生津，养血，缓里急，止腹痛"，可补益谷道，调和诸药；炙甘草补脾和胃，兼调和诸药，为带药。灸药结合，脾胃调和，谷道得补，人气健旺，谷道功能恢复正常，则诸症自愈。

第六节　胃痛

病案一

蔡某，女，52岁，初诊日期：2019年7月23日。

主诉：反复胃脘胀痛10年余。

现病史：患者10多年来反复出现胃脘胀痛，每于饭后胃脘部胀痛，持续0.5～1小时。时有嗳气。无反酸。口干。平素易乏力、腰酸痛。寐一般。舌淡胖，苔薄白，脉沉细。

中医诊断：胃痛。

壮医诊断：胴尹（壮文：Dungxin）。

治疗：壮医针刺联合壮药内服。

1. **壮医针刺**　取穴：脐内环穴（肝、肾）、中脘、内关、足三里、三阴交。方法：针脐环穴用壮医天阴阳针法，即进针前先嘱患者做腹式吐纳运动，调整呼吸、稳定情绪、消除杂念。然后无痛进针，进针后不提插、不捻转、不运针、不强求酸麻胀针感,针毕医者右手掌心对准患者肚脐(距离15~30cm),做顺时针缓慢旋转运动3~5分钟。整个进针过程患者不要停止吐纳运动,直至进针后3~5分钟,留针30分钟,以脐部出现温暖感,并有冷气从手脚排出为佳。其他穴位进针后直接留针30分钟,不强求酸、胀、麻等针感。每天针刺1次。

2. 壮药内服

处方:

党参15g	茯苓15g	白术10g	生甘草6g
陈皮10g	法半夏10g	厚朴10g	郁金15g
大腹皮10g	炒谷芽15g	山楂15g	神曲10g
鸡内金15g	延胡索15g	紫苏梗10g	香附10g
杜仲15g	怀牛膝15g	沙参15g	

7剂,日1剂,水煎分2次温服。

7月30日二诊:针刺3次,服药7剂后,胃脘胀痛较前明显减轻。继予上法治疗。

8月13日三诊:针刺7次,服药14剂后,已无明显胃脘不适,无腰痛。原方去鸡内金、沙参、杜仲、牛膝,继服7剂,巩固疗效。

按语:胃痛是临床常见的一种病证,是指外感邪气、内伤饮食、情志或脏腑功能失调等,导致谷道阻滞或运行失常,气结"咪胴"(胃),谷道调节和化生枢纽脏腑失职,导致气血失衡,出现以上腹胃脘部近心窝处经常发生疼痛为主要表现的一种病证。

壮医认为,谷道是人体内重要通道,上连口腔、咽喉,中有食管和胃肠,下接阴窍,贯通人体的天、地、人三部,是化生气血的主要场所。谷道与自然界直接相通,又曰禀五谷,凡外感寒邪、饮食损伤、情志失调、谷道失养,或脏腑功能失调等,均可使谷道阻滞不畅或运行失常,气结"咪胴"(胃),谷道调节和化生枢纽脏腑"咪叠"(肝)、"咪背"(胆)、"咪曼"(胰)功能失职,导致三气不能同步运行,气血失衡,发为本病。胃痛的治疗以解毒、祛瘀为主,配以调气、补虚。谷道的功能是消化吸收水谷,化生成为人体所需的气血,同时排出体内浊物。通过解毒、祛瘀,谷道畅通,调节有度,人体三部之气才能保持同步协调平衡,并能与大自然的天、地二气保持同步,使气血化源充足,达到健康状态。黄瑾明教授多采用壮医针灸联合壮药内服治疗。

本案患者反复出现胃脘胀痛,伴乏力、腰酸痛、嗳气、舌淡胖、苔薄白、脉沉细,治宜调谷道、水道,补虚损。壮医针刺脐内环穴畅通天、人、地三部之气,调整谷道、水道;中脘、足三里和胃健脾;内关、三阴交调理气血。内服壮药方中:党参、白术、茯苓补益谷道,共为主药。炒谷芽、山楂、神曲、鸡内金消食健胃,畅通谷道;半夏、陈皮、苏梗、香附、郁金、厚朴、大腹皮理气宽中,除胀止痛;沙参益气生津,杜仲、牛膝补肝肾,强水道;延胡索活血通路止痛,《本草纲目》载:"延胡索……能行血中气滞,气中血滞,故专治一身上下诸痛。"共为帮药。甘草调和诸药兼能补谷道,为带药。全方共奏补气健胃,理气止痛之功。针药合用,道路畅通,气血均衡,三气同步,则胃痛自除。

病案二

赖某,男,43岁,初诊日期:2019年1月29日。

主诉:反复胃痛10年。

现病史:患者10年来反复出现胃脘部疼痛,胀闷,伴反酸,嗳气,恶心,干呕,纳呆,出汗多,动则尤甚,偶有咳嗽,无咳痰,口干口苦,腰部疼痛,神疲乏力,睡眠尚可,大便秘结,2日一行。舌淡红,苔薄白,脉弦细。既往电子胃镜检查提示慢性浅表性胃窦炎。

中医诊断:胃痛。

壮医诊断:胴尹(壮文:Dungxin)。

治疗:壮医针灸联合壮药内服。

1. **壮医针灸** 取穴:脐内环穴(心、肝、肾)、谷线穴、足三里、阴陵泉、内关、内庭。方法：先针后灸。针脐内环穴用壮医天阴阳针法，留针30分钟，其他穴位进针后直接留针30分钟。出针后行壮医药线点灸治疗，每穴点灸3壮。每天针灸1次。

2. 内服黄氏壮医调气汤加减

处方：

黄芪60g	白术30g	陈皮6g	升麻10g
柴胡10g	炒枳壳25g	红参10g	生甘草10g
当归15g	桔梗10g	厚朴10g	郁金10g
大腹皮10g	旋覆花10g	浙贝母10g	海螵蛸10g
杜仲15g	牛膝15g	鹿角霜15g	补骨脂10g

5剂，日1剂，水煎分2次温服。

2月3日二诊：针刺5次，服药5剂，胃痛、反酸、腰痛缓解，咳嗽已愈。仍有恶心、嗳气等不适，胃口欠佳，大便质软，日一行。继续针刺5次。内服方加炒谷芽15g、山楂15g、神曲10g，7剂。

按语：患者反复出现胃痛10年，久病不愈多责于虚。谷道虚损，致使人气与大自然之天地二气不能同步运行，导致谷道阻滞或运行失常，气结"咪胴"（胃），谷道调节和化生枢纽脏腑失职，终致气血失衡，出现上腹胃脘疼痛、纳呆、汗多、乏力等症。故治宜调谷道，补虚损。针刺脐内环穴通调三部之气，谷线穴是壮医特定穴，擅长和胃止痛，健脾止泄，通谷道，配足三里健脾和胃、扶正培元；阴陵泉健脾利湿，调理气血，通谷道、水道、火路；内庭清泄胃热，疏通道路，通调谷道，龙路、火路；内关疏肝和胃止痛，通调三道两路。出针后行壮医药线点灸，先针后灸，针灸并用，以增强疗效。内服黄氏壮医调气汤益气提阳，健运谷道。二诊加炒谷芽、山楂、神曲以增强胃纳。针、灸、药并施，协同增效，诸症自安。

病案三

孙某，女，62岁，初诊日期：2019年12月10日。

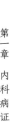

主诉:反复胃痛4年。

现病史:患者4年来反复出现胃痛,胃部饥饿时便感觉到疼痛,进食后疼痛不减。平日头部出汗较多。畏寒,以胃脘部、肩关节较严重,膝关节偶尔感觉有风穿过。左侧耳鸣,睡眠可,小便频数,饮则小便,大便成形,舌淡,苔白,脉细。

中医诊断:胃痛。

壮医诊断:胴尹(壮文:Dungxin)。

治疗:壮药内服。

处方:

黄芪20g	白术10g	陈皮6g	党参15g
太子参15g	生甘草6g	沙参15g	麦冬15g
玉竹15g	百合15g	山药15g	浮小麦30g
红枣10g	茯苓15g	法半夏10g	延胡索15g
鹿角霜15g			

7剂,日1剂,分2次饭后温服。

12月18日二诊:胃痛明显减轻,其他症状也缓解,继续原方7剂巩固疗效。

按语:《素问·调经论》指出"阳虚则外寒",《素问·刺志论》谓"气实者,热也;气虚者,寒也"。本案治宜补气温阳、暖胃散寒。内服黄氏壮医调气汤加减以益气升阳,配鹿角霜温肾助阳,延胡索行气止痛,浮小麦、山药、红枣益气敛汗;沙参、麦冬、百合、玉竹养阴生津,又可防温燥伤阴。

病案四

肖某,女,31岁,初诊日期:2018年4月10日。

主诉:反复胃胀痛2个月余。

现病史:患者2个多月来反复出现胃脘胀痛,胃脘部胀气,伴疼痛,腹胀明显,无反酸、疲乏。口臭,晨起口干、口苦,易烦躁,大便硬,寐可,舌淡红,苔薄白,脉沉细。

中医诊断:胃痛。

壮医诊断:胴尹(壮文:Dungxin)。

治疗:壮医针刺联合壮药内服。

1. 壮医针刺　取穴:脐内环穴(胃、肠、肝胆)、内关、神门、足三里、三阴交、复溜。方法:针脐内环穴用壮医天阴阳针法,留针 30 分钟,其他穴位进针后直接留针 30 分钟。每天针刺 1 次。

2. 内服黄氏壮医调气汤加减

处方:

黄芪 60g	白术 30g	陈皮 6g	柴胡 10g
红参 10g	生甘草 10g	当归 15g	桔梗 10g
炒枳壳 25g	柏子仁 25g	郁李仁 15g	厚朴 10g
郁金 15g	蔓荆子 15g		

7 剂,日 1 剂,水煎分 2 次温服。

4 月 17 日复诊:针刺 7 次,服药 7 剂,胃脘胀痛完全消失,精神可,口臭改善,已无口干、口苦,睡眠、饮食均佳,二便正常。继服上方 3 剂,巩固疗效。

按语:本案患者谷道气滞兼有气虚,治宜调气道、健谷道。予壮医针刺畅气机、调气血;予黄氏壮医调气汤益气健谷道,更伍郁金、厚朴行气消胀,柏子仁、郁李仁安神通便,蔓荆子清热,通利九窍。针药合用,协同增效,消除病因,则胃痛可解。

病案五

毛某,女,24 岁,初诊日期:2018 年 12 月 28 日。

主诉:反复胃脘部胀痛 10 年余。

现病史:患者 10 多年来反复出现胃脘部胀痛,腹胀明显,进食生冷食物后更甚。无明显反酸,晨起漱口欲吐,疲乏易困,手脚冰冷,手心易出汗,寐差,易烦躁。二便调,舌红,苔薄白,脉沉细。

中医诊断:胃痛。

壮医诊断:胴尹(壮文:Dungxin)。

治疗:壮医针刺联合壮药内服。

1. 壮医针刺 取穴:脐内环穴(胃、肠、肝胆)、内关、神门、足三里、三阴交、复溜。方法:针脐内环穴用壮医天阴阳针法,留针 30 分钟,其他穴位进针后直接留针 30 分钟。每天针刺 1 次。

2. 内服黄氏壮医调气汤加减

处方:

黄芪 60g	白术 30g	陈皮 6g	柴胡 10g
红参 10g	生甘草 10g	当归 15g	桔梗 10g
炒枳壳 20g	柏子仁 20g	酸枣仁 15g	五味子 15g
厚朴 10g	郁金 15g	大腹皮 10g	延胡索 15g
紫苏梗 10g	香附 10g		

7 剂,日 1 剂,水煎分 2 次温服。

2019 年 1 月 5 日二诊:针刺 7 次,服药 7 剂,胃脘胀痛明显减轻,精力充沛,出汗正常,二便正常,睡眠、饮食均佳。继服上方 7 剂,巩固疗效。

按语:本案治宜调谷道、理气解郁。壮医针刺以调气、益气、安神、通道路。内服黄氏壮医调气汤加减以益气提阳、调气健谷道,配伍枣仁、柏子仁、五味子宁心安神,香附、郁金、紫苏梗、大腹皮、厚朴行气宽中,下气除满。针药合用,调畅气机,谷道健运,则胃脘胀痛可解。

病案六

林某,女,50 岁,初诊日期:2019 年 11 月 25 日。

主诉:反复胃脘部隐痛 1 年余。

现病史:患者 1 年多来反复出现胃脘部隐痛,偶有痛如针刺,常嗳气,泛酸水,不思饮食,善太息,平素易乏力、汗多,口渴,易干咳,时有心悸,偶有双下肢水肿,夜寐欠佳,小便尚可,大便溏薄,形体消瘦,面色萎黄。舌淡,苔薄白,脉沉细。

中医诊断:胃痛。

壮医诊断:胴尹(壮文:Dungxin)。

治疗:壮医针刺联合壮药内服。

1. 壮医针刺　取穴:脐内环穴(心、脾、肺、肾)、膻中、上脘、中脘、手三里、内关、胃俞、足三里。方法:针脐内环穴用壮医天阴阳针法,留针30分钟,其他穴位进针后直接留针30分钟。每天针刺1次。

2. 壮药内服

处方:

黄芪30g	党参15g	茯苓10g	薏苡仁30g
莲子10g	红枣10g	蜂房3g	七叶一枝花10g
半枝莲15g	白花蛇舌草15g	丹参12g	猫爪草15g
枇杷叶15g	百合15g	酸枣仁15g	五味子10g
麦芽15g	山楂15g	神曲10g	生地10g

7剂,日1剂,水煎分2次温服。

12月7日二诊:针刺4次,服药7剂,胃脘隐痛缓解,无明显刺痛不适,无下肢水肿,心悸较前减少,二便正常,睡眠、饮食均较前改善,继服上方7剂,巩固疗效。

按语:本案治疗予壮医针刺脐内环等穴位联合药物内服以调气、益气、安神、通道路。黄芪、党参、茯苓、红枣补脾胃之气,共为主药。薏苡仁、莲子既可健脾,又可渗湿止泻;麦芽、山楂、神曲健脾消食,增强健运谷道之功;百合、酸枣仁、五味子养心安神助睡眠;白花蛇舌草通龙路,解热毒,除湿毒,散瘀血;半枝莲通气道、水道,清热解毒,活血祛瘀,消肿止痛;七叶一枝花清热解毒,消肿止痛,凉肝定惊;猫爪草滋阴润肺,解毒化痰;蜂房祛风毒,止疼痛;丹参活血祛瘀,通经止痛,清心除烦,与蛇舌草、半枝莲相伍,增强清热散瘀,通龙路止痛之效;枇杷叶和胃降气,清肺止咳;生地清热养阴,生津止渴,共为帮药。全方共奏益气健脾,清热祛瘀,解毒通路之效。针药合用,健运谷道,畅通道路。

病案七

郑某,男,36岁,初诊日期:2020年3月11日。

主诉:胃脘部胀痛3个月余。

现病史:患者3个多月前开始出现胃脘部胀痛不适,呈持续性隐痛,饥饿时明显,时有呃逆,矢气频,纳食少,夜寐一般,大便溏烂。舌淡,苔薄白,右脉弱,左脉细紧。

中医诊断:胃痛。

壮医诊断:胴尹(壮文:Dungxin)。

治疗:壮医针灸联合壮药内服。

1. 壮医针灸　取穴:脐内环穴(肝、肾、脾胃)、上脐行穴、下脐行穴、趾背穴、食背穴、内关、足三里、公孙。方法:针脐内环穴用壮医天阴阳针法,留针30分钟,针内关、公孙、足三里,用吐纳补、泻两种手法,每穴先补2次,后泻2次,留针30分钟。其余穴位壮医药线点灸,每穴点灸3壮。每2天治疗1次。

2. 壮药内服

处方:

党参15g	白术10g	姜半夏6g	炙甘草6g
陈皮6g	茯苓10g	煅磁石15g	厚朴10g
紫苏子10g	生姜10g	制附片15g(先煎)	
肉桂3g	旋覆花10g	代赭石10g	

6剂,日1剂,水煎分2次温服。

3月17日二诊:针灸3次,服药6剂,胃脘胀痛感明显缓解,无呃逆,矢气正常。

按语：本案胃胀隐痛以饥饿时明显，时有呃逆，矢气频，纳食少，大便溏烂，舌淡，苔薄白，右脉弱，左脉细紧，为谷道虚寒之象，呃逆则是谷气上逆之征，治宜温运谷道，和胃降逆。予壮医针刺调气、补虚、通道路，上脐行穴、下脐行穴、趾背穴、食背穴均为壮医针灸特定穴，予壮医药线点灸可健脾和胃，通调谷道。内服方中：党参、白术、炙甘草、陈皮、茯苓健谷道止胃痛，旋覆花、代赭石、磁石、紫苏子、半夏、厚朴降逆除胀，共为主药。附子、肉桂、生姜温中散寒，共为帮药。一针二灸三用药，协同增效，共奏温运谷道，和胃降逆，散寒除湿之功。

第七节 呃逆

病案一

秦某，男，72 岁，初诊日期：2019 年 3 月 12 日。

主诉：反复呃逆半年余。

现病史：患者半年多前无明显诱因下出现呃逆，呈阵发性，甚则呕吐胃内容物，非喷射状，无咖啡样物，伴心前区胀闷感。曾至外院就诊，症状未明显好转。2019 年 2 月 11 日至我院东葛院区就诊，行相关检查。心电图示：①窦性心律；②左室高电压。电子胃镜检查示：慢性浅表性全胃炎；病理：胃体黏膜中度慢性炎症伴轻度肠上皮化生，活动性（＋）。经治疗症状好转，但时有反复。现患者为求进一步系统诊治，遂至我院门诊就诊，门诊拟"呃逆病"收治我科。入院症见：呃逆，呈阵发性，甚则呕吐，为胃内容物，情绪波动时明显，偶有心前区闷胀感，全身乏力，无头晕头痛，无恶寒发热，纳寐一般，二便调，近期体重无明显变化。舌淡，苔白，脉弦细无力。

中医诊断：呃逆。

壮医诊断：沙呃（壮文：Saekaek）。

治疗：壮医针刺联合壮药内服。

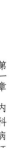

1. 壮医针刺　取穴:脐内环穴、谷线穴、内关、足三里、太冲。方法:针脐内环穴用壮医天阴阳针法,即进针前先嘱患者做腹式吐纳运动,调整呼吸、稳定情绪、消除杂念。然后无痛进针,进针后不提插、不捻转、不运针、不强求酸麻胀针感,针毕医者右手掌心对准患者肚脐(距离15～30cm),做顺时针缓慢旋转运动3～5分钟。整个进针过程患者不要停止吐纳运动,直至进针后3～5分钟,留针30分钟,以脐部出现温暖感,并有冷气从手脚排出为佳。其他穴位进针后直接留针30分钟。每天针刺1次,10次为1个疗程。

2. 内服黄氏壮医调气汤加味

处方:

五指毛桃60g	白术30g	陈皮6g	升麻10g
柴胡10g	红参10g	当归15g	生甘草10g
桔梗10g	炒枳壳25g	大腹皮15g	法半夏10g
紫苏梗10g	旋覆花10g		

3剂,日1剂,水煎分2次温服。

针刺3次、服药3剂后症状完全消失。继予上法调理2周出院。3个月后因饮食不节再发1次,针刺1周后痊愈,随访至今未见复发。

按语:呃逆是指谷道失于通降,谷气上逆动膈,气逆上冲,以喉间发出"呃呃"声、声短而频、令人不能自止为主要临床表现的病证,相当于西医学的单纯性膈肌痉挛、胃肠神经官能症。壮医认为呃逆病因甚多,或寒气蕴蓄,或燥热内盛,或气郁痰阻,或正气亏虚,或饮食不节(进食过快,或过食生冷、燥热之物),或情志不遂,使谷道不畅或功能失调,不通降反逆于上。谷道调节和化生枢纽脏腑"咪叠"(肝)、"咪背"(胆)、"咪曼"(胰)功能失调,"咪胴"(胃)谷气上逆冲膈,三气不能同步运行而发为本病。病变部位在谷道"咪胴"(胃)。治疗以调气降逆为主,必要时配以补虚、祛瘀、解毒。此外,其防治还应与饮食等生活习惯相结合。

本案患者呃逆、呕吐,情绪波动时明显,心前区闷胀,全身乏力,舌淡,苔白,脉弦细无力,为谷道气虚,通降失调,谷道气逆动膈所致,故治宜调气、健谷道。壮医调气之法,能补、能通、能升、能降、能出、能入。以通降治其标,以补谷道治其本。壮医脐内环穴行天阴阳调气法,能补能调,通畅天、人、地三部之气;谷线穴为壮医特定穴,功能和胃健脾、通调谷道;内关调理气血,疏肝和胃,通三道两路;足三里健脾和胃,调理气血,通三道两路;太冲调理气血,通调三道两路。内服黄氏壮医调气汤益气调中、健运谷道,加大腹皮、法半夏、紫苏梗、旋覆花降气通谷道。针药并举,标本同治。

病案二

胡某,男,65岁,初诊日期:2019年6月23日。

主诉:反复呃逆1周。

现病史:患者1周前饮食不当后出现呃逆不止,声高而频,不能自止,伴胃脘胀闷不适,反酸嗳气,纳可,寐欠佳,二便调,舌淡,苔白腻,脉弦细。

中医诊断:呃逆。

壮医诊断:沙呃(壮文:Saekaek)。

治疗:壮医针刺联合壮医药线点灸。取穴:脐内环穴(心、肾、肝、脾)、上脐行穴、下脐行穴、谷线穴、喉侧穴、天突、内关、合谷、神门、足三里、三阴交、太冲。方法:针脐内环穴用壮医天阴阳针法,留针30分钟,内关、合谷、太冲用泻法,神门、足三里、三阴交用补法,其他穴位进针后直接留针30分钟。出针后上穴行壮医药线点灸治疗,每穴点灸3壮。每天针灸1次,7天为1个疗程。

6月26日二诊:针灸3次,呃逆次数明显减少,胃脘胀闷好转,偶有反酸嗳气,继续针灸4天。

7月1日三诊:呃逆、反酸嗳气、胃脘胀闷完全消失。

按语:本案患者乃因素体虚损,气滞不畅,复因饮食失调引起"咪叠"(肝)、"咪背"(胆)、"咪曼"(胰)功能失调,谷道失运,使"咪胴"(胃)谷气上逆冲膈而发为本病。治疗宜以调气降逆,健运谷道为主。针刺脐内环穴以调气,配脐行穴、谷线穴增强调气导滞。先针后灸,针灸并用,道路得通,谷道恢复其职,呃逆则止。

第八节 泄泻

病案一

林某,男,52岁,初诊日期:2019年10月18日。

主诉:腹泻1周。

现病史:患者1周前出现腹泻伴腹胀,大便每日7～8次,纳寐差,时有头晕,畏光,腰背酸痛。舌淡,苔薄白。

中医诊断:泄泻。

壮医诊断:屙泻(壮文:Oksiq)。

治疗:壮药内服。

处方:

山药 20g	莲子 15g	砂仁 6g	薏苡仁 30g
紫苏梗 10g	香附 10g	麦芽 15g	山楂 15g
白花蛇舌草 15g	益母草 30g	白茅根 10g	生甘草 6g

7剂,日1剂,水煎分2次温服。电话回访,诉服药后已愈。

按语:泄泻是指谷道功能失调导致的以排便次数增多、粪便稀薄,或溏软或稀烂或完谷不化,甚至如水样为临床特征的一种病证,有急性泄泻和慢性泄泻之分,病程超过2个月者,多属慢性。本病一年四季均可发生,以夏、秋季节多发。壮医认为,该病病因多为饮食失调、伤及谷道,或外邪侵袭、阻滞谷道,或情志失调、影响气机、谷道失运,或气血偏衰、谷道及其调节和化生脏腑失养,使谷道功能失职,谷道调节和化生脏腑阻滞不畅,运化失常,清浊不分,水谷下趋肠道而发为本病。治疗当畅通谷道,涩肠止泻,消食利导。谷道通畅,则邪毒易除;外邪侵入谷道者,宜涩肠止泻祛邪;内伤损及谷道者,重在调理气血、补益脏腑道路。黄瑾明教授多采用壮医针刺、壮医药线点灸和壮药内服的方法综合治疗。

本案患者屙泻 1 周,为急性期,治疗以健脾止泻,清利湿滞为主。内服山药、莲子补脾止泻,益肾固精,养心安神;薏苡仁、砂仁化湿止泻,共为主药。麦芽、山楂健脾消食化滞;紫苏梗、香附行气宽中;白花蛇舌草、茅根、益母草利湿导滞,"利小便而实大便";甘草补脾和中,调和诸药,为带药。全方畅谷道、涩泄泻、消积滞,效果显著。

病案二

李某,男,59 岁,初诊日期:2019 年 12 月 16 日。

主诉:反复腹泻 3 年余。

现病史:患者 3 年多前开始出现腹泻,每于半夜后两三点腹泻,次数为 2~3 次/d,质黏稠,色黄,便时呈喷射状,平时怕冷,汗多,神疲乏力。舌淡红,苔滑腻,边有齿痕,脉沉细。

中医诊断:泄泻。

壮医诊断:屙泻(壮文:Oksiq)。

治疗:壮医针刺联合壮药内服。

1. **壮医针刺** 取穴:脐内环穴(心、脾、大小肠、肾)、膻中、天枢、关元、内关、足三里、三阴交。方法:针脐内环穴用壮医天阴阳针法,即进针前先嘱患者做腹式吐纳运动,调整呼吸、稳定情绪、消除杂念。然后无痛进针,进针后不提插、不捻转、不运针、不强求酸麻胀针感,针毕医者右手掌心对准患者肚脐(距离 15~30cm),做顺时针缓慢旋转运动 3~5 分钟。整个进针过程患者不要停止吐纳运动,直至进针后 3~5 分钟,留针 30 分钟,以脐部出现温暖感,并有冷气从手脚排出为佳。其他穴位进针后直接留针 30 分钟,不强求酸、胀、麻等针感。每天针 1 次,2 周为 1 个疗程。

2. **壮药内服**

处方:

补骨脂 20g	吴茱萸 12g	肉豆蔻 12g	五味子 10g

生姜 6g   大枣 6g   龙骨 20g(先煎)   生甘草 10g

7 剂,日 1 剂,水煎分 2 次温服。

12 月 23 日查房:针刺 7 次、服药 7 剂后,腹泻次数减少至日 1 次,小便正常,睡眠、食欲明显改善,继用上法治疗。

12 月 30 日查房:针刺 14 次、服药 14 剂后,已无半夜腹泻,睡眠、食欲明显改善,予出院。

按语:在拂晓以前腹痛作泻,泻后乏力,名五更泻,又名鸡鸣泻,是谷道、水道虚损不足,阳气不充,外感寒毒或寒毒内生,寒与湿结,内伏谷道,应激产生具有时间规律特征的一种泄泻现象。治宜温运谷道、调补水道、温阳止泻。针脐内环穴调畅天、人、地三部之气,膻中通天部之气,天枢通人部之气,关元通地部之气,内关、足三里、三阴交调畅胃肠。内服补骨脂既温肾助阳,又暖脾止泻;肉豆蔻温脾肾、涩肠止泻;吴茱萸暖脾胃、散寒湿,三药相伍,增强谷道水道温运功能而止泻,共为主药。五味子、龙骨固涩止泻,又能敛汗;生姜、大枣健脾益胃助运化,共为帮药。甘草补脾益气、调和诸药,为带药。针药合用,气血调和,温运道路,泄泻自愈。

病案三

王某,女,61 岁,初诊日期:2017 年 8 月 24 日。

主诉:大便溏烂 3 年余。

现病史:患者 3 年多前开始出现大便溏烂,多次结肠镜检查示慢性结肠炎症,曾多家医院中医、西医、针刺等多方面诊治,症状时有缓解,时有发作,患者异常痛苦。刻诊:大便溏烂,每天 3~4 次,偶有腹部隐痛,泄后痛减,每当受寒后或者饮食不当则症状加重,平素乏力,口淡,易上火,纳寐可。舌淡红,苔薄白,脉沉细无力。

中医诊断:泄泻。

壮医诊断:屙泻(壮文:Oksiq)。

治疗:黄氏壮医调气汤加减内服。

处方：

黄芪 60g	白术 15g	陈皮 6g	升麻 10g
柴胡 10g	红参 15g	当归 10g	桔梗 10g
枳壳 15g	茯苓 15g	芡实 15g	仙鹤草 30g

7 剂，日 1 剂，水煎分 2 次温服。

治疗 1 周后，大便恢复正常，继服上方加减治疗 1 个月余，泄泻未再发作。

按语：本案为谷道虚损、运化功能减弱所致，治宜健运谷道，健脾化湿。以黄氏壮医调气汤补益谷道，增强谷道运化功能，其中桔梗、枳壳相伍，一升一降，既调畅气机，又能排谷道痰浊之毒，以洁净脏腑；配伍茯苓、芡实增强健脾除湿止泻；仙鹤草性味平和，功能补虚解毒，收敛止痢，无论寒热皆可用之，用量宜大，一般应在 30g 起步，才能显出强大补益作用，补益气虚的方中用之，止泻方中加之，常可收奇效。

病案四

李某，女，36 岁，初诊日期：2019 年 11 月 28 日。

主诉：大便溏烂 3 个月余。

现病史：3 个多月前，患者因饮食不节而出现大便溏烂，次数增多，大便中夹杂有不消化食物，胃脘部胀满，不欲饮食，神疲乏力，寐可，小便调。舌淡，苔白，脉细。

中医诊断：泄泻。

壮医诊断：屙泻（壮文：Oksiq）。

治疗：壮医针刺联合壮药内服。

1. **壮医针刺** 取穴：脐内环穴（肺、肾）、脐外环穴（心、肝、脾、肾）、下脐行穴、谷线穴、曲池、梁丘、足三里、三阴交、复溜。方法：针脐环穴用壮医天阴阳针法，留针 30 分钟，其他穴位进针后直接留针 30 分钟。每天针 1 次。

2. 壮药内服

处方:

黄芪 50g	陈皮 6g	柴胡 15g	升麻 10g
党参 15g	生甘草 6g	当归 6g	麦冬 15g
山楂叶 20g	荷叶 15g	薏苡仁 15g	车前草 15g

5剂,日1剂,水煎分早晚2次温服。

12月3日复诊:针刺5次、服药5剂后大便次数减少,质软。继予上方3剂,巩固疗效。

按语:本案治宜补虚损,健谷道,通道路。针刺脐内环穴、脐外环穴调畅三部气机,配下脐行穴、谷线穴、足三里等增强谷道功能。内服黄氏壮医调气汤调补谷道,更以薏苡仁、车前草利湿,荷叶利湿升阳,山楂叶消食化瘀、理气降浊,麦冬养胃生津。针药合用则谷道健运,泄泻可止。

病案五

白某,女,44岁,初诊日期:2018年11月19日。

主诉:反复腹胀、腹泻3年。

现病史:患者3年前开始反复出现腹胀、大便溏泄。曾至脾胃科门诊就诊,行电子结肠镜检查未见明显异常,诊断为肠易激综合征。症见大便溏泄,日3~5次,情绪激动或饮食不慎则加重,情绪急躁、焦虑,脘腹胀闷,嗳气频频。舌淡,苔白,脉弦细。

中医诊断:泄泻。

壮医诊断:屙泻(壮文:Oksiq)。

治疗:壮医针刺联合壮医药线点灸。取穴:脐内环穴(肺、肝、脾、大肠)、谷线穴、天枢、曲池、梁丘、足三里、阳陵泉、阴陵泉、三阴交、太冲。方法:针脐内环穴用壮医天阴阳针法,留针30分钟;曲池、阳陵泉、太冲用泻法,足三里、梁丘用补法,其他穴无痛进针,不强求针感,留针30分钟。出针后各穴行壮医药线点灸治疗,每穴点灸3壮。每天针灸1次,10天为

1个疗程。

11月22日二诊:大便逐渐成形,情绪激动或饮食不慎则偶有溏烂,日3次,脘腹胀闷、嗳气减轻,继续针灸治疗。

12月5日三诊:大便成形,日1～2次,排便顺畅,已无明显腹胀、嗳气,嘱患者畅情志、注意保暖,勿贪凉。

按语:本案谷道气虚兼有气滞,壮医针刺偏重调气通路,壮医药线点灸长于温通谷气,针灸结合,谷道调而泄泻止。

第九节　便秘

病案一

龙某,女,24岁,初诊日期:2014年2月27日。

主诉:反复大便秘结难解6年。

现病史:患者6年前开始出现大便常秘结难解,2～7天大便1次,脸部痤疮,经常腹胀,平时怕冷。白带偏黄,有少许异味,外阴不痒。舌淡白,苔薄白,脉沉细。

中医诊断:便秘。

壮医诊断:厢意卡(壮文:Okhaexgaz)。

治疗:壮医针刺联合壮药内服。

1. 壮医针刺　取穴:脐内环穴(肺、大小肠、脾)、膻中、足三里、三阴交、踝关内三穴。方法:针脐内环穴用壮医天阴阳针法,即进针前先嘱患者做腹式吐纳运动,调整呼吸、稳定情绪、消除杂念。然后无痛进针,进针后不提插、不捻转、不运针、不强求酸麻胀针感,针毕医者右手掌心对准患者肚脐(距离15～30cm),做顺时针缓慢旋转运动3～5分钟。整个进针过程患者不要停止吐纳运动,直至进针后3～5分钟,留针30分钟,以脐部出现温暖感,并有冷气从手脚排出为佳。其他穴位进针后直接留针30分钟。每天针刺1次,7次为1个疗程。

2. 内服黄氏壮医调气汤加减

处方：

黄芪 60g	白术 30g	陈皮 6g	升麻 10g
柴胡 10g	红参 10g	当归 15g	桔梗 10g
枳壳 25g	厚朴 10g	郁金 10g	火麻仁 15g
郁李仁 15g	全瓜蒌 15g	鹿角霜 15g	补骨脂 15g

7剂，水煎服，日1剂。

3月6日二诊：大便每天1次，稍有腹胀，体力增加。继续针药治疗1周巩固疗效。

按语：便秘是谷道通降传导失常，使大便秘结不通，排便周期延长，或粪质干燥坚硬，排出困难，或粪质不硬，虽有便意而排便不畅的一种病症。壮医认为，便秘病因复杂，热结、气滞、寒凝及气血阴阳亏虚等均可引起，常因饮食不当、嗜食辛辣醇浆厚味，积滞谷道，灼伤谷道津液；或思虑少动、劳倦内伤、年老体弱等，使气血偏衰，谷道转化水谷不力，使谷道通降传导失职，谷道化生和调节枢纽脏腑——"咪叠"（肝）、"咪背"（胆）、"咪曼"（胰）功能失调，"咪虽"（肠）阻滞不畅或不通，气滞血瘀于内，大便难以排出或排便时间过长，发为本病。治疗以调气、祛瘀为要，配以解毒、补虚。黄瑾明教授多采用壮医针刺联合壮药内服综合治疗。

本案患者一派谷道、水道气血亏损之象，治宜调理气血、温补谷道。予针刺脐内环穴调理脏腑气血、调和人体三部气机，配膻中调天部气血，足三里调谷道气血，三阴交调脾肝肾、疏通道路，踝关调地部之气、通龙路火路；予黄氏壮医调气汤调补谷道，增强谷道运化功能。其中陈皮、升麻、柴胡、枳壳、厚朴、郁金大队调气药助谷道之通降，又以火麻仁、郁李仁、瓜蒌润肠通便，鹿角霜、补骨脂温补水道。针药并施，气得调，虚得补，则大便通畅，诸症自除。

病案二

龙某，女，38岁，初诊日期：2016年1月16日。

主诉:反复大便秘结8年,加重3个月。

现病史:患者8年前开始出现大便秘结,2~7日一行。近3个月来便秘加重,需服通便药维持大便,否则大便硬结如羊屎,伴有口气臭,口腔溃疡频发,口干,饮不止渴,睡眠不好,腹胀,矢气多,纳呆,神疲乏力,两腿酸累,抬腿困难。舌淡白,苔薄白,脉沉细。

中医诊断:便秘。

壮医诊断:屙意卡(壮文:Okhaexgaz)。

治疗:壮医针刺联合壮药内服。

1. **壮医针刺**　取穴:脐内环穴(心、肺、肝、脾、大小肠、肾)、血海、足三里、三阴交。方法:针脐内环穴用壮医天阴阳针法,留针30分钟;其他穴位进针后直接留针30分钟。隔3天针刺1次。

2. **内服黄氏壮医调气汤加减**

处方:

五指毛桃60g	白术30g	陈皮6g	升麻10g
柴胡10g	红参10g	生甘草10g	当归15g
桔梗10g	炒枳壳25g	厚朴10g	郁金15g
大腹皮10g	火麻仁15g	全瓜蒌15g	柏子仁20g
酸枣仁15g	五味子10g		

7剂,日1剂,水煎分2次温服。

1月23日二诊:隔3天大便1次,矢气较多。继予针刺,内服方加郁李仁15g,再服7剂。

3月20日三诊:经上述治疗大便已恢复正常。但春节前后因饮食不慎出现反复,2~4天大便1次。继予上法调理而愈。

按语:本案患者大便硬结如羊屎,口干口臭,饮不止渴,经常出现口腔溃疡,似乎一派燥热征象,若按热结予清解药治之,势必犯"实实虚虚"之弊。壮医认为,道路宜通,患者大便秘结8年有余,长期废浊之物不能正常排泄,浊气成毒,往上逆窜,则出现诸端症状。治宜补益健运谷道,兼通畅谷道气机。壮医针刺脐环穴以通调全身气机，促进天、地、人三气同步；血海、足三里、三阴交以补益气血，促进谷道功能恢复。谷道病谷道治，黄氏壮医调气汤是补益谷道、调气疏肝、提振谷道中气的良方，用黄氏壮医调气汤加减治疗谷道病通常可以获得很好的疗效。一诊方中五指毛桃、红参补气调气，提高谷道运化功能，共为主药。当归补血活血，通龙路；白术、陈皮健运谷道；升麻、柴胡、桔梗、炒枳壳、厚朴、郁金、大腹皮重在理气降浊，调畅气机，畅通、促进天人地三气同步运行；火麻仁、全瓜蒌、柏子仁滋润肠道，以助排便；酸枣仁、五味子养心安神，以助睡眠，共为帮药。甘草健脾，调和诸药为带药。二诊加郁李仁，增强理气作用，兼助润肠通便。口干臭、口腔溃疡、神疲乏力、两腿酸累、抬腿困难、腹胀、矢气等均为便秘浊毒不除所引起，浊毒一除诸症消，否则也仅能获一时之效，不是长久之计。

第十节　腹痛

病案

卢某，男，56岁，初诊日期：2019年2月18日。

主诉：间歇性下腹痛4年余。

现病史：患者4年多前因饮食不节诱发下腹隐痛，便秘腹泻交替发作，当地医院行结肠镜检查提示慢性结肠炎。现下腹隐痛，便秘、腹泻交替发作，里急后重，肛门坠胀，纳少，乏力。无消瘦，无发热、盗汗。舌淡红，苔薄白，脉细弦。

中医诊断：腹痛。

壮医诊断：胴内尹（壮文：Dungxnoixin）。

治疗：壮医刮痧联合壮药内服。

1. 壮医刮痧　部位：背部、腰骶部、双上肢内侧、风池、合谷、上中下腹部。材料：刮痧板等。方法：用刮痧板刮推病人上述部位，刮至皮肤显露出痧疹或痧斑。5天1次,6次为1个疗程。

2.壮药内服

处方:

大黄 12g	牡丹皮 9g	桃仁 12g	瓜子仁 30g
芒硝 9g			

3剂,日1剂,水煎分2次服。

2月26日二诊:腹泻次数明显减少,腹痛减轻,舌淡红,苔薄,脉细涩。继续按原方案治疗。

3月8日三诊:腹痛未作,大便基本正常,舌淡,苔薄,脉细。

按语:本案患者经电子结肠镜检查已确诊为慢性结肠炎,以腹痛为主症,时而便秘,时而腹泻,反复发作4年余,实为谷道怪病。壮医认为,"诸病疼痛皆属于瘀",怪病从瘀论治。患者以饮食不节诱发,应为外毒侵袭,瘀滞于谷道,蕴积于"咪虽"(肠),影响谷道运化功能所致。治疗宜以祛瘀、解毒为主。壮医刮痧可有效调节肌表的三道两路网络分支,通过对肌表的刺激,调整脏腑功能,达到阴阳平衡,气血均衡,三气同步,从而达到减轻病势,促进健康的效果。内服壮药方中:大黄祛瘀解毒为母药,牡丹皮凉血祛瘀,与大黄相伍,通降下行,共泻大肠瘀毒,共为主药。桃仁善破血,并能润肠,协助主药活血散瘀;芒硝软坚散结,与大黄相伍,涤荡大肠攻下;瓜子仁排脓散结,清湿热,共为帮药。诸药合用,迅速荡涤谷道瘀滞之毒,痛随利减,毒去肠安。

第十一节 石淋

病案一

李某,女,39岁,初诊日期:2013年10月15日。

主诉:超声检查发现左侧输尿管上段结石1周。

现病史:患者1周前体检时经超声检查发现左侧输尿管上段结石,黄豆大,伴左肾轻度积水。每天早上腰痛明显,下午痛减。平时神疲乏力,动则大汗淋漓,腹部胀气,咽干口苦,纳呆,手足冰冷。脉沉细,舌淡白,苔薄白。

中医诊断:石淋。

壮医诊断:幽扭(壮文:Nyouhniuj)。

治疗:壮医针刺联合壮药内服。

1. **壮医针刺** 取穴:脐内环穴(肺、肝、脾、大小肠、肾)。方法:针脐内环穴用壮医天阴阳针法,即进针前先嘱患者做腹式吐纳运动,调整呼吸、稳定情绪、消除杂念。然后无痛进针,进针后不提插、不捻转、不运针、不强求酸麻胀针感,针毕医者右手掌心对准患者肚脐(距离15~30cm),做顺时针缓慢旋转运动3~5分钟。整个进针过程患者不要停止吐纳运动,直至进针后3~5分钟,留针30分钟,以脐部出现温暖感,并有冷气从手脚排出为佳。每天针刺1次,10次为1个疗程。

2. **内服黄氏壮医排石汤合黄氏壮医调气汤加减**

处方:

海金沙10g	橄榄10g	金钱草50g	厚朴10g
郁金10g	香附10g	大腹皮10g	五指毛桃60g
白术30g	陈皮6g	升麻10g	柴胡10g
红参10g	生甘草10g	枳壳25g	当归10g
桔梗10g			

7剂,日1剂,水煎分2次温服。

10月21日二诊:针刺7次和服药7剂后,腰痛减轻,继续针刺及服药治疗7天。

10月28日三诊:疼痛消失。B超复查结石已排出。继续治疗1周,巩固疗效。

按语:泌尿系结石包括肾结石、输尿管结石、膀胱结石等,是南方常见病、多发病,尤以两广地区多见。水道总司全身水液的布输与代谢,若外感或内生湿热诸毒蕴结于水道,久而化为结石,堵塞道路,使水道枢纽脏腑"咪腰"(肾)和"咪小肚"(膀胱)功能失职,气血不利,影响水道、龙路、火路功能而发为本病,临床多以单侧或双侧腰部、下腹部钝痛、血尿为主要表现,可伴有尿道窘迫疼痛、排尿突然中断等症状。肾结石平时可无症状,可发生突发性肾绞痛,疼痛自肾区向下放射,沿输尿管到该侧腹股沟或大腿内侧。男性可放射至睾丸或会阴。治疗当调气通路、通利水道,黄瑾明教授常采用壮医针刺联合壮药内服治疗。

壮医认为,本案是因瘀毒阻滞水道,引起水道结石堵塞不通,水湿滞留于水道,故见左肾轻度积水。患者平时神疲乏力,腹部胀气,咽干口苦,纳呆,为水道功能失调,累及谷道功能受损的表现。神疲乏力,动则大汗淋漓,脉沉细,舌淡白,苔薄白为谷道气虚征象。治宜祛瘀消滞、通利水道、补益谷道。予壮医针刺联合壮药内服治疗,壮医针刺取脐内环穴调和脏腑气机,使气顺血和,通路止痛。内服海金沙、金钱草利水道,化砂石有形之邪;厚朴、郁金、香附、大腹皮、枳壳、陈皮、柴胡、橄榄行气散结,行水道之气,以气的推动作用使砂石向外排出,共为主药。五指毛桃、白术、升麻、红参、甘草、当归调补气血,补益谷道虚损;桔梗其气主升,与枳壳合用一升一降,畅通三气,共为帮药。针药同用,水道通畅,谷道旺达,气血调畅均衡,结石得以外排,疼痛得消。

病案二

林某,女,20岁,初诊日期:2013年1月10日。

主诉:腰部胀痛明显3天。

现病史:患者3天前出现腰部胀痛明显,于2013年1月8日在某医院行CT检查示:左肾结石,大小为5mm×10mm,右肾小结石并积水。平时常觉腰部胀痛,最近3天尤为明显,并频繁出现呃逆和干呕,痰多色白,饥而不欲食,睡眠欠佳。舌淡红,苔薄白,脉细数。

中医诊断:石淋。

壮医诊断:幽扭(壮文:Nyouhniuj)。

治疗:壮医针刺联合壮药内服。

1. 壮医针刺　取穴:脐内环穴(肺、肝、大小肠、肾)、血海、三阴交、复溜、太冲、里内庭、涌泉。方法:针脐内环穴用壮医天阴阳针法,留针30分钟;其他穴位进针后直接留针30分钟。每周针2~3次,10次为1个疗程。

2. 内服黄氏壮医排石汤加减

处方:

海金沙10g	香附10g	金钱草50g	橄榄10g
鸡内金15g	滑石20g	枳壳10g	白茅根20g

5剂,日1剂,水煎分2次温服。5天为1个疗程。

1月27日复诊:针刺8次,服药15剂后,肾结石已排出,肾积水消失。

按语:壮医认为,结石多为湿热诸毒蕴结,阻滞水道畅通而引起的三气不能同步,气结成形所致的一类病症。治疗宜调气化湿,溶石排石。壮医针刺脐内环穴通调三部之气;配血海、三阴交调理气血,通调道路;复溜滋阴利水,通调谷道、水道、气道、龙路、火路;太冲调理气血,宁心安神,通路止痛,通调三道两路;涌泉疏通道路,通调水道、龙路、火路;里内庭活血祛瘀,宁心安神,泻下通便,通谷道、龙路、火路。内服排石汤中:海金沙通水道、龙路,清热消肿,舒筋活血;金钱草通水道,利尿通淋,利湿退黄,解毒消肿。两药通利水道,化砂石有形之邪,共为主药。香附、橄榄、枳壳行气散结,行水道之气,使水道通畅,以气的推动作用助砂石向体外排出;白茅根、滑石消积水,排结石;鸡内金健脾消食,化结石,共为帮药。针药合用,共达活血化瘀、通淋化石。

病案三

王某,男,47岁,初诊日期:2019年7月10日。

主诉:腹部偶发疼痛5个月余。

现病史：患者 5 个多月前开始出现小便时小腹疼痛，症状可自行缓解，但经常发作。近 2 日症状加重，且伴有轻度恶心，无呕吐。曾检查肾有结石和积水。舌红，苔薄白，脉弦数。

中医诊断：石淋。

壮医诊断：幽扭（壮文：Nyouhniuj）。

治疗：壮医针刺。取穴：脐内环穴（肝、肾）、三阴交、复溜、太冲。方法：针脐内环穴用壮医天阴阳针法，留针 30 分钟；其他穴位进针后直接留针 30 分钟。隔 3 天针刺 1 次，10 次为 1 个疗程。

初诊治疗留针 15 分钟后疼痛明显减轻，30 分钟后疼痛消失，暂无不适感觉。共针刺 14 次，9 月 11 日复查提示肾结石已排出、肾积水已消失。

按语：黄瑾明教授认为，治疗结石应以调气机、祛瘀滞、利水道为法要。针刺脐内环穴调气、通利水道，三阴交益肾补肝、增强水道功能，复溜滋阴利水、通调三道两路，太冲调理气血、宁心安神、通路止痛。黄老主张以壮医天阴阳针法针刺脐环穴，具有较强的调气作用，使患者的三气调畅，瘀滞得消，水道得通。

第十二节　尿频

病案一

李某，女，42 岁，初诊日期：2011 年 6 月 16 日。

主诉：小便频数 1 个多月。

现病史：患者从 2011 年 5 月中旬开始，不明诱因出现小便频数，白天半小时 1 次，量不多。夜间小便更加频繁，20 分钟左右 1 次，严重影响睡眠。伴头晕，神疲乏力，嗜睡，双脚酸软，四肢无力。舌淡白，苔薄白，脉沉细。

中医诊断：尿频。

壮医诊断：幽堆（壮文：Nyouhdeih）。

治疗:壮医针刺联合壮药内服。

1. 壮医针刺 取穴:脐内环穴(心、肺、肝、脾、肾)、踝关内三穴。方法:针脐内环穴用壮医天阴阳针法,即进针前先嘱患者做腹式吐纳运动,调整呼吸、稳定情绪、消除杂念。然后无痛进针,进针后不提插、不捻转、不运针、不强求酸麻胀针感,针毕医者右手掌心对准患者肚脐(距离15~30cm),做顺时针缓慢旋转运动3~5分钟。整个进针过程患者不要停止吐纳运动,直至进针后3~5分钟,留针30分钟,以脐部出现温暖感,并有冷气从手脚排出为佳。其他穴位进针后直接留针30分钟。每天针刺1次,10次为1个疗程。

2. 内服黄氏壮医温水补阳汤加减

处方:

淫羊藿15g	补骨脂15g	紫河车10g	鹿角胶15g(烊化)
巴戟天15g	菟丝子15g	花椒5g	艾叶5g
桑螵蛸10g	山茱萸10g	覆盆子10g	党参20g
太子参15g	金樱子10g	牡蛎20g	香附10g

熟附子5g(先煎)

7剂,日1剂,水煎分2次温服。

复诊:连续针刺10次,服药7剂后小便恢复正常。随访3个月,未见复发。

按语:尿频,壮医称幽堆,是指因湿热毒邪阻滞水道或水道虚损,功能失调而导致的以尿意频繁,小便次数明显增加,甚则日达数十次或小便不自主外溢为主症的一类疾病。本病多见于小儿或年老体弱者。壮医认为,本病多因气血虚弱,水道功能不足,水道调节及化生枢纽脏腑"咪腰"(肾)、"咪小肚"(膀胱)虚损失职或湿热毒邪阻滞水道枢纽脏腑所致。长期尿频还可影响患者的生活质量,尿液的排泄过度也影响气血平稳,引发他病。

尿频多因先天不足、后天失养、虚劳内伤或毒邪阻滞等,使气血虚弱,水道功能不足,咪腰、咪小肚虚损失职,调节化生水道无度,或在此基础上受气道病、谷道病等的影响,导致水液排泄失常而发为本病。治疗以补虚、解毒为要,根据病情需要辅以调气、祛瘀。补益以增强水道功能,解毒亦排除道路干扰,使水道通畅,气血均衡,三气同步,水液进出有度。黄瑾明教授主张采用壮医针刺联合壮药内服治疗本病。

本案患者出现小便频数、头晕、神疲乏力、嗜睡、双脚酸软无力、舌淡白、脉沉细,为水道阳虚所致,治宜温水补阳。予壮医天阴阳针法针刺脐内环以通调三道两路,配踝关内三穴通调道路。联合内服黄氏壮医温水补阳汤温补水道、益肾补阳,方中熟附子、淫羊藿、补骨脂、紫河车、鹿角胶、巴戟天、菟丝子温补肾阳,增强水道功能;桑螵蛸、山茱萸、覆盆子、金樱子、牡蛎收敛固涩缩小便;又以党参、太子参补气健脾,花椒、艾叶温阳,香附理气调气。针药同用,病去正安。

病案二

卢某,男,52岁,初诊日期:2013年1月27日。

主诉:小便频数2年。

现病史:患者2年前不明诱因出现小便频数,白天每10分钟小便1次,夜尿10多次,尿道不痛不痒,伴腰痛,心烦易怒,脚底冷,全身怕冷,夜间必须穿长裤才能入睡,早泄,每次性交仅能持续1分钟。舌淡白,苔薄白,脉弱无力。

中医诊断:尿频。

壮医诊断:幽堆(壮文:Nyouhdeih)。

治疗:壮医针刺联合壮药内服。

1. 壮医针刺　取穴:脐内环穴(肾、心、脾、肝、肺)、踝关内三穴。方法:针脐内环穴用壮医天阴阳针法,留针30分钟,其他穴位进针后直接留针30分钟。每天针刺1次,10次为1个疗程。

2. 内服黄氏壮医温水补阳汤加减

处方:

淫羊藿 15g	补骨脂 15g	紫河车 10g	鹿角胶 15g(烊化)
巴戟天 15g	菟丝子 15g	枸杞子 15g	花椒 5g
艾叶 5g	桑螵蛸 10g	山萸肉 10g	覆盆子 10g
党参 20g	太子参 15g	金樱子 10g	牡蛎 20g(先煎)
香附 10g	熟附子 5g(先煎)		

7剂,日1剂,水煎分2次温服。

连续针刺10次、服药7剂后,小便完全恢复正常。余症显著改善,随访1年,未见复发。

按语:本案患者长期出现小便频数,与水道枢纽脏腑肾和膀胱密切相关。水道肾阳虚损,则腰痛;肾阳不足,不能温养身体,则脚底冷,全身怕冷,夜间需要穿长裤才能入睡;肾阳虚损,不能固摄肾精,则早泄;膀胱气化不力,则不能蒸腾水气制约心火,故心烦易怒;肾阳虚损,则脉管不充,故脉弱无力,舌淡白。治疗关键在于温补肾阳,固摄肾精,调和气血,通畅道路。壮医针刺脐内环穴调五脏六腑气机,以增强脏腑、固涩水液,针刺踝关内三穴以通路散寒。内服方中:淫羊藿、补骨脂、鹿角胶、菟丝子、紫河车、巴戟天大补肾阳,壮益水道;枸杞子、山萸肉滋阴养血。一阴一阳,以阴中求阳,使阳气化生而源源不绝,共为主药。党参、太子参、艾叶、覆盆子、金樱子、桑螵蛸、牡蛎益气,温经,收涩,以固精缩尿,为帮药。花椒性热,入肾温阳祛寒;香附调气、通水道;附子性热,温肾逐寒,其性走而不守,能内达外彻,能升能降,助阳祛寒,共为水道之引药,使诸药直达水道病所。针药共奏补益水道、固精缩尿之功。

病案三

姜某,女,38岁,初诊日期:2009年3月4日。

主诉:小便频数1年余。

现病史：患者 1 年多前开始出现小便频数，每隔 20 分钟左右必须小便 1 次，否则难以忍受，尿必自遗。伴腰膝酸软，手足冰冷，体力下降，下蹲及站立必须扶墙才能不跌倒，否则站立不起来。舌淡白，苔薄白，脉沉细。

中医诊断：尿频。

壮医诊断：幽堆（壮文：Nyouhdeih）。

治疗：壮医针刺联合壮药内服。

1. 壮医针刺　取穴：脐内环穴（肾、脾、心、肺、肝）、足三里、三阴交、梁丘、踝关内三穴。方法：针脐内环穴用壮医天阴阳针法，留针 30 分钟，其他穴位进针后直接留针 30 分钟。每天针刺 1 次，10 次为 1 个疗程。

2. 内服黄氏壮医调气汤加味

处方：

五指毛桃 60g	白术 30g	陈皮 6g	升麻 10g
柴胡 10g	红参 10g	生甘草 10g	当归 15g
桔梗 10g	炒枳壳 25g	杜仲 15g	川牛膝 10g
鹿角胶 12g（烊化）		补骨脂 10g	

7 剂，日 1 剂，水煎分 2 次温服。

针刺 10 次、服药 7 剂，上述症状完全消失，体力恢复。

按语：水道与谷道同源而分流，所有水谷必须经过谷道的消化吸收，化源成气血，才能营养全身。所以其他道路的功能正常赖于谷道的功能正常，因此，患者谷道水道合病，当以治疗谷道为要。针刺脐内环穴通调三道两路及三部之气，调和气血；足三里健脾和胃，调理气血，扶正培元，通三道两路；三阴交健脾和胃，益肾补肝，疏通道路；梁丘调理脾胃，通谷道、龙路；踝关内三穴祛风胜湿，通水道、龙路、火路。联合黄氏壮医调气汤内服，能有效补益谷道虚损，提振谷道中气，加杜仲、牛膝、鹿角胶、补骨脂补肾温阳，蒸腾水液。针药同施，共奏温补谷水两道、固涩小便之效。

病案四

余某,女,9岁,初诊日期:2013年5月17日。

主诉:小便频数1周。

现病史:患儿1周前开始不明诱因出现小便频数,每30~40分钟必须小便1次,否则便会自遗。小便不痛。睡眠不好。舌红,苔少,脉细数。

中医诊断:尿频。

壮医诊断:幽堆(壮文:Nyouhdeih)。

治疗:壮医药线点灸联合壮药内服。

1. **壮医药线点灸** 取穴:脐内环穴(脾、肾、心、肺)、百会、足三里、三阴交。方法:轻手法,每穴点灸3壮,每天点灸1次,10次为1个疗程。

2. **内服黄氏壮医调气汤加减**

处方:

五指毛桃10g	白术5g	陈皮3g	升麻3g
柴胡3g	太子参10g	生甘草5g	当归5g
炒枳壳6g	浮小麦10g	红枣5g	

7剂,日1剂,水煎分2次温服。

5月25日二诊:小便频数略减,但仍尿频,50分钟左右1次。继续行药线点灸。

壮药改服:

太子参10g	党参6g	山药5g	炙甘草3g
桑螵蛸5g	山萸肉5g	覆盆子5g	菟丝子5g
紫河车5g	金樱子5g	煅牡蛎6g(先煎)	香附5g
益智仁5g	乌药5g		

7剂,日1剂,水煎分2次温服。

6月2日三诊:尿频尿急症状消除,小便恢复正常。继续上述治疗1周,巩固疗效。

按语:本案患者谷道、水道虚损明显,治宜通调、补益。尤以补谷道为先,使其化源功能正常。予针刺脐内环穴通调三道两路,调和气血;足三里、三阴交健脾和胃;百会提升气机,安神助眠。内服黄氏调气汤补益谷道虚损,提振谷道中气,使谷道化源正常,二诊加强补肾固摄,故能获良效。

病案五

刑某,男,43岁,初诊日期:2019年2月27日。

主诉:小便频数3年。

现病史:患者3年前开始出现小便频数,以夜尿频为主,小便清长,达10余次每晚。无尿道疼痛、灼热。伴腰酸痛,神疲乏力,脚底冷,全身怕冷明显,性功能低下,舌淡、胖,舌边有齿痕,苔薄白,脉浮无力。

中医诊断:尿频。

壮医诊断:幽堆(壮文:Nyouhdeih)。

治疗:壮医针刺联合壮药内服。

1. **壮医针刺** 取穴:脐内环穴(心、肝、肾、脾、肺)、踝关内三穴。方法:针脐内环穴用壮医天阴阳针法,留针30分钟,其他穴位进针后直接留针30分钟。每天针刺1次,7次为1个疗程。

2. **内服黄氏壮医温水补阳汤加减**

处方:

淫羊藿15g	补骨脂15g	栀子15g	紫河车10g
鹿角胶15g(烊化)		巴戟天15g	菟丝子15g
肉豆蔻10g	山萸肉10g	覆盆子10g	党参20g
金樱子10g	熟附子10g(先煎)		

7剂,日1剂,水煎分2次温服。

3月8日二诊:夜尿减少至3~4次/晚,其余症状显著改善。继予上述治疗1个疗程,小便恢复正常。随访半年,未见复发。

按语:尿频为肾气不固、水道失约、气化不利的一种疾病,虚证多见。本案患者畏寒怕冷、腰膝酸软、夜尿频、舌淡胖,无疑为水道阳气虚损,故予黄氏壮医温水补阳汤加味温补肾阳、固精缩尿、补益水道，又恐燥热伤阴，故以栀子苦寒制其燥烈；结合针刺脐环穴应用壮医天阴阳针法以调气，针刺踝关内三穴通路散寒补肾，使水道阳虚得补，开关气机可调，则疾病愈。

病案六

冯某，女，32 岁。初诊日期：2019 年 1 月 26 日。

主诉：夜尿增多半年。

现病史：患者半年前开始出现夜尿频，6～7 次 / 夜，白天不多。时有咳嗽，有白痰，易困倦，眼睛疲累，夜寐差，出汗不多，大便正常。舌淡红，有齿痕，苔薄白，脉沉细。

中医诊断：尿频。

壮医诊断：幽堆（壮文：Nyouhdeih）。

治疗：黄氏壮医止咳汤加减内服。

处方：

红参 10g	茯苓 15g	沙参 15g	海浮石 6g
炒枳壳 6g	山萸肉 15g	玉竹 10g	百合 10g
法半夏 10g	炙紫菀 10g	柏子仁 20g	酸枣仁 15g
五味子 30g	益智仁 10g	山药 15g	桑螵蛸 10g
乌药 10g			

7 剂，日 1 剂，水煎分 2 次温服。

2 月 16 日复诊：咳嗽咳痰已完全缓解，夜尿减少至 2～3 次，伴小腹胀感，睡眠欠佳，双眼干涩，手足冷，面色黄。

改服黄氏壮医调气汤加味：

黄芪 60g	白术 30g	陈皮 6g	升麻 10g
柴胡 10g	红参 10g	生甘草 10g	当归 15g
桔梗 10g	炒枳壳 25g	柏子仁 20g	酸枣仁 15g
五味子 30g	玄参 15g	麦冬 15g	

7剂,日1剂,水煎分2次温服。

药后夜尿减少至1～2次,手足冷缓解,乏力缓解,纳寐可。

按语:本案患者首诊尿频、夜间甚,提示水道阳虚;咳嗽、咳白痰、易困倦,为气道气虚。治宜补养气、水两道,缩尿止咳安神。予益智仁、山药、桑螵蛸、乌药温补水道,止小便频数,共为主药。红参、沙参、玉竹、百合、萸肉益气养阴补气道;海浮石、枳壳、半夏、紫菀止咳化痰;柏子仁、酸枣仁、五味子、茯苓安神宁心以助睡眠,共为帮药。一诊咳止痰消、夜尿明显减少,而以气阴不足为主,故复诊改用黄氏壮医调气汤加味以益气养阴安神。

病案七

赵某,男,52岁,初诊日期:2019年1月27日。

主诉:小便频数5年。

现病史:患者5年前开始出现小便频数,白天每小时最少1次,晚上小便10余次,尿道不痛不痒。在多家医院就诊,多次B超复查均提示前列腺增生。中西医治疗时好时坏,不能根除,患者极度苦恼。刻诊:尿频,白天每小时1～2次,夜间10余次,伴腰痛,心烦易怒,脚底冷,全身怕冷,夜间必须穿长裤才能入睡,早泄。舌淡白,苔白,脉沉细无力。

中医诊断:尿频。

壮医诊断:幽堆(壮文:Nyouhdeih)。

治疗:壮医针刺联合壮药内服。

1. **壮医针刺** 取穴:脐内环八穴、复溜、太溪、太冲、中封、液门。方法:针脐内环穴用壮医天阴阳针法,留针30分钟,其他穴位进针后直接留针30分钟。每天针1次,10次为1个疗程。

2. **内服黄氏壮医温水补阳汤加减**

处方:

| 淫羊藿15g | 补骨脂15g | 栀子15g | 花椒5g |

艾叶 5g	紫河车 10g	鹿角胶 15g(烊化)	巴戟天 15g
菟丝子 15g	海螵蛸 10g	山萸肉 10g	覆盆子 10g
党参 20g	太子参 15g	金樱子 10g	牡蛎 20g(先煎)
香附 10g	熟附子 5g(先煎)		

7剂,日1剂,水煎分2次温服。

连续针刺10次、服药7剂,小便完全恢复正常。其余症状显著改善,随访1年未见复发。

按语:本案治宜温水补阳、固精缩尿。予壮医针刺结合内服黄氏壮医温水补阳汤获愈。

第十三节　遗尿

病案一

黄某,男,10岁,初诊日期:2015年1月11日。

主诉:遗尿5年。

现病史:患儿父亲代诉,自5岁开始不明原因每晚遗尿1~2次。平时出汗特别多,动则冒汗,常令头发及衣服湿透。经常感冒,出现鼻塞,流涕,咳嗽等症状。大便常稀烂,舌淡白,苔薄白,脉滑数。X线检查未发现先天骶椎隐裂。

中医诊断:小儿遗尿。

壮医诊断:勒爷濑幽(壮文:Lwgnyez Laihnyouh)。

治疗:壮医药线点灸联合壮药内服。

1. **壮医药线点灸**　取穴:脐内环穴(心、肾、脾、肺、肝)。方法:每穴点灸3壮,每天点灸1次。

2. **内服黄氏壮医小儿止汗汤**

处方:

| 五指毛桃 30g | 浮小麦 15g | 红枣 15g |

5剂,加水适量,浸泡半小时,先用武火煎沸,改用文火煎煮1小时,候温代茶每天数次饮服。

1月12日二诊:经上述治疗后,当晚不再遗尿。继续上述方案治疗。

1月21日三诊:未再遗尿。共点灸10次,服药5剂,除遗尿不再发作以外,出汗多等症状也完全消除。

按语:遗尿是指水道功能虚损或失调导致的睡眠中小便自遗,醒后方觉的一种病症。壮医认为,本病是水道虚损,"咪腰"(肾)的精气不足,封藏不固,导致"咪小肚"(膀胱)失约,水道调节失衡,水液代谢排泄失常所致。发病年龄以3岁以上10岁以下的小孩多见。成年人也有遗尿者。遗尿长期不愈,可影响气血化生,使气血代谢紊乱,气血津液排泄过度,则气血更虚,遗尿更甚。治疗重在补虚,使道路功能增强,水液排泄有度,可据兼证配以调气、解毒、祛瘀。水道功能增强,则气血化生正常,遗尿可愈。黄瑾明教授多采用壮医针灸配合壮药内服治疗。

本案患者长期遗尿,汗多,动则甚,头发衣服经常湿透,经常感冒,舌淡白,苔薄白,一派谷道水道虚损、封藏不固之征象。水道与谷道同源而分流,在胃肠道吸取水谷精微物质后,谷道把食物残渣形成粪便通过肠道排出体外,水道则在咪腰、咪小肚的作用下,将体内水液代谢产物一部分形成尿液从尿道排出体外,另一部分形成汗液,通过体表皮肤无数的毛孔排出体外。本案患儿尿液、汗液排泄均异常,治宜健谷道、补水道。予药线点灸脐内环穴以调气、补虚,配黄氏壮医小儿止汗汤内服。方中重用的地道壮药五指毛桃,被誉为南方黄芪,补气健脾止遗效果较好;浮小麦益气除热,养心止汗,共为主药;红枣补益谷道,益气养血,增强谷道功能,为帮药。灸药同施,道路虚损得补,则遗尿愈,汗亦止。

病案二

黄某,女,16岁,初诊日期:2013年6月27日。

主诉:反复遗尿10年。

现病史：患者 10 年前开始出现不明原因反复遗尿，发作没有规律，每月最少 1 次，多时 3～5 次，伴出汗多，动则大汗淋漓，神疲乏力，嗜睡，大便常烂。舌淡白，苔薄白，脉弱无力。腰骶部 X 线检查未见先天性骶椎隐裂。

中医诊断：遗尿。

壮医诊断：濑幽（壮文：Laihnyouh）。

治疗：壮医针刺。取穴：脐内环穴（肝、脾、心）、发旋、复溜、踝关内三穴。方法：针脐内环穴用壮医天阴阳针法，即进针前先嘱患者做腹式吐纳运动，调整呼吸、稳定情绪、消除杂念。然后无痛进针，进针后不提插、不捻转、不运针、不强求酸麻胀针感，针毕医者右手掌心对准患者肚脐（距离 15～30cm），做顺时针缓慢旋转运动 3～5 分钟。整个进针过程患者不要停止吐纳运动，直至进针后 3～5 分钟，留针 30 分钟，以脐部出现温暖感，并有冷气从手脚排出为佳。其他穴位进针后直接留针 30 分钟。每天针 1 次，10 次为 1 个疗程。

7 月 12 日二诊：针刺 10 次，在此期间有 1 次遗尿，继按上法治疗。

7 月 21 日三诊：针刺 10 次，其间没有遗尿，停止治疗，随访半年未见再发。

按语：本案阳虚明显，治宜温补谷道、水道。道路得温养则功能增强，固摄有权。壮医针刺脐内环穴调气、补虚、平衡气血，发旋醒"巧坞"（大脑）、开窍升阳，复溜、踝关内三穴温通水道。诸穴合用，水道得温，三气同步，遗尿自止。

病案三

雷某，男，6 岁半，初诊日期：2015 年 1 月 22 日。

主诉：遗尿 3 年余。

现病史：每晚遗尿，少则 1 次，多则 2～3 次。形体消瘦，饮食不振，脸色苍白，经常咽痛咳嗽，夏天出汗多，夜间常磨牙。舌淡白，苔薄白，脉沉细。X线检查未见先天性骶椎隐裂。

中医诊断：小儿遗尿。

壮医诊断：勒爷濑幽（壮文：Lwgnyez Laihnyouh）。

治疗：壮医药线点灸联合壮医食疗。

1. 壮医药线点灸　取穴：脐内环穴（心、肝、脾、肺、肾）。方法：每穴点灸3壮。每周点灸2次。

2. 壮医食疗　黄氏壮医补谷健胃汤

处方：

党参15g　　　　陈皮6g　　　　　白术10g　　　　山药30g

广西蜜枣10g　　猪排骨500g

先用武火煮沸，改用文火炖3小时，饮汤佐膳。2剂，2天1剂。

1月28日二诊：经点灸2次、服汤2剂，每晚仍遗尿1次，但以往遗尿后不醒，现遗尿后即醒，要求换衣服及被褥。继续上述治疗。

1月31日三诊：继续点灸2次、饮汤2剂，遗尿完全停止，夜间尿急时已懂自己起床小便。

按语：本案当为谷道功能虚损不足所致，治宜调谷道、补虚损。予壮医药线点灸脐内环穴以调气血，补虚损，调天、人、地三部之气；内服黄氏壮医补谷健胃汤益气健脾、补益谷道，以血肉有情之猪排骨增强补谷道、调气血之功。寓补于食，小孩更易于接受。灸药合用，谷道健旺，水道安和，遗尿自愈。

第十四节　癃闭

病案一

刘某，女，52岁，初诊日期：2018年1月26日。

主诉：不能自主排尿，只能依靠导尿管排尿7天。

现病史：患者7天前不明诱因出现不能自主解小便，伴膀胱急胀，不得不依靠导尿管帮助排尿。彩色多普勒超声(简称"彩超")检查提示:①双肾微量积水(膀胱充盈状态下);②双肾输尿管未见扩张;③膀胱未见结石。诊见:小便不通,频繁导尿,尿量偏少。大便溏烂,里急后重。出汗多,平时稍动则冒大汗,怕冷,嗜睡,舌淡,苔薄白,脉沉细。

中医诊断:癃闭。

壮医诊断:幽卡(壮文:Nyouhgaz)。

治疗:壮医针刺联合壮药内服。

1. **壮医针刺**　取穴:脐内环穴(肾、心、肝、脾、肺)、发旋、膻中、关元、足三里、三阴交、踝关内三穴。方法:针脐内环穴用壮医天阴阳针法,即进针前先嘱患者做腹式吐纳运动,调整呼吸、稳定情绪、消除杂念。然后无痛进针,进针后不提插、不捻转、不运针、不强求酸麻胀针感,针毕医者右手掌心对准患者肚脐(距离15～30cm),做顺时针缓慢旋转运动3～5分钟。整个进针过程患者不要停止吐纳运动,直至进针后3～5分钟,留针30分钟,以脐部出现温暖感,并有冷气从手脚排出为佳。其他穴位进针后直接留针30分钟。每日针刺1次,连针3次。

2. **内服黄氏壮医调气汤加减**

处方:

五指毛桃60g	白术30g	陈皮6g	升麻10g
柴胡10g	红参10g	生甘草10g	当归15g
桔梗10g	炒枳壳25g	浮小麦30g	红枣10g
炒谷芽15g	山楂15g	神曲10g	鹿角霜15g

7剂,机配免煎颗粒剂,日1剂,分2次开水冲服。

2月5日二诊:已恢复自主排尿。小便频数,10多分钟1次,尿量较多。动则头部出汗较多,大便里急后重减轻。睡眠不好,心慌气短,情绪不稳定,精神压抑。脉沉细,舌淡,苔薄白。继续针刺治疗2次,内服方加:紫苏梗10g、香附10g、柏子仁20g、酸枣仁15g、五味子10g、麦冬15g。7剂,机配免煎颗粒剂,日1剂,分2次开水冲服。3月23日随访,小便一直正常。

按语：癃闭，壮医称幽卡，是由于谷道、水道虚损不足，外感或内生毒邪乘虚阻滞水道，使水道不通或不畅，气机郁滞所致，临床以小便量少、排尿困难、点滴难出，严重时尿闭不通为特征的一种病症。其病因复杂，但不外乎虚实两端。虚者为水道化生和调节的枢纽脏腑"咪腰"（肾）和"咪小肚"（膀胱）虚损，调节失度，或其他道路虚损累及水道，水道失职，道路不通畅，人体三部之气不能保持同步协调平衡，导致排尿困难或尿闭；或外毒侵入人体，阻滞、损伤水道，或相关脏器病变，毒邪内生累及水道功能，出现小便量少，排尿困难，甚则尿闭等症状。治疗当调气、补虚，毒邪明显者宜兼顾解毒、祛瘀。黄瑾明教授多采用壮医针灸联合壮药内服治疗。

本案患者小便不通，尿量偏少，大便溏烂，出汗多，怕冷，嗜睡，舌淡苔薄白，脉沉细，为水道、谷道虚损之征象。《灵枢·本输》云："三焦者……入络膀胱约下焦，实则闭癃，虚则遗溺。"《素问·灵兰秘典论》又云："膀胱者，州都之官，津液藏焉，气化则能出矣。"治宜通利水道、调气补虚。壮医针刺脐内环穴调和全身气机；膻中、发旋安神宁心，并调天部之气；关元、足三里、三阴交、踝关内三穴调理气血，补谷道、水道。因为水道与谷道同源而分流，水液通过谷道消化吸收才能进入水道，所以治疗水道病常需同时调理谷道，故内服黄氏壮医调气汤，取"气化则能出矣"之意。该方是调理谷道气机、调补谷道的有效方剂，功能益气提阳、健运谷道。加鹿角霜温补肾阳，增强水道功能；浮小麦、红枣益气敛汗；谷芽、山楂、神曲调补谷道。二诊时，针对患者睡眠不好、心慌气短、精神压抑等心神症状，伍以香附、苏梗调气解郁，柏子仁、酸枣仁、五味子、麦冬调神宁心。

病案二

覃某，女，55岁，初诊日期：2019年3月5日。

主诉：反复排尿困难11年余。

现病史：患者11年前行子宫全切术，术后出现小便量少，点滴而出，伴小腹胀痛,偶有乏力、腰酸。当时未予重视及治疗,之后症状反复,于2019年2月至南宁市某医院就诊,诊断为"慢性尿潴留""慢性膀胱炎""慢性肾功能不全",予留置尿管、抗感染、护肾等对症治疗好转出院。出院后留置尿管至今,现仍有排尿困难,小便量正常,色淡黄。小腹胀痛,留置尿管,偶有腰酸、乏力,纳可,夜寐欠佳,大便调,舌淡,苔白腻,脉沉细。

中医诊断:癃闭;壮医诊断:幽卡(壮文:Nyouhgaz)。

治疗:壮医针刺联合壮医莲花针拔罐逐瘀。

1. 壮医针刺 取穴:脐内环穴、水线穴、中脘、下脘、气海、关元、血海、风市、归来、阴陵泉、三阴交、阳陵泉、足三里、肾俞、脾俞。方法:针脐内环穴用壮医天阴阳针法,留针30分钟,其他穴位进针后直接留针30分钟。每天针1次,10次为1个疗程。

2. 壮医莲花针拔罐逐瘀疗法 取穴:骶鞍环穴,背廊穴(地部)。方法:用放血笔点刺以上穴位,每穴刺激2~3次,再在穴位上拔罐,留罐3~5分钟,起罐后,用壮医通路酒涂擦拔罐部位。

复诊:经过1次针刺及莲花针拔罐逐瘀治疗后,患者成功拔掉留置尿管,继续予针刺治疗10次后患者小便已无明显困难,残余尿减少到80ml,前后治疗2个月,患者小便恢复正常。3个月后,患者小便又稍有不适,按上法继续门诊治疗,以巩固疗效。

按语:小便不利、排尿困难有气虚、血虚、痰毒、风毒、湿毒、热毒、瘀毒等病因,而瘀毒所致容易被忽视。患者素体水道阳虚,因子宫全切术而出现小便量少、点滴而出、小腹胀痛,应为术后瘀毒滞留水道龙路网络分支,影响水道功能所致。患者原已水道阳虚,内生湿热之毒,兼术后瘀毒滞留,多重病因叠加,疾患虚实夹杂,毒虚恶性循环,以致多年未愈。故治疗应以补虚,祛瘀,通调水道为主。予壮医针刺脐内环穴调气补虚,通调三道两路;配合水线穴通利小便,利水渗湿;阴陵泉、足三里、中脘、脾俞通调谷道以利湿;三阴交、关元、肾俞补益水道以温阳;气海、血海、归来、下脘、风市调理气血;阳陵泉舒筋活络,清热利湿,通调水道、龙路、火路。《针灸逢源·杂病穴法歌》云:"小便不通阴陵泉,三里泻下溺如注。"《通玄指要赋》曰:"阴陵开通于水道。"足三里与阴陵泉同用治疗癃闭是经典配伍,也是壮医"水道与谷道同源而分流"的理论应用。壮医莲花针拔罐逐瘀疗法为壮医常用的祛瘀方法,取骶鞍环穴、背廊穴(地部)拔罐逐瘀、通路止痛,直接畅通局部龙路网络。针罐联用,既通道路又补虚损,既治标又治本。

第十五节　水肿

病案

陆某,男,53岁,初诊日期:2018年11月23日。

主诉:右侧眼睑反复水肿伴结膜充血1年。

现病史:患者1年前右侧眼睑反复出现水肿,伴结膜充血、眼睛干涩、视物重影、畏光,眼球活动受限,活动时疼痛明显。既往有"甲状腺功能亢进"病史。平素口干,无汗,大便溏。舌红,苔黄腻,脉数。

中医诊断:水肿。

壮医诊断:奔浮(Baenzfoeg)。

治疗:壮医针刺联合壮药内服。

1. 壮医针刺　取穴:脐内环穴(肾、肝、脾、肺、小肠)。方法:针脐内环穴用壮医天阴阳针法,即进针前先嘱患者做腹式吐纳运动,调整呼吸、稳定情绪、消除杂念。然后无痛进针,进针后不提插、不捻转、不运针、不强求酸麻胀针感,针毕医者右手掌心对准患者肚脐(距离15~30cm),做顺时针缓慢旋转运动3~5分钟。整个进针过程患者不要停止吐纳运动,直至进针后3~5分钟,留针30分钟,以脐部出现温暖感,并有冷气从手脚排出为佳。每天针1次。

2. 壮药内服

处方:

薏苡仁30g	党参20g	茯苓15g	砂仁6g

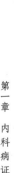

扁豆 10g	莲子 10g	陈皮 10g	山楂 15g
神曲 10g	麦芽 15g	炙甘草 6g	白术 10g
山药 20g			

14剂,日1剂,水煎分2次温服。

11月24日二诊:针刺1次、服药1剂后,右眼结膜充血明显消退,眼睛干涩、视物重影较前明显减轻,仍大便溏。2019年1月电话随访,诉服用中药期间,右侧眼睑水肿及结膜充血不明显,大便正常。

按语:水肿,壮医称奔浮,是由于外感或内生风毒、湿毒、热毒等,影响水道水液输布功能,导致体内水液潴留,泛滥肌肤,出现以眼睑等部位浮肿为主症的一种疾病。黄瑾明教授认为,谷道为气血生化之源,谷道气虚、功能不足,则气血乏源,水液输布无力,出现水肿症状。因此,长期反复水肿,应考虑谷道虚损。水湿为实邪,久滞不去还可化热。治疗以补虚、解毒、调气为主,黄老多采用壮医针灸配合壮药内服治疗。

本案患者眼睑反复水肿,结膜充血、眼睛干涩、视物重影、眼球活动疼痛明显、舌红、苔黄腻、脉数,多为谷道虚损,水湿运行不利,湿热毒邪阻滞于勒答(眼睛)所致,为本虚标实,宜补虚、解毒、调气通水道。调气首选壮医针刺脐内环穴,采用壮医天阴阳针法调气、补虚、通三部之气、通道路。同时内服壮药补谷道、利水道,其中党参、白术、茯苓、炙甘草补谷道,利水湿,共为主药;薏苡仁、扁豆、山药、莲子、砂仁、陈皮相伍,增强健谷祛湿;山楂、神曲、麦芽健谷消食,协助主药健运谷道,以充化源,共为帮药,诸药合用,补虚行滞,除湿利水。针药合用,协同增效。

第十六节　痛风

病案一

李某,女,77岁,初诊日期:2019年11月28日。

主诉:双手指多处关节疼痛8年余。

现病史：患者8年多前出现双手指多处关节疼痛。曾多次外院诊治，均未见明显好转，遂来我院就诊。症见：双手指多处关节疼痛，以近指关节红肿疼痛明显，畸形，活动障碍。纳寐尚可，二便调。舌淡，苔白腻，脉弦滑。肾功能检查提示：尿酸680μmol/L。

中医诊断：痛风。

壮医诊断：隆芡（壮文：Lungzcenh）。

治疗：壮药内服。

处方：

桑枝15g	桑寄生15g	牛膝15g	威灵仙10g
细辛5g	炙甘草6g	丢了棒10g	过江龙10g
通城虎10g			

10剂，日1剂，水煎分2次温服。

12月10日二诊：疼痛明显减轻，继续前方案治疗。

12月28日三诊：红肿疼痛基本消失，手指活动基本正常，仍见手指畸形。肾功能检查提示：尿酸：280μmol/L。

按语：壮医认为，痛风是指因人体禀赋不足，饮食不节，气血违和，龙路不通，内生湿毒、浊毒，聚留关节，复受风寒湿热等毒邪外侵，湿热蕴结，内毒外毒交杂，瘀阻肢体关节龙路、火路，血液检查以尿酸升高，临床以拇指及跖趾关节突然于夜间红肿热痛，痛如刀割虎啮，或伴有恶寒发热等为主症的一种疾病。若日久不愈，可不定期反复发作，毒结关节，出现关节肿大、僵硬、畸形，甚至进一步损及水道，出现小便浑浊、血尿，尿少浮肿等证候。

痛风，多因体虚，正气不足，风寒湿热之毒邪乘虚入侵，阻滞龙路火路，蓄于骨节之间，蕴积日久发为本病；或过食肥甘，恣啖生冷，以酒为浆，醉以入房，损伤谷道脾胃，戕害水道肾精，以致湿毒、浊毒、热毒内生，稽留关节发为本病；或情志不疏，思虑过度，引起三气不同步，三道两路不通畅，毒邪郁聚关节发而为病；或过于安逸，缺乏锻炼，日久终致脏腑功能失调，形体肥胖,而诱发本病。治疗当以调气、解毒为要。若关节变形,道路瘀积明显,还需兼顾祛瘀;体虚明显者,应兼顾补虚。黄瑾明教授多采用壮医针灸配合壮药内服及外洗治疗,主张诸法联用。

本案患者 77 岁高龄,关节红肿疼痛、畸形 8 年,舌淡苔白腻,脉弦滑,尿酸 680μmol/L,应为年老体虚,湿毒热毒瘀阻关节,致关节龙路火路网络不通或不畅而发病,治宜补虚、祛瘀、通路止痛。壮药方中,桑寄生补肝肾,强筋骨,祛风湿,对痹证日久,肝肾不足者尤宜;桑枝祛风通络,行水消肿,通利关节,其祛风湿而善达四肢道路网络;桑寄生主补,桑枝主通,两药参合,通补相用,相得益彰,共为主药。牛膝活血通经,补肝肾,利水通淋,增强主药补肝肾、利关节的作用;威灵仙祛风湿,通道路;丢了棒、过江龙舒筋活血,消肿止痛;细辛、通城虎祛风止痛,消肿解毒,共为帮药。炙甘草缓急止痛,调和诸药,为带药。全方合用,共奏补虚解毒,利节止痛之功。

病案二

张某,男,41 岁,初诊日期:2019 年 2 月 3 日。

主诉:反复左踝、左膝关节红肿热痛 3 年,加重半个月。

现病史:患者 3 年前饮酒后左踝关节出现红肿热痛,当地医院查血尿酸 560μmol/L,诊断:痛风性关节炎,给予双氯芬酸钠缓释片消炎止痛及别嘌醇片降尿酸治疗,关节肿痛缓解。但因不忌口,每高嘌呤饮食及饮酒后左踝关节肿痛反复发作并累及左膝关节,自服双氯芬酸钠缓释片可缓解疼痛,近半个月以来左踝、左膝关节肿痛再发,服用双氯芬酸钠缓释片治疗肿痛未见明显缓解,遂来诊。症见:左踝及左膝关节肿痛,伴口干,平素神疲乏力,小便黄,大便干结。查体:左踝及左膝关节肿胀、压痛,局部肤温高,左膝浮髌试验(+),舌黯红,苔黄腻,脉弦。视觉模拟评分法(visual analogue scale,VAS)评分 9 分。辅助检查:血液检查:尿酸 586μmol/L,C 反应蛋白(C-reactive protein,CRP)

39mg/L。

中医诊断：痛风。

壮医诊断：隆芡（壮文：Lungzcenh）。

治疗：壮医针刺联合壮药内服、外洗。

1. 壮医针刺　取穴：脐内环穴（脾、肾）、膝关、膝弯、曲池、阳溪。方法：针脐内环穴用壮医天阴阳针法，即进针前先嘱患者做腹式吐纳运动，调整呼吸、稳定情绪、消除杂念。然后无痛进针，进针后不提插、不捻转、不运针、不强求酸麻胀针感，针毕医者右手掌心对准患者肚脐（距离15～30cm），做顺时针缓慢旋转运动3～5分钟。整个进针过程患者不要停止吐纳运动，直至进针后3～5分钟，留针30分钟，以脐部出现温暖感，并有冷气从手脚排出为佳。其他穴位进针后直接留针30分钟。每周针刺2次。

2. 壮药内服

处方：

七叶一枝花6g	黄柏15g	蒲黄15g	五灵脂15g
田七10g	两面针9g	广地龙10g	炮山甲粉[1]3g（冲服）
牛膝30g	茯苓15g	车前草30g	生白术30g
大钻10g	淡竹叶10g	炙甘草10g	

7剂，日1剂，水煎分2次温服。

3. 壮药外洗

处方：

黄连30g	黄柏30g	黄芩30g	大黄30g
芒硝100g	生石膏100g	两面针30g	青蒿30g

7剂，日1剂，水煎分2次冷洗患处关节。

2月11日二诊：针刺2次，服药及外洗7剂后，左踝及左膝关节肿痛

---

[1]　2020年，穿山甲被列为国家一级保护野生动物，在2020年版《中国药典》中未被继续收载，现多用其他药物代替。

缓解,左膝关节浮髌试验(±),VAS 评分 5 分,二便正常,乏力改善。继予上法治疗。

2月18日三诊:针刺 4 次,服药及外洗 14 剂后,关节肿痛已愈,左膝关节浮髌试验(−),VAS 评分 2 分,二便正常,乏力改善,复查血尿酸 498μmol/L,CRP 5mg/L。继服上方 7 剂,外洗壮药 7 剂,每 2 日 1 剂,巩固疗效。

按语:本案患者关节红肿热痛,局部肤温高,左膝浮髌试验(+),舌神疲乏力,小便黄,大便干结,口干,舌黯红,苔黄腻,一派湿毒热毒阻滞道路,龙路、火路瘀阻不通之征象,治宜清热解毒,祛瘀通路,消肿止痛。采用综合治疗,予壮医针刺脐内环穴通调三部之气,膝关、膝弯祛风胜湿、通路止痛,曲池祛风解表、清热利湿、通龙路火路,阳溪清热解毒、舒筋活络。壮药内服七叶一枝花解毒散瘀消肿止痛;五灵脂、蒲黄通利血脉,祛瘀止痛,通龙路火路;黄柏清热燥湿、泻火解毒,善治地部湿热诸症,共为主药。两面针解毒消肿止痛、通龙路火路、祛风活血;田七活血化瘀、消肿止痛、通龙路火路;地龙通调两路、清热平肝;大钻祛风活血、行气止痛、散瘀消肿;白术、茯苓、甘草增强谷道功能,健脾除湿,更助血气化源充足,并防活血化瘀药伤及脾胃;牛膝补肝肾、强筋骨、活血祛瘀、引火下行、利尿通淋;车前草利尿通淋、渗湿解毒、凉血清热,增强水道排泄尿酸浊毒;淡竹叶清热泻火、利尿通淋、导热下行,与车前草、牛膝相伍,增强水道利尿排毒之功,共为帮药。炮山甲活血消癥、消肿排脓、搜风通络,其性善走窜,能宣通脏腑、贯通脉络、透达关窍,凡血凝、血瘀为病皆能开之,为带药。因患者湿毒热毒为患,瘀阻肢节道路网络,病位在表,所以结合外洗,内外同调,予黄连、黄柏、黄芩、大黄泻火解毒,燥湿泻热,共为主药;芒硝清火消肿软坚,生石膏清热泻火,两面针活血消肿,青蒿清热透散、长于清透体内伏热以透毒外出,共为帮药。针药合用,共奏燥湿泄热,祛瘀通路,消肿止痛之功。

第十七节 汗证

病案一

覃某,女,23岁,初诊日期:2018年1月24日。

主诉:手足心出汗多6年。

现病史:患者6年多前开始出现手心和脚底出汗非常多,经常神疲乏力,嗜睡,胃脘胀气,痛经,月经常推迟1～2周,背部皮肤瘙痒,舌淡白,苔薄白,脉沉细。

中医诊断:汗证。

壮医诊断:病汗(壮文:Binghhanh)。

治疗:壮医针刺联合壮药内服。

1. **壮医针刺** 取穴:脐内环穴(肾、心、肺、脾、肝、大肠)、膻中、血海、足三里、三阴交、神门、内关。方法:针脐内环穴用壮医天阴阳针法,即进针前先嘱患者做腹式吐纳运动,调整呼吸、稳定情绪、消除杂念。然后无痛进针,进针后不提插、不捻转、不运针、不强求酸麻胀针感,针毕医者右手掌心对准患者肚脐(距离15～30cm),做顺时针缓慢旋转运动3～5分钟。整个进针过程患者不要停止吐纳运动,直至进针后3～5分钟,留针30分钟,以脐部出现温暖感,并有冷气从手脚排出为佳。其他穴位进针后直接留针30分钟。每天针刺1次,7次为1个疗程。

2. **壮药内服**

处方:

黄芪30g	防风10g	白术15g	浮小麦30g
红枣10g	当归10g	熟地10g	生地10g
黄柏10g	黄芩10g	黄连10g	厚朴10g
郁金10g	茯苓15g	红参5g	生甘草5g
远志5g	煅牡蛎10g(先煎)		

7剂,水煎分2次温服。

1月31日二诊:手足心出汗减少,胃胀改善。继予上法治疗。

2月7日三诊:出汗明显减少,诸症减轻。继续治疗1周,巩固疗效。

按语:壮医认为,汗证是由于身体虚损,阴阳失调,气血失衡,或毒邪外侵或内生,阻滞道路而致道路功能失职,出现汗液外泄失常的一种病证。常因水道损伤或外受毒邪、饮食不节、内生毒邪等致水道功能失调,使机体皮孔不固,水液排泄失度,临床以出汗异常为特征,包括出汗的形式、汗的颜色、汗的气味、汗质和出汗部位异常,如:无汗、自汗、盗汗、闭汗、绝汗、黄汗、汗出偏沮、头汗、心胸汗、手足汗、腋汗、汗质黏腻等。其中,人体不因劳累、不因外界环境及药物影响而白昼时时汗出,动则益甚者,称自汗;睡眠中不自主汗出,醒来自止者,称寝汗或盗汗;汗出黏腻或汗当出不出者称为缩汗或闭汗。治疗当调气、补虚、解毒,瘀滞明显者,加以祛瘀。黄瑾明教授多采用壮医针灸联合壮药内服治疗。

本案患者长期手心脚底出汗、神疲乏力、嗜睡、胃胀、痛经、舌淡苔薄、脉沉细,为水道失调、谷道虚损征象。谷道虚损,不能运化水湿,水湿阻滞脾胃,日久则湿郁化热,湿热熏蒸津液旁达四肢,故手心脚底出汗;湿热熏蒸肌肤龙路火路网络,故见皮肤瘙痒;谷道虚损,调畅天地之气无力,不能转输精微物质,故见乏力、嗜睡、胃胀、月经推迟。治宜调水道、补谷道,兼清热养阴。壮医针刺重在调三部之气而通道路,采用三部配穴法,取人部之脐内环穴运用壮医天阴阳调气针法调全身气机,配天部之膻中、内关、神门,地部之血海、足三里、三阴交。三部配穴,补益谷道,通畅水道,益气敛汗,气血调和,三气同步。内服黄芪、白术、红参益气健脾,固表止汗,浮小麦、煅牡蛎敛汗,共为主药;当归补血活血、调经止痛,防风祛风解表,茯苓健脾利湿,生地、熟地、黄芩、黄连、黄柏滋阴清热,郁金行气消胀,厚朴燥湿除胀,善治谷道气滞湿阻之脘腹胀满,远志宁心安神、化痰开窍,共为帮药;浮小麦尚可引导诸药直达水道病所,为带药,红枣、甘草补益谷道,兼调和诸药,同为带药。针药合用,共奏调气通路、益气止汗、养血补虚、滋阴泻火的功效。

病案二

杨某,男,60岁,初诊日期:2013年3月15日。

主诉:出汗多1年余。

现病史:患者1年多前出现出汗很多,动则大汗淋漓,容易感冒,夜尿多,每晚3～5次,怕冷,口渴欲饮,有时有口腔溃疡,腹部受凉容易泄泻。舌红,苔薄白,脉细数。

中医诊断:汗证。

壮医诊断:病汗(壮文:Binghhanh)。

治疗:壮医针刺联合壮药内服。

1. 壮医针刺　取穴:脐内环穴(肺、肾、肝、心、脾)、膻中、内关、梁丘。方法:针脐内环穴用壮医天阴阳针法,留针30分钟,其他穴位进针后直接留针30分钟。每天1次,7次为1个疗程。

2. 壮药内服

处方:

黄芪30g	白术15g	防风10g	红枣10g
太子参15g	茯苓10g	生甘草6g	远志5g
酸枣仁15g	柏子仁20g	五味子6g	浮小麦30g
沙参15g	麦冬15g		

7剂,日1剂,水煎分2次温服。

3月20日二诊:出汗减少。继予上法治疗。

4月14日三诊:出汗已经恢复正常。继予上法治疗7天,巩固疗效。

按语:本案患者反复出汗、动则大汗淋漓、平时易感冒、夜尿多、怕冷、腹部受凉容易泄泻,为谷道阳虚征象;口渴欲饮、时有口腔溃疡、舌红、脉细数,故又有水道阴虚征象,治宜补虚损、调水道、清虚热,予针刺人体调气要穴之脐内环穴以调人体三部之气,配膻中、内关调神宁心,梁丘调理谷道胃肠。内服方中,黄芪、太子参、白术、浮小麦益气固汗,温补谷道,为补虚之本;沙参、麦冬养阴清热,又可防汗多伤阴;防风祛风解表,合黄芪、白术寓玉屏风之意,共为主药。远志、酸枣仁、柏子仁、五味子调神宁心,茯苓健脾利水,共为帮药;甘草、红枣补益气血,调和诸药,为带药。针药合用,共奏补虚固汗、养阴安神之功。

病案三

陈某,男,4岁半,初诊日期:2011年6月12日。

主诉:反复白天、夜卧汗多3个月。

现病史:患儿自3个月以来白天动则冒汗,夜间常盗汗,由于多汗,每晚要换几次衣服,伴睡眠不好,怕冷,食欲不振,喜咬筷具,大便秘结。

中医诊断:汗证。

壮医诊断:病汗(壮文:Binghhanh)。

治疗:壮医药线点灸联合壮药内服。

1. **壮医药线点灸**　取穴:脐内环穴(肾、心、肺、大小肠、肝、脾)、内关、四缝、足三里。方法:轻手法,每穴灸3壮,每天灸1次,7次为1个疗程。

2. **壮药内服**

处方:

黄芪 10g	白术 3g	太子参 10g	陈皮 3g
茯苓 3g	当归 3g	远志 1g	酸枣仁 3g
柏子仁 5g	五味子 2g	浮小麦 10g	生姜 3g
红枣 3g			

7剂,日1剂,水煎分两次温服。

7月16日二诊:出汗减少,仍食欲不振,大便秘结。继予药线点灸,内服药改为:太子参5g、茯苓3g、白术3g、炙甘草3g、炒麦芽5g、神曲3g、山楂3g、法半夏3g、陈皮3g、连翘3g。7剂。

7月31日三诊：仅有少许出汗，食欲增加，便秘已除。继予药线点灸，内服药改为黄氏壮医小儿止汗汤：浮小麦30g、黄芪30g、红枣15g（去核）。7剂，日1剂，每剂加水13碗，文火煎1个小时，代茶饮，巩固疗效。

按语：本案患者一派气阴两虚之征象，治宜补谷道、利水道，道路得温则通，道路通则汗出止。采用药线点灸脐内环穴调全身气机，配四缝、足三里温补谷道，内关调神宁心以助眠。内服方中：太子参、黄芪、白术、生姜、陈皮、茯苓温通谷道，浮小麦益气敛汗，当归调补气血，共为主药。远志、酸枣仁、柏子仁、五味子调神宁心，共为帮药。红枣调和诸药，兼能补益气血；浮小麦引导诸药直达水道病所，共为带药。针药结合，阳气得温养，水道得通畅，脏腑得安宁，故出汗减轻。二诊予六君子汤加麦芽、神曲、山楂以增强谷道消食健脾，加连翘清解谷道热毒以调便秘。三诊食欲已转佳，仅出汗稍多，故予黄芪、浮小麦、红枣煎汤代茶，以益气补血、固表止汗。

病案四

凌某，女，50岁，初诊日期：2013年2月7日。

主诉：自汗及潮热盗汗半年。

现病史：患者自半年前以来睡眠欠佳，难以入眠，心烦易怒，神疲乏力，白天动则冒汗，夜间常潮热盗汗，口干引饮，有慢性咽炎病史，大便稀烂，舌淡红，苔薄白，脉细数。

中医诊断：汗证。

壮医诊断：病汗（壮文：Binghhanh）。

治疗：壮医针刺联合壮药内服。

1. **壮医针刺**　取穴：脐内环穴（心、肝、脾、肺、肾）、安眠三穴、膻中、内关、神门、三阴交、太冲。方法：针脐内环穴用壮医天阴阳针法，留针30分钟，其他穴位进针后直接留针30分钟。每天针1次。

2. 内服黄氏壮医清养汤

处方:

党参15g	沙参15g	麦冬15g	百合15g
红枣10g	黄芪20g	茯神15g	白术10g
山药15g	女贞子15g	浮小麦30g	柏子仁20g
酸枣仁15g	五味子10g		

7剂,日1剂,水煎分2次服。

2月20日二诊:出汗减少、月经来潮。治疗:针刺同前,内服方去沙参、麦冬、百合、山药、女贞子、茯苓,加防风10g、当归15g、远志5g。7剂,日1剂,水煎分2次服。

3月5日三诊:出汗明显减少。继续上法治疗。

3月14日四诊:出汗恢复正常,体力增加,余症消失。

按语:本案予针药结合治疗。壮医针刺重在调气安神,取脐内环穴采用壮医天阴阳针法调气,配三阴交、太冲清热除烦,安眠三穴、膻中、内关、神门调神助眠,安眠三穴为壮医针灸特定穴位,黄瑾明教授喜针刺此穴治疗失眠。内服黄氏壮医清养汤,黄芪、党参、白术、山药、浮小麦调补谷道,益气固汗;沙参、麦冬、百合、女贞子养阴止汗;茯神、柏子仁、酸枣仁、五味子、红枣安神敛汗。二诊出汗减少、月经来潮,故去养阴药,加当归调经、防风祛风毒、远志安神助眠。

病案五

锐某,男,10岁,初诊日期:2017年7月8日。

主诉:反复多汗1年余。

现病史:患者2016年1月不明诱因出现惊恐叫喊、打人骂人,当地人民医院诊断为"病毒性脑炎"。经治疗病情稳定,遂来寻求壮医治疗。诉平时出汗多,动则冒汗,睡眠不佳,极易受惊吓。怕冷,夜间磨牙。舌淡白,舌尖红,苔薄白,脉缓。

中医诊断:汗证。

壮医诊断:病汗(壮文:Binghhanh)。

治疗:壮医针刺联合壮药内服。

1. 壮医针刺　取穴:脐内环穴(心、肾、肝、脾、肺)、安眠三穴、内关、神门。方法:针脐内环穴用壮医天阴阳针法,留针 30 分钟,其他穴位进针后直接留针 30 分钟。每天治疗 1 次。

2. 壮药内服

处方:

黄芪 15g	白术 5g	防风 5g	红枣 5g
党参 10g	当归 5g	茯神 5g	生甘草 5g
远志 5g	柏子仁 10g	酸枣仁 5g	五味子 3g
浮小麦 15g	煅牡蛎 8g	鹿角霜 5g	补骨脂 5g

7 剂,日 1 剂,水煎分 2 次温服。

7 月 15 日二诊:睡眠改善,出汗仍多。继续针刺治疗。内服方加煅龙骨 6g(先煎),继服 7 剂。

7 月 23 日三诊:出汗显著减少,睡眠很好。继续上述治疗。

8 月 3 日四诊:出汗恢复正常,余无不适。共服药 21 剂,针刺 10 次,出汗恢复正常。

按语:本案患者易受惊吓,此乃谷道中枢"咪背"(胆)虚损的特征,《素问·灵兰秘典论》云:"胆者,中正之官,决断出焉。"《素问·宣明五气》又云:"五脏化液,心为汗。"后世称之"汗为心之液",患者以汗多易惊为主症,实为心胆气虚,治宜调补谷道水道、养心安神。道路得温则通,道路通则出汗止。予针刺脐内环穴调气补虚,配安眠三穴、内关、神门安神助眠;配合药物内服益气敛汗、养血安神、补肾温阳,针药协同增效。

病案六

王某,女,30 岁,初诊日期:2019 年 12 月 6 日。

主诉：手脚心反复出汗6个月余。

现病史：6个月前加班劳累后手心脚心开始出汗，动则全身汗出，夜间睡眠差，易醒，醒时易感疲劳，心慌，大便溏烂，每日大便4次以上。舌淡，苔薄白，脉沉细。

中医诊断：汗证。

壮医诊断：病汗（壮文：Binghhanh）。

治疗：内服黄氏壮医调气汤。

处方：

黄芪60g	白术30g	陈皮6g	升麻10g
柴胡10g	红参10g	生甘草10g	当归15g
桔梗10g	炒枳壳25g	柏子仁20g	酸枣仁15g
五味子30g	夜交藤10g	茯神15g	浮小麦30g
红枣10g	煅牡蛎15g	玄参15g	麦冬15g

10剂，水煎分2次温服。

服药10剂后，出汗显著减少，诸症消失。

按语：本案患者由于疲劳诱发汗证，辨为阳虚自汗，责于谷道水道阳虚。《素问·阴阳应象大论》曰："阳在外，阴之使也。"若谷道、水道阳气虚弱，阳不敛阴，则自汗出。治疗宜温阳敛阴，予黄氏壮医调气汤内服健谷道、益气敛汗。方中黄芪、白术、红参、甘草、茯神健谷道，陈皮、升麻、柴胡、桔梗、枳壳调气机，当归、柏子仁、酸枣仁、五味子、夜交藤、浮小麦、红枣安神敛汗，煅牡蛎收敛固涩，玄参、麦冬养阴，既防汗出伤阴，又防白术、红参燥热之弊。

病案七

詹某，男，36岁，初诊日期：2018年3月27日。

主诉：汗多3个月余。

现病史：患者自3个多月前以来经常自汗，气味重，疲劳乏力，时有犯困,怕冷,寐差,偶有胸闷,二便正常。舌淡,苔薄白,脉沉细。

中医诊断:汗证。

壮医诊断:病汗(壮文:Binghhanh)。

治疗:壮医针刺联合壮药内服。

1. 壮医针刺　取穴:脐内环穴(心、肾、肺)、百会、膻中、内关、神门、足三里、三阴交、复溜。方法:针脐内环穴用壮医天阴阳针法,留针 30 分钟,其他穴位进针后直接留针 30 分钟。每日针 1 次。

2. 壮药内服

处方:

黄芪30g	白术15g	防风10g	生姜10g
浮小麦30g	红枣10g	麻黄根10g	红参10g
当归15g	生甘草6g	茯苓15g	远志5g
柏子仁20g	酸枣仁15g	五味子15g	

7 剂,日 1 剂,水煎分 2 次温服。

针刺 7 次,服药 10 剂后,出汗明显减少,睡眠、饮食均佳,继服上方 3 剂以加强疗效。

按语:本案气虚明显,治宜补气敛汗、健谷道。予壮医针刺脐内环穴、膻中、百会、内关、神门调气,足三里健谷道,三阴交、复溜调水道;内服药物以益气止汗、养心安神。针药合用而获愈。

病案八

苏某,男,32 岁,初诊日期:2019 年 6 月 18 日。

主诉:汗多 5 年。

现病史:患者 5 年来经常自汗,动则尤甚,量多,以前胸、颈部、背部较多,神疲乏力,偶有心慌,寐差。舌体胖,舌淡红,苔厚白,脉沉细。

中医诊断:汗证。

壮医诊断:病汗(壮文:Binghhanh)。

治疗：壮医针刺联合壮药内服。

1. 壮医针刺　取穴：脐内环穴（心、肾、肺）、百会、膻中、内关、神门、足三里、三阴交、复溜。方法：针脐内环穴用壮医天阴阳针法，留针 30 分钟，其他穴位进针后直接留针 30 分钟。每日针 1 次。

2. 壮药内服

处方：

黄芪 30g	白术 15g	防风 10g	生姜 10g
浮小麦 30g	红枣 10g	生甘草 6g	红参 10g
当归 15g	茯神 15g	远志 15g	柏子仁 10g
酸枣仁 15g	五味子 20g	炒谷芽 15g	山楂 15g
神曲 10g	煅牡蛎 15g		

7 剂，日 1 剂，水煎分 2 次温服。

7 月 2 日二诊：针刺 5 次，服药 7 剂后，出汗明显减少，睡眠、饮食均佳。原方去红参、远志，加太子参、党参、煅龙齿，继服 7 剂以加强疗效。

按语：本案同样采用针药合用获效。针刺以调气安神为主，内服以益气止汗、养心安神为法，本案患者神疲乏力，故加炒谷芽、山楂、神曲助谷道运化。

病案九

韦某，男，24 岁，初诊日期：2019 年 12 月 16 日。

主诉：手心出汗、皮肤瘙痒反复 10 余年。

现病史：患者 10 多年来，每年冬天均出现双手心出汗，皮肤红疹瘙痒，以双侧大鱼际为主，夜间甚，未系统治疗。口干，寐欠佳。舌红夹瘀，苔稍黄腻，脉弦细。

中医诊断：汗证。

壮医诊断：病汗（壮文：Binghhanh）。

治疗：壮医针刺联合壮药内服。

1. 壮医针刺　取穴:脐内环八穴、膻中、中脘、气海、内关、神门、足三里、三阴交、复溜。方法:针脐内环穴用壮医天阴阳针法,留针 30 分钟,其他穴位进针后直接留针 30 分钟。隔 2 日针刺 1 次。

2. 壮药内服

处方:

五指毛桃 45g　　玄参 20g　　　麦冬 20g　　　生地 20g

茯苓 10g　　　　生姜 10g　　　醋鳖甲 20g　　煅龙骨 25g

麻黄根 15g　　　浮小麦 15g　　广藿香 12g　　炙甘草 6g

5 剂,日 1 剂,水煎分 2 次温服。

12 月 24 日二诊:针刺 2 次、服药 5 剂后,双手心出汗好转,皮肤红疹减少、瘙痒稍减,口干减轻,睡眠、饮食均佳,二便正常。舌红,苔薄黄,脉弦细。继续针刺 3 次,内服方加新疆紫草 8g,5 剂,患者手心出汗明显减少,皮肤痒减,皮下红疹减少,口干减轻显著,睡眠、饮食均佳,二便正常。后因频繁出差,无法前来继续针刺,嘱其继续服用前方 7 剂,巩固疗效。

按语:本案既有水道阴虚,又有火路湿热瘀滞,以手心出汗、皮肤瘙痒伴失眠为主症,同样运用针药结合治疗,针刺仍以调气、安神、利水道为主;内服以五指毛桃、茯苓、炙甘草调气益气,玄参、麦冬、生地、鳖甲养阴清热,浮小麦、煅龙骨、麻黄根敛汗安神,生姜、藿香利水祛湿,紫草凉血活血、解毒止痒。

第十八节　偏头痛

病案一

李某,女,58 岁,初诊日期:2013 年 10 月 15 日。

主诉:右侧头痛反复发作 5 年,加重半年。

现病史:患者 5 年来右侧头痛经常发作,半年来病情加重。发作时痛如针刺,连及右颈部疼痛,右半身发麻。血压 123/56mmHg(1mmHg =

133.322Pa）。时有口腔溃疡、牙龈出血、口苦、咽干。容易发生尿路感染，容易感冒，有时感冒咳嗽连续20多天。舌淡红，舌边有瘀点，苔薄白，脉沉细。

中医诊断：偏头痛。

壮药诊断：巧尹（壮文：Gyaeujin）。

治疗：壮医针刺联合壮药内服。

1. **壮医针刺** 取穴：脐内环穴（心、肝、脾、肺、肾）、安眠三穴、发旋、列缺、中渚、足三里、三阴交。方法：针脐内环穴用壮医天阴阳针法，即进针前先嘱患者做腹式吐纳运动，调整呼吸、稳定情绪、消除杂念。然后无痛进针，进针后不提插、不捻转、不运针、不强求酸麻胀针感，针毕医者右手掌心对准患者肚脐（距离15～30cm），做顺时针缓慢旋转运动3～5分钟。整个进针过程患者不要停止吐纳运动，直至进针后3～5分钟，留针30分钟，以脐部出现温暖感，并有冷气从手脚排出为佳。其他穴位进针后直接留针30分钟。每天针刺1次，10次为1个疗程。

2. **内服黄氏壮医调气止痛汤**

处方：

柴胡6g	白芍15g	香附10g	枳壳10g
菊花15g	藁本10g	细辛3g	延胡索15g
薄荷10g（后下）	生姜10g（后下）	黄芩10g	蔓荆子15g
法半夏10g	红枣10g	炙甘草6g	

10剂，日1剂，水煎分2次温服。

11月7日二诊：针刺10次、服药10剂后，偏头痛基本消失，只是偶尔出现一些刺痛。继续针刺5次、服上方5剂。

11月14日三诊：偏头痛已完全消失。随访半年未见复发。

按语：偏头痛，壮医称巧尹，是由于外感或内伤邪毒阻滞"巧坞"（大脑）的龙路、火路网络，使气血瘀滞不畅或不通，巧坞失其濡养而出现的以自觉头痛为主症的一种病证。是临床常见的自觉症状，可单独出现，亦可见于内科、外科、神经科、五官科等多种急、慢性疾病。龙路是人体内血液的通道，功能主要是为机体输送营养；火路是人体内的传感通道，其化生和调节的枢纽脏腑是巧坞，功能主要是感受和传导外界的各种信息和刺激，经中枢巧坞的指挥和处理，迅速作出反应，类似于西医学的神经系统。因此，壮医将肌肉萎缩、青紫黑斑、各种出血归属于龙路的问题，而将痛痒、麻木、偏瘫等归属于火路问题。

黄瑾明教授认为，偏头痛的病因分外感和内伤，外感多为风毒、寒毒、湿毒、热毒，而以风毒为主，或从口鼻进入三道，或从皮肤直接侵入龙路火路；内伤多为劳倦太过，或情志损伤，或久病体虚，使气血偏衰，龙路功能不足，巧坞失养，或跌仆闪挫内伤，使巧坞龙路火路气血瘀阻不畅，临床以气血瘀滞多见。治疗当畅通龙路、火路，调理巧坞，缓急止痛。龙路、火路通畅，则邪毒易除；外毒侵入龙路、火路，宜解毒通路；内伤损及龙路、火路者，重在调理脏腑气血，缓急止痛。黄老主张采用壮医针灸结合壮药内服治疗。

本案患者长期偏头痛、痛如针刺、半身发麻、口腔溃疡、牙龈出血、舌边瘀点，提示龙路火路瘀滞，治宜通两路、调巧坞、祛瘀止痛，予针刺脐内环穴调全身气机，配安眠三穴、发旋、列缺、中渚调天部之气，发旋、安眠三穴又是通巧坞止头痛之要穴，配足三里、三阴交调气血，缓急止痛以调地部之气。内服黄氏壮医调气止痛汤：其中香附疏肝解郁、善行气中之血滞而止痛、通两路，白芍养血柔肝止痛、延胡索活血止痛、行气通道路，能"行血中气滞，气中血滞"，细辛温巧坞而止头痛，藁本祛风散寒而止头痛，蔓荆子清利头目而止头痛，共为主药。枳壳、半夏化痰调气，薄荷、菊花、黄芩清热解毒、清利头目，共为帮药。生姜、大枣、炙甘草调和诸药，炙甘草又能缓急止痛，柴胡引诸药上达头部，均为带药。针药同用，三气同步，两路通畅，头痛自止。

病案二

何某，男，29岁，初诊日期：2019年11月15日。

主诉：头胀痛2个月余。

现病史：患者2个多月前感冒后出现头痛，睡眠时不痛，结膜充血，咽红。出汗多，手足冰冷，睡眠可，大便先干后烂，舌淡，苔白，脉弦数。

中医诊断：头痛。

壮药诊断：巧尹（壮文：Gyaeujin）。

治疗：壮医针刺联合壮药内服。

1. **壮医针刺**　取穴：脐内环穴、膻中、内关、神门、血海、足三里、三阴交、复溜、太冲。

方法：针脐内环穴用壮医天阴阳针法，留针30分钟，其他穴位进针后直接留针30分钟。每天针1次，7次为1个疗程。

2. **壮药内服**

处方：

党参20g	茯神15g	白术10g	白扁豆10g
陈皮10g	山药15g	生甘草6g	莲子15g
砂仁6g	薏苡仁30g	桔梗10g	红枣10g
麦芽15g	山楂15g	神曲10g	蔓荆子15g

7剂，水煎服。

11月22日二诊：头胀痛已愈。停用针刺，继予壮药内服一周巩固疗效。

按语：本案患者头痛为感冒后诱发，伴汗多、手足冰冷，为素体阳虚，外感寒湿之毒未清，伏留在巧坞，阻滞巧坞龙路、火路网络所致，治宜补气健脾、祛湿止痛，应用壮医针刺结合药物内服治疗。内服方以党参、茯神、白术、扁豆、陈皮、山药、莲子、砂仁、薏苡仁健脾渗湿，桔梗升阳利咽，麦芽、山楂、神曲、红枣强健谷道，蔓荆子清利头目而止头痛，甘草调和诸药。针药合用，共达补气健脾、祛湿止痛之效。

病案三

梁某，女，29岁，初诊日期：2019年12月14日。

主诉:反复头痛 10 年余。

现病史:患者 10 多年前开始出现头痛,头痛以双侧太阳穴处明显,以刺痛为主,伴头晕目眩、恶心欲吐,每次发作约 30 分钟,遇冷或行经前、劳累后发作明显,平素易怒易烦,时有胸闷乏力,出汗明显,以冷汗为主,夜寐欠佳,易醒。舌体胖大,舌淡,边有齿痕,苔白腻,脉细弦。目诊见"勒答"(眼睛)白睛脉络色淡,弯曲、边界模糊,色稍黯,末端黑点,甲诊见甲色淡黯,按压甲尖放开后恢复原色稍慢。

中医诊断:偏头痛。

壮药诊断:巧尹(壮文:Gyaeujin)。

治疗:壮医针刺联合壮药内服。

1. 壮医针刺 取穴:脐内环穴(心、脑、肾、脾、肝)、头维、攒竹、太阳、内关、足三里。方法:针脐内环穴用壮医天阴阳针法,留针 30 分钟,其他穴位进针后直接留针 30 分钟。每日针 1 次。

2. 内服黄氏壮医调气汤加减

处方:

红参 10g	黄芪 60g	白术 30g	陈皮 6g
升麻 10g	柴胡 10g	生甘草 10g	当归 15g
桔梗 10g	炒枳壳 25g	柏子仁 20g	酸枣仁 15g
五味子 10g	紫苏梗 10g	香附 10g	麦芽 15g
山楂 15g	六神曲 10g	厚朴 10g	郁金 15g
大腹皮 10g			

7 剂,日 1 剂,水煎分 2 次温服。

12 月 28 日二诊:针刺 1 次,服药 7 剂后,头痛 2 周未发作,乏力、自汗较前明显好转,二便正常,睡眠、饮食均佳。继服上方 7 剂,巩固疗效。

按语:由头痛病程较长、痛有定处、以刺痛为主、易怒易烦、勒答白睛脉络色黯带黑点、甲色黯且按压恢复慢、脉弦可知龙路瘀滞,"巧坞"(大脑)龙路、火路网络不畅;由遇冷及劳累后发作明显、胸闷乏力、出冷汗、勒答白睛脉络色淡、甲色淡黯、舌胖淡边有齿痕、苔白腻、脉细知患者素体虚损。阳虚则寒毒伏留，寒凝则血瘀气滞，故治疗宜调气补虚、温运谷道、以补助通。应用壮医针刺调气机、通道路、止头痛，用黄氏壮医调气汤内服益气调气敛汗，加柏子仁、酸枣仁、五味子安神助眠止汗，紫苏梗、厚朴、郁金、大腹皮、香附理气宽中，麦芽、山楂、神曲温运谷道。针药合用，则谷道健旺，气血化源充足，道路畅通，三气同步，头痛自除。

病案四

杨某，女，71岁，初诊日期：2019年9月12日。

主诉：头痛2天。

现病史：患者2天前开始出现头痛，头部两侧胀痛，呈持续性，夜间尤甚，痛处固定，神疲乏力，无头晕，纳寐可，二便调。舌淡黯，苔薄白，脉细涩。

中医诊断：偏头痛。

壮药诊断：巧尹（壮文：Gyaeujin）。

治疗：壮医针刺联合壮药内服。

1. **壮医针刺** 取穴：脐内环穴（心、肾、肝）、发旋、旋环、头维、风池、眉弓、列缺、食魁、中魁、无魁。方法：针脐内环穴用壮医天阴阳针法，留针30分钟，其他穴位进针后直接留针30分钟。每日针1次。

2. **内服黄氏壮医调气汤加减**

处方：

党参15g	白术10g	陈皮6g	黄芪30g
柴胡15g	升麻10g	生甘草6g	当归6g
葛根15g	石菖蒲15g	赤芍15g	枳实10g
川芎6g	香附15g	郁金15g	厚朴15g

3剂，日1剂，水煎分2次饭后温服。

9月15日二诊：针刺3次、服药3剂，头痛明显缓解。继予上法治疗

3天,巩固疗效。

按语:患者平素神疲乏力、脉细、舌淡,为谷道虚损。痛处固定、入夜尤甚、舌黯、脉涩,故又有龙路瘀滞。治宜补虚祛瘀、调气止痛。予针刺脐内环穴调气补虚通道路;发旋、旋环、眉弓醒脑开窍,安神止痛;头维、风池疏风止痛;食魁、中魁、无魁通路止痛,合称头痛三穴,是治疗头痛的壮医特定穴;列缺疏风通路止痛。内服黄氏壮医调气汤益气健谷道,加厚朴、枳实、香附、郁金增强行气止痛,川芎辛温走窜而止痛,石菖蒲芳香开窍止头痛,葛根透毒升阳、舒筋脉、升气血津液以濡养巧坞而止痛。针药合施,头痛可除。

第十九节　眩晕

病案一

何某,女,56岁,初诊日期:2019年10月18日。

主诉:反复眩晕10年,再发加重2个月。

现病史:患者患高血压病10年,10年来反复眩晕,其间未规律服用降压药。2018年突发脑梗,现无遗留四肢偏瘫。时有腹胀,怕冷,汗少,纳寐差,大便3日1次。舌淡红,苔薄白,脉沉细。

中医诊断:眩晕。

壮医诊断:兰奔(壮文:Ranzbaenq)。

治疗:壮药内服联合壮医食疗。

1. 内服黄氏壮医调气汤加减

处方:

黄芪30g	白术15g	陈皮6g	升麻10g
柴胡10g	红参10g	生甘草10g	当归15g
桔梗10g	炒枳壳25g	柏子仁20g	酸枣仁15g
五味子10g	麦芽15g	山楂15g	神曲10g

鹿角霜15g　　　蔓荆子15g

7剂,日1剂,水煎服。

2. 壮医食疗

处方:

天麻10g　　　白芷10g　　　　川芎7g　　　　生姜10g

鱼头1个

用法:①先将鱼头洗净切开,晾干;②将药煮沸后,放入鱼头,文火煎1小时,入适量油、盐,作汤饮。3剂,煮汤服。

药后症状明显好转,继予上法善后。

按语:眩晕壮医称为兰奔,是指龙路、火路瘀滞导致"巧坞"(大脑)失养或功能失调,临床以头晕、眼花为主症的一类病症。是临床常见多发疾病。轻者发作短暂,平卧闭目片刻即安;重者如坐舟车,旋转起伏不定,以致站立不稳,或伴有恶心、呕吐、汗出、面色苍白等症状;严重者可突然仆倒,不知人事。壮医认为,本病的病因较复杂,多因风、火、痰、虚使巧坞的龙路、火路网络瘀滞不畅通,气血瘀阻于内,巧坞功能失职或失去气血充养,使天、地、人三气不能同步而发病。临床以阳证、气血偏亢或气血瘀滞居多,故调治以祛瘀、调气为要;气血亏虚者,当补益气血;热毒壅塞者,当清热解毒。以阴证为主的,应以充养气血为主;若损伤谷道、水道,内生痰浊者,当以化痰祛湿。

本案患者年老、久病、怕冷、纳差、舌淡苔薄白、脉沉细,是气血亏虚、巧坞气血充养不足之象。治疗宜以健谷道、调气补虚、养巧坞为主。故内服黄氏壮医调气汤益气调气、提阳、健谷道;加柏子仁、酸枣仁、五味子安神助眠;麦芽、山楂、神曲健谷道功能;鹿角霜温肾助阳;蔓荆子芳香疏利头目,主诸风头眩。因病程较长,且以虚损为主,故又配以壮医食疗方,以鱼头暖胃补虚、补益大脑,援物比类,以头治头,壮医认为以血肉之物补虚效果最好;白芷、川芎疏利头目,善祛头风而止晕;天麻息风止痉、平抑肝阳、祛风通络,善止眩晕;生姜鼓舞胃气而健谷道。诸药合用,气血得以充盛均衡,则眩晕自除。

病案二

潘某,男,24岁,初诊日期:2018年4月24日。

主诉:反复头晕半年。

现病史:患者半年来反复头晕,呈昏沉感,心慌,寐差,平素怕冷,神疲乏力,前胸、额头汗多,二便正常。舌淡,苔厚,脉沉细。

中医诊断:眩晕。

壮医诊断:兰奔(壮文:Ranzbaenq)。

治疗:壮医针刺联合壮药内服。

1. **壮医针刺** 取穴:脐内环穴(心、肝、肾)、攒竹、百会、风池、太阳、内关、足三里。方法:针脐内环穴用壮医天阴阳针法,即进针前先嘱患者做腹式吐纳运动,调整呼吸、稳定情绪、消除杂念。然后无痛进针,进针后不提插、不捻转、不运针、不强求酸麻胀针感,针毕医者右手掌心对准患者肚脐(距离15~30cm),做顺时针缓慢旋转运动3~5分钟。整个进针过程患者不要停止吐纳运动,直至进针后3~5分钟,留针30分钟,以脐部出现温暖感,并有冷气从手脚排出为佳。其他穴位进针后直接留针30分钟。每日针1次。

2. **内服黄氏壮医调气汤加减**

处方:

黄芪60g	白术30g	陈皮6g	升麻10g
柴胡10g	红参10g	生甘草10g	当归15g
桔梗10g	炒枳壳25g	蔓荆子15g	浮小麦30g
红枣10g	柏子仁10g	酸枣仁15g	五味子10g
煅牡蛎15g			

7剂,日1剂,水煎分2次温服。

4月30日二诊:针刺7次,服药7剂后眩晕好转,睡眠、饮食均佳。继服上方3剂,巩固疗效。

按语:本案患者为谷道气血不足、清阳不升、巧坞失养,故见头晕、心慌、寐差、汗多、乏力。治宜健谷道、调气补虚、养巧坞。予壮医针刺脐内环穴调气、温通道路,百会、攒竹、风池、太阳通路止晕,提神醒脑,皆为近部取穴法;内关调理气血、宁心安神,足三里健运谷道、调理气血、扶正培元。予黄氏壮医调气汤内服益气调气提阳、健谷道,蔓荆子清利头目而止晕,柏子仁、五味子、酸枣仁安神助眠,浮小麦、红枣、煅牡蛎收敛止汗。针药合用,道路畅通,气血充养,三气同步,眩晕得愈。

病案三

李某,女,42岁,初诊日期:2018年3月6日。

主诉:反复头晕半年。

现病史:患者半年以来反复出现头晕、耳鸣,时有气短,胸闷,乏力,易疲劳,怕冷,既往月经量少,白带多,面部红斑。舌淡白,苔薄白,脉沉细。

中医诊断:眩晕。

壮医诊断:兰奔(壮文:Ranzbaenq)。

治疗:壮医针刺联合壮药内服。

1. **壮医针刺**　取穴:脐内环穴(心、脾、肾)、膻中、神门、内关、血海、太冲。方法:针脐内环穴用壮医天阴阳针法,留针30分钟,其他穴位进针后直接留针30分钟。每日针1次。

2. **内服黄氏壮医调气汤加减**

处方:

黄芪60g	白术30g	陈皮6g	升麻10g
柴胡10g	红参10g	生甘草10g	当归10g
桔梗10g	炒枳壳25g	蔓荆子15g	赤芍10g
葛根10g	蝉蜕15g	石菖蒲10g	鹿角霜15g
补骨脂10g	制何首乌15g	侧柏叶10g	

7剂,日1剂,水煎分2次温服。

3月17日二诊:针刺10次,服药7剂后,眩晕、乏力明显减轻,已无胸闷。继服上方3剂,巩固疗效。

按语:《灵枢·口问》载:"上气不足,脑为之不满,耳为之苦鸣,头为之苦倾,目为之眩。"本案患者的根本原因是气虚、清阳不升、脑海不足、巧坞失养。治宜健谷道、调气补虚、养巧坞。予针药结合治疗,应用壮医针刺脐内环穴调气补虚,膻中调理气血、宁心安神,神门、内关、血海调理气血,太冲疏肝理气。又以黄氏壮医调气汤内服益气调气、提阳、健谷道,伍蝉蜕息风解痉,治头风眩晕,并治耳鸣;石菖蒲开窍豁痰、醒神益智、化湿开胃;鹿角霜、补骨脂温补阳气;何首乌补肝肾,益精血;侧柏叶固涩止带;葛根升阳通络。针药合用,气血充足,三气同步,则疾病可愈。

病案四

谭某,女,63岁,初诊日期:2019年11月27日。

主诉:反复头晕6年余。

现病史:患者6年前劳累后开始出现头晕,伴视物昏蒙,时有心慌心悸,纳可,寐欠佳,二便调。舌黯淡,苔薄白,脉沉细。

中医诊断:眩晕。

壮医诊断:兰奔(壮文:Ranzbaenq)。

治疗:壮医针刺联合壮药内服。

1. **壮医针刺** 取穴:脐内环穴(肝、肾)、发旋、旋环、头维、脑户、脑空、身柱、止吐穴、天突、下脐行穴、内关、神门、足三里、三阴交、复溜、太冲。

方法:针脐内环穴用壮医天阴阳针法,留针30分钟,其他穴位进针后直接留针30分钟。每日针1次。

2. **壮药内服**

处方:

| 党参15g | 黄芪50g | 白术10g | 陈皮6g |

当归 6g	生甘草 6g	升麻 10g	柴胡 15g
天麻 10g	决明子 10g	木贼 10g	密蒙花 10g
五味子 10g	生龙骨 30g	生牡蛎 30g	郁金 15g

7剂,日1剂,水煎分早晚2次饭后温服。

12月5日二诊:针刺5次,服药7剂后,头晕明显缓解,仍有视物模糊,纳寐可,二便调。上方加用珍珠母、石决明,续服5剂,头晕未见再发。

按语:本案为谷道气虚致巧坞失养。同样治以健谷道、调气补虚、养巧坞,予针药结合,但本案尚有视物昏蒙、寐差,故应兼顾清利头目、安神助眠。壮医针刺除了取脐内环等穴,更取发旋、旋环、头维、脑户、脑空、身柱以醒脑开窍安神,其中发旋穴和旋环穴为壮医针灸特定穴位,长于醒脑开窍、通龙路、火路;取止吐穴、天突宽胸利气。内服方则以黄氏壮医调气汤内服益气调气、提阳、健谷道,助谷道生化之源,伍决明子、木贼、密蒙花疏风清热、清利头目,五味子、龙骨、牡蛎安神助眠,天麻息风止眩;伍郁金清心止悸。

第二十节　失眠

病案一

张某,女,31岁,初诊日期:2013年1月6日。

主诉:失眠1个月。

现病史:患者1个月前不明诱因出现睡眠不好,有时整晚不能入睡。连续失眠几天则会出现胸闷、气逆。手脚冰冷,手脚心易出汗,容易感冒。经常出现咽喉不适、咽干口干。大便常稀烂。舌淡红,苔白,脉细。

中医诊断:失眠。

壮医诊断:年闹诺(壮文:Ninznauqndaek)。

治疗:壮医针刺联合壮药内服。

1. **壮医针刺**　取穴:脐内环穴(肾、心、肝、脾、肺)、安眠三穴、神门、足三里、三阴交。方法:针脐内环穴用壮医天阴阳针法,即进针前先嘱患者做腹式吐纳运动,调整呼吸、稳定情绪、消除杂念。然后无痛进针,进针后不提插、不捻转、不运针、不强求酸麻胀针感,针毕医者右手掌心对准患者肚脐(距离 15~30cm),做顺时针缓慢旋转运动 3~5 分钟。整个进针过程患者不要停止吐纳运动,直至进针后 3~5 分钟,留针 30 分钟,以脐部出现温暖感,并有冷气从手脚排出为佳。其他穴位进针后直接留针 30 分钟。每天针 1 次。

2. 内服黄氏壮医清养汤

处方:

党参 15g	沙参 15g	百合 15g	麦冬 15g
山药 15g	黄芪 20g	茯苓 15g	白术 10g
女贞子 15g	浮小麦 30g	柏子仁 20g	酸枣仁 15g
五味子 10g	红枣 10g		

5 剂,日 1 剂,水煎分 2 次温服。

1 月 11 日二诊:睡眠略改善,可睡到早晨 6 时才醒。余症同上。继续上述壮医针刺,壮药内服改用黄氏壮医滋水补阴汤加减。

处方:

柏子仁 20g	女贞子 15g	旱莲草 15g	当归 10g
生地 15g	熟地 15g	白芍 10g	枸杞子 10g
制何首乌 15g	玄参 15g	麦冬 15g	桔梗 10g
生甘草 6g			

7 剂,日 1 剂,水煎分 2 次温服。

1 月 20 日三诊:睡眠进一步改善,一般可睡到早晨 8 时才醒。继予上法 7 天,巩固疗效。

按语:壮医称失眠为年闹诺,是指龙路、火路功能失调导致的以经常不能获得正常睡眠为特征的一种病证。轻者入睡困难,或睡后易醒,或时寐时醒,或醒后难以入睡,重者彻夜难眠,常伴神疲乏力、头晕头痛、健忘多梦或心神不宁等症。失眠为临床常见、多发疾病，严重者常影响生存质量，久治不愈，还可影响三道两路功能，变生他病。

失眠病因甚多，或情志不疏，使脏腑气机郁滞，影响调节枢纽脏腑功能；或思虑劳倦伤及谷道，影响人气的化生，使气血化生乏源，导致"巧坞"（大脑）失养；或先天禀赋不足，后天失养；或房劳过度、肾精亏损；或大病之后，致三道两路功能不足，气血偏衰，使巧坞失充；或饮食不节，谷道阻滞不畅。这些均可影响龙路、火路功能，使巧坞失养或失调，气血失衡，天、地、人三气不能同步而发为本病。以气血偏衰为多见。治疗宜以调气、补虚为要，配以解毒、祛瘀。阴阳平衡，气机通畅，天、地、人三气同步运行，气血均衡，人体就能恢复健康状态。黄瑾明教授治疗失眠多内外并治、综合治疗，调气善用壮医针刺，补虚善用壮药方或食疗方内服。

本案患者失眠，手脚冰冷、手脚心出汗、容易感冒、大便稀烂为谷道阳虚并巧坞失养征象。谷道阳虚，气血化源不足则怕冷，巧坞失养则失眠，津液不布则咽干口干。治疗重在补谷道，兼养阴津，恢复三气同步，气血均衡，使巧坞得养。壮医针刺脐内环穴调和气血，通调三道两路；安眠三穴、神门调和气血，宁心安神，安眠三穴为壮医针灸特定穴位，对失眠有独特功效；足三里、三阴交补益谷道，调气血。内服黄氏壮医清养汤，方中党参、山药、黄芪、茯苓、白术、红枣、浮小麦温补谷道，增强谷道功能，并能敛汗，共为主药；沙参、百合、麦冬、女贞子、柏子仁、酸枣仁、五味子养阴生津，安神助眠，共为帮药。全方补益谷道，调养心血，补而不滞。一诊睡眠已改善，故二诊更方重在治兼症，予黄氏壮医滋水补阴汤加减。方中柏子仁、首乌、女贞子、旱莲草、枸杞子补肝肾，养心血，共为主药；生地、玄参、麦冬滋阴清热；熟地、白芍、当归补血养阴，共为帮药；桔梗引津液上达天部，甘草调和诸药，共为带药。针药并施，气血充养，道路安和，睡眠可安。

病案二

于某，女，56岁，初诊日期：2014年3月12日。

主诉:反复睡眠不好3年。

现病史:患者3年以来反复睡眠不好,每天上半夜基本不能入睡,直到下半夜2点钟以后才能入睡。不得不长期服用西药阿普唑仑帮助睡眠。伴右侧头痛。平时神疲乏力,心悸不宁,心烦易怒。舌体胖大,舌淡白,苔薄白,脉滑。

中医诊断:失眠。

壮医诊断:年闹诺(壮文:Ninznauqndaek)。

治疗:壮医针刺。

取穴:脐内环穴(心、肾、肝、脾、肺)。方法:针脐内环穴用壮医天阴阳针法,留针30分钟。每天针刺1次,10天为1个疗程。

3月13日二诊:治疗当晚12点钟即能安然入睡,直到第二天早上8点方醒。但因恐惧失眠,对壮医针刺帮助睡眠信心不足,当晚仍服用阿普唑仑片。继续上述治疗。

3月16日三诊:从3月14日起停服阿普唑仑,均能在12点钟以前安然入睡,直到第二天8点方醒,睡眠质量很好。继续上述治疗,每天1次。

3月22日四诊:自从接受壮医针刺治疗以来,睡眠一直很好,同时神疲乏力、头痛、心烦易怒、心悸不宁等症状已完全消除,感觉全身神清气爽。建议停止治疗,但患者害怕病情反复,主动要求再治疗1个疗程。经过两个疗程的壮医针刺治疗,睡眠一直很好。随访2个月,未见复发。

按语:本案为谷道阳虚致巧坞失养,治宜补益谷道、滋养巧坞。本案仅针刺壮医脐内环穴而获效。脐内环穴是壮医针灸特定穴位,能通调全身之气,通三道两路,以壮医天阴阳针法针刺,使调气作用更为显著。黄瑾明教授用针灸治疗失眠时必用此穴。他在《壮医脐环穴及其临床应用》(《中国针灸》,2013年33卷第6期)一文中指出,脐是人体天部与地部的联络站,是体内道路系统的特殊网结,与全身脏腑组织有密切的联系,静脉、动脉和淋巴三种脉管均以脐为中心流注。壮医学将脐部分为天、人、地三部,脐水平线以上为上部,上部为天;脐水平线为中部,中部为人;脐水平线以下为下部，下部为地，同时认为天、人、地三部分别与不同的脏器组织相通应。所以脐环穴能通调天、人、地三部之气，能治三气不调所致的百病。

病案三

卓某，女，26岁，初诊日期：2013年6月8日。

主诉：睡眠质量不好半年余。

现病史：患者半年多以来睡眠质量不好，难入睡，每晚只能睡4～5小时，大便秘结，2～3天1次。月经量少，行经2天即干净，白带较多，轻度贫血。舌淡白，苔薄白，脉细数。

中医诊断：失眠。

壮医诊断：年闹诺（壮文：Ninznauqndaek）。

治疗：壮医针刺联合壮药内服。

1. **壮医针刺** 取穴：脐内环穴（心、肾、脾、肺、肝）、安眠三穴、内关、神门。方法：针脐内环穴用壮医天阴阳针法，留针30分钟，其他穴位进针后直接留针30分钟。每天针刺1次，10次为1个疗程。

2. **内服黄氏壮医调气汤加减**

处方：

五指毛桃60g	白术30g	陈皮6g	升麻10g
红参10g	生甘草10g	当归15g	柴胡10g
桔梗10g	炒枳壳25g	柏子仁20g	酸枣仁15g
五味子10g	夜交藤10g		

7剂，日1剂，水煎分2次温服。

7月18日二诊：睡眠略改善。继续上述治疗7天。

7月25日三诊：睡眠恢复正常。

按语：本案治宜调补谷道，安神养巧坞。予壮医天阴阳针法针刺脐内环穴，配安眠三穴、内关、神门加强安神助眠；又予黄氏壮医调气汤内服益气提阳实巧坞,更加柏子仁、酸枣仁、五味子、夜交藤养心安神,心静神安,入睡匪难。针药同用,温养谷道以资气血,提阳养巧坞以安神。

病案四

邹某,男,21岁,初诊日期:2013年11月17日。

主诉:睡眠不好3个月。

现病史:患者近3个月以来出现睡眠不好,难入睡,凌晨4点左右即醒,醒来不能再入睡,平时感神疲乏力,腰酸背痛,心烦易怒,惊恐心悸,消化功能欠佳,看见油腻食物觉得恶心,早起小便黄,大便常溏烂。舌淡红,苔白腻,脉沉弱。携带乙型肝炎病毒(简称乙肝病毒)。

中医诊断:失眠。

壮医诊断:年闹诺(壮文:Ninznauqndaek)。

治疗:壮医针刺联合壮药内服。

1. 壮医针刺 取穴:脐内环穴(心、肾、肝、脾、肺、大小肠)、安眠三穴、天突、膻中、内关、神门、三阴交、太冲。

方法:针脐内环穴用壮医天阴阳针法,留针30分钟,其他穴位进针后直接留针30分钟。每天1次,10次为1个疗程。

2. 内服黄氏壮医调气汤加减

处方:

五指毛桃60g	白术30g	陈皮6g	升麻10g
柴胡10g	红参10g	生甘草10g	当归15g
桔梗10g	炒枳壳25g	麦芽15g	山楂15g
神曲10g	夜交藤10g	煅牡蛎15g(先煎)	柏子仁20g
五味子10g	酸枣仁15g		

5剂,日1剂,水煎分2次温服。

11月24日二诊:睡眠略有好转,余症同前。继续上述治疗5天。

11月30日三诊:睡眠显著改善,其余症状均好转。继续治疗10天,巩固治疗。

按语：本案治宜补益谷道，则气血旺，巧坞得养，失眠自愈。予针药结合治疗，针刺取脐内环穴采用壮医天阴阳针法，重在调全身气机、通道路，配安眠三穴、内关、神门、三阴交助眠安神，太冲泻热除烦，天突、膻中清心除悸。内服黄氏壮医调气汤益气提阳、健运谷道，配麦芽、神曲、山楂消食强谷道，柏子仁、酸枣仁、五味子、煅牡蛎、夜交藤养心安神。

病案五

赵某，男，34 岁，初诊日期：2013 年 5 月 14 日。

主诉：睡眠不好 3 年。

现病史：每晚辗转不能入睡，只能靠镇静催眠药维持睡眠。平时怕冷、手脚冰冷，神疲乏力，手足心出汗，食少消瘦，夜尿 2～3 次。舌淡白，苔薄白，脉弱。

中医诊断：失眠。

壮医诊断：年闹诺（壮文：Ninznauqndaek）。

治疗：壮医针刺联合壮药内服。

1. 壮医针刺　取穴：脐内环穴（肾、心、脾、肝）、安眠三穴、神门、内关、足三里、三阴交、踝关内三穴。方法：针脐内环穴用壮医天阴阳针法，留针 30 分钟，其他穴位进针后直接留针 30 分钟。每天针 1 次，7 次为 1 个疗程。

2. 壮药内服

处方：

五指毛桃 60g	白术 30g	防风 10g	红枣 10g
红参 10g	当归 15g	茯苓 15g	生甘草 6g
远志 10g	酸枣仁 15g	柏子仁 20g	五味子 6g
浮小麦 30g	炒麦芽 15g	山楂 15g	神曲 10g
鹿角霜 15g			

7剂,日1剂,水煎分2次温服。

5月28日二诊:睡眠略有改善。继续治疗1周。

6月5日三诊:睡眠恢复正常。

按语:谷气虚弱,气血化源不足,血不养心,巧坞不充,以致心神不安,发为失眠。仍以针药同用为法,针刺取脐内环四穴配安眠三穴、神门、内关、足三里、三阴交、踝关内三穴,踝关内三穴为壮医针灸特定穴位,对水道中枢肾有较好的滋养补益作用,尤其对肾阳不足者甚宜。内服仍以黄氏壮医调气汤化裁,伍柏子仁、酸枣仁、五味子、远志安神助眠,防风、红枣、浮小麦、煅牡蛎敛汗,鹿角霜温养肾阳,麦芽、山楂、神曲助谷道纳食。

病案六

伍某,女,35岁,初诊日期:2013年5月4日。

主诉:睡眠不好10余天。

现病史:患者10多天前无诱因出现睡眠不好,难以入睡,头晕头重,全身疲乏,眼圈色黑,手心出汗,白带较多。舌红无苔,脉沉细。有高血压病,规律服用西药降压。

中医诊断:失眠。

壮医诊断:年闹诺(壮文:Ninznauqndaek)。

治疗:壮医针刺联合壮药内服。

1. 壮医针刺　取穴:脐内环穴(心、肾、脾、肺、肝)、安眠三穴、内关、神门、膻中。方法:针脐内环穴用壮医天阴阳针法,留针30分钟,其他穴位进针后直接留针30分钟。每天针1次。

2. 内服黄氏壮医滋水补阴汤加减

处方:

当归15g	生地15g	熟地15g	女贞子15g
制何首乌15g	旱莲草15g	山茱萸15g	菟丝子15g

| 枸杞子 15g | 柏子仁 20g | 酸枣仁 15g | 五味子 15g |
| 夜交藤 10g | 蔓荆子 15g | 藁本 10g | 菊花 10g |

7剂,日1剂,水煎分2次温服。

5月11日二诊:睡眠基本恢复正常。继续治疗1周,巩固疗效。

按语:本案属水道阴虚致巧坞失养,治宜滋水养阴,滋养巧坞。予壮医针刺脐内环穴、安眠三穴、内关、神门调气安神助眠;膻中为气海,针刺此穴能增强调节天部之气血,促进巧坞气血均衡。壮药予黄氏滋水补阴汤内服:菟丝子、枸杞子、旱莲草、女贞子、柏子仁、酸枣仁、五味子、夜交藤滋养肾水,宁心助眠,共为主药;当归、熟地、首乌、萸肉补血养血,充养巧坞;生地清热养阴,蔓荆子、藁本、菊花清利头目,共为帮药。针药合用,滋水养阴,夜寐安,诸症除。

病案七

邓某,女,39岁,初诊日期:2014年1月13日。

主诉:睡眠不好反复10余年。

现病史:患者10多年以来一直睡眠不好,全靠服西药维持睡眠。素来手脚冰冷,夏天多汗。大便秘结,5~6天1次。舌淡白,苔薄白,脉沉细。

中医诊断:失眠。

壮医诊断:年闹诺(壮文:Ninznauqndaek)。

治疗:壮医针刺联合壮药内服。

1. 壮医针刺　取穴:脐内环穴(心、肾、肝、脾、肺)、安眠三穴、膻中、神门、内关、梁丘、足三里、三阴交、踝关内三穴。方法:针脐内环穴用壮医天阴阳针法,留针30分钟,其他穴位进针后直接留针30分钟。每天针1次。

2. 内服黄氏壮医调气汤加味

处方:

| 五指毛桃 60g | 白术 30g | 陈皮 6g | 升麻 10g |
| 柴胡 10g | 红参 10g | 生甘草 10g | 当归 15g |

桔梗 10g	炒枳壳 25g	柏子仁 20g	五味子 10g
酸枣仁 15g	百合 10g	火麻仁 15g	鹿角霜 15g
补骨脂 10g			

7剂,日1剂,水煎服。

2月2日二诊:睡眠明显改善。继续上述治疗1周。9月15日随访,经上诉治疗后,睡眠恢复正常,完全停服西药。

按语:本案予针药结合治疗。壮医针刺取脐内环穴、安眠三穴、神门、内关、三阴交安神助眠,膻中调气,梁丘理气通便,足三里健谷道,踝关内三穴补肾。内服黄氏壮医调气汤益气提阳、健运谷道,伍鹿角霜、补骨脂补肾助阳,柏子仁、五味子、酸枣仁、百合养心安神、火麻仁润肠通便、开通谷道。

病案八

马某,女,24岁,初诊日期:2018年10月16日。

主诉:失眠反复2个月余。

现病史:患者2个多月以来夜不能寐,或入睡后易醒,伴有心烦,易怒,心悸,神疲懒言,倦怠乏力,出汗多,口苦,纳尚可,二便正常。舌淡红,舌边红,有齿痕,苔薄黄,脉沉细。

中医诊断:失眠。

壮医诊断:年闹诺(壮文:Ninznauqndaek)。

治疗:壮医针刺联合壮药内服。

1. 壮医针刺 取穴:脐内环穴(心、肾、肝)、安眠三穴、内关、神门、复溜、期门、太冲。方法:针脐内环穴用壮医天阴阳针法,留针30分钟,其他穴位进针后直接留针30分钟。每日针1次。

2. 内服黄氏壮医调气汤加减

处方:

| 黄芪 30g | 白术 15g | 陈皮 6g | 升麻 10g |

柴胡 10g	红参 10g	生甘草 10g	当归 15g
桔梗 10g	炒枳壳 25g	柏子仁 20g	酸枣仁 15g
五味子 15g	煅龙骨 15g	麦冬 15g	浮小麦 30g
红枣 10g	鹿角霜 15g	补骨脂 10g	

7剂,日1剂,水煎分2次温服。

10月23日二诊:针刺5次,服药7剂后,睡眠稍改善,神疲、心烦易怒等症状减轻,继按上法治疗5天。

10月29日三诊:睡眠基本恢复正常,每日入睡6～8小时,体力明显增加,神清气爽。

按语:本案既有谷道气虚,又有巧坞失养,兼有谷道的中枢"咪叠"(肝)、"咪背"(胆)气机失于条达、郁久化火、上扰心神,故见心烦易怒、口苦、舌边红。针刺除取脐内环穴、安眠三穴、神门、内关加强安神外,又配复溜益气养阴,期门、太冲疏肝解郁。内服黄氏壮医调气汤益气提阳、调气疏肝、健运谷道,加柏子仁、酸枣仁、五味子、麦冬、红枣养阴安神,红参、麦冬、五味子相伍又能益气生津止汗,煅龙骨、浮小麦收敛止汗,鹿角霜、补骨脂补肾助阳。《灵枢·邪客》云:"卫气独卫其外,行于阳不得入于阴。行于阳则阳气盛,阳气盛则阳跷满,不得入于阴,阴虚,故目不瞑。"因此,阳不入阴则不寐,故黄瑾明教授临床擅用益气养阴法治疗失眠。

病案九

黄某,女,42岁,就诊日期:2019年12月6日。

主诉:失眠半年。

现病史:患者半年前开始出现失眠,每日睡3～4小时,易惊醒,精神差,面色黯黄,脸浮肿,走路有浮空感,偶有胸闷心慌,纳差,曾至外院服用激素类药物治疗未见好转。舌淡,苔白,脉沉细。

中医诊断:失眠。

壮医诊断:年闹诺(壮文:Ninznauqndaek)。

治疗：壮药内服。

处方：

柴胡 10g	白芍 10g	枳壳 10g	党参 15g
太子参 15g	香附 10g	茯神 15g	白术 10g
生甘草 6g	柏子仁 20g	炒酸枣仁 15g	五味子 30g
首乌藤 10g	煅龙齿 15g	煅牡蛎 15g	珍珠母 15g
浮小麦 30g	大枣 10g		

7剂，日煎1剂，分2次饭后温服。

12月14日二诊：失眠明显改善，余症基本消失，继予上方1周巩固疗效。

按语：本案患者正值42岁，《素问·上古天真论》云："六七，三阳脉衰于上，面皆焦，发始白。"女子从42岁开始，头面容颜渐衰，脏腑受纳、腐熟水谷、传化精华和排泄糟粕功能逐渐下降，即西医之围绝经期已经开始，一部分人难以适应这时期的变化，容易气机郁滞，加之患者谷道气虚，巧坞失养，从而出现失眠等系列症状，治宜健运谷道、疏肝调气、定惊助眠。

病案十

潘某，女，49岁，初诊日期：2019年11月22日。

主诉：睡眠质量差2年。

现病史：患者近2年以来睡眠不佳，多梦，时有彻夜不眠。偶有胸痛，颈部疼痛（颈椎X片检查提示：颈椎骨质增生）。大便时烂，舌淡红，苔薄白，脉沉细。

中医诊断：失眠。

壮医诊断：年闹诺（壮文：Ninznauqndaek）。

治疗：壮医针刺联合壮药内服。

1. 壮医针刺 取穴：脐内环穴、安眠三穴、膻中、神门、内关、足三里、三阴交、复溜。方法：针脐内环穴用壮医天阴阳针法，留针30分钟，其他穴位进针后直接留针 30 分钟。每日针 1 次。

2. 内服黄氏壮医调气汤加减

处方:

黄芪 60g	白术 30g	陈皮 6g	升麻 10g
柴胡 10g	红参 10g	生甘草 10g	当归 15g
桔梗 10g	炒枳壳 25g	柏子仁 20g	酸枣仁 15g
五味子 15g	炒麦芽 15g	山楂 15g	神曲 10g
葛根 10g	夜交藤 10g		

7 剂,水煎服。

12 月 13 日复诊:睡眠改善,仍梦多。半夜鼻塞,左胸痛,进食水果后常觉气逆上顶,大便正常,舌脉同前。继续上法针刺,内服方去葛根,7 剂。

按语:本案予针药结合,内服方加葛根解肌、升阳、止泻,是治疗颈项背强痛的经典药物。

病案十一

黄某,男,24 岁,初诊日期:2019 年 11 月 26 日。

主诉:反复睡眠差 3 年余。

现病史:患者 3 年多以来反复出现睡眠差,入睡困难,睡眠浅,易急躁,乏力,手脚心出汗,舌淡,苔白,脉弦数。

中医诊断:失眠。

壮医诊断:年闹诺(壮文:Ninznauqndaek)。

治疗:壮医针刺联合壮药内服。

1. 壮医针刺 取穴:脐内环穴(心、脾、肾)、安眠三穴、膻中、内关、神门、百会、四神聪、足三里、三阴交、复溜。

方法:针脐内环穴用壮医天阴阳针法,留针 30 分钟,其他穴位进针后直接留针 30 分钟。每日针 1 次。

2. 内服黄氏壮医调气汤加减

处方:

黄芪 30g	白术 10g	陈皮 6g	升麻 10g
柴胡 10g	红参 15g	生甘草 10g	当归 15g
桔梗 10g	炒枳壳 25g	柏子仁 20g	酸枣仁 15g
五味子 10g	夜交藤 10g	煅牡蛎 10g	浮小麦 30g
鹿角霜 15g			

7剂,日1剂,水煎分2次温服。

12月12日二诊:针刺10次,服药7剂后,诸症皆除。继服上方3剂巩固疗效。

按语:本案谷道气虚并巧坞失养,针药同治而获效。

病案十二

赵某,男,65岁,初诊日期:2021年10月12日。

主诉:反复入睡困难10年余。

现病史:患者10多年以来出现反复入睡困难,睡后易醒,醒后难入睡,遍访当地各大医院、民间中医,诊断为焦虑抑郁症,予中药、针刺等治疗,症状未见好转。现为求壮医治疗,遂来诊,刻下症见:入睡困难,睡后易醒,醒后难入睡,每晚入睡2~3小时,偶有口干口苦,口中黏腻感,双膝关节以下麻木、乏力,四肢末端冰凉,腰酸胀,头皮油腻感,进食寒凉或辛辣、甜食后,上症明显加重,纳食差,大便硬、难解,3日1次,小便量少,茶色,舌黯淡,苔白,中后根部稍厚腻,脉细滑。体重67kg,诉2015年至今体重下降25kg。

中医诊断:失眠。

壮医诊断:年闹诺(壮文:Ninznauqndaek)。

治疗:壮医针刺。取穴:脐内环八穴、百会、安眠三穴、气海、关元、天枢、血海、足三里、丰隆、三阴交、太冲、合谷、内关。方法:针脐内环穴用壮医天阴阳针法,留针 30 分钟,其他穴位进针后直接留针 30 分钟。每日针 1 次,每周 6 次,14 天为 1 个疗程。

11 月 5 日二诊:入睡时间较前明显缩短,每晚仅醒来 1 次,醒后可继续入睡,每晚入睡 5～6 小时,无口苦,偶有口干,进食生冷后口干加重,口中黏腻感消失,头皮油腻感、腰酸胀感较前减轻,膝关节以下麻木乏力感明显减轻,现为踝关节以下麻木乏力,四肢末端冰凉感较前明显减轻。大便日一行、成形,小便量较前明显增加,晨起深黄色,余为淡黄色,纳食较前增。舌黯淡,苔白,脉细。继予壮医针刺,取穴改为:脐内环八穴、百会、四神聪、安眠三穴、气海、关元、大椎、身柱、足三里、三阴交、太冲、合谷、内关、神门、谷线穴(中间五穴),手法同上,每日针 1 次,每周 6 次,14 天为 1 个疗程。

11 月 19 日三诊:入睡困难明显好转,夜间仍醒来 1 次,但醒后可立马入睡,现每晚可入睡 6～8 小时;无口干口苦,无口中黏腻感,无头皮油腻感,腰酸胀好转,踝关节以下已无明显麻木;纳食可,二便调。患者病情痊愈,予办理出院。

按语:本案患者不愿口服中、西药治疗,要求纯壮医针刺治疗。壮医针刺脐内环八穴调气补虚;安眠三穴、四神聪、太冲、内关、神门调理气血,宁心安神;百会、气海、关元、血海强壮补益,调理气血;天枢、足三里、丰隆、三阴交健脾和胃,调理气血;合谷、大椎、身柱清热,宁心安神;谷线穴为壮医针灸特定穴位,主和胃健谷道。

病案十三

李某,男,24 岁,初诊日期:2019 年 1 月 28 日。

主诉:反复入睡困难 1 年余。

现病史:患者 1 年多以来反复入睡困难,多梦易醒,易感冒,气短,疲劳,汗不多,大便干结,脉细数,舌淡,苔薄白。

中医诊断:失眠。

壮医诊断: 年闹诺(壮文: Ninznauqndaek)。

治疗: 壮医针刺联合壮药内服。

1. **壮医针刺** 取穴: 脐内环穴(心、脾、肾)、安眠三穴、内关、神门、百会、四神聪、三阴交、太冲。方法: 针脐内环穴用壮医天阴阳针法,留针30分钟,其他穴位进针后直接留针30分钟。每日针1次。

2. **壮药内服**

处方:

党参15g	茯神15g	白术10g	白扁豆15g
陈皮6g	山药15g	生甘草6g	莲子15g
砂仁6g	薏苡仁30g	桔梗10g	红枣10g
沙参15g	法半夏10g	紫菀10g	玉竹10g
百合10g	山萸肉15g		

7剂,日1剂,水煎分2次温服。

2月12日二诊:针刺7次、服药7剂后,诸症皆除。继服上方3剂巩固疗效。

按语: 本案谷道气虚并巧坞失养。予壮药内服以益气健谷道、渗湿和胃为主组方,伍沙参、玉竹、百合等养阴生津,润燥安神。

病案十四

劳某,女,47岁,初诊日期:2019年11月2日。

主诉:睡眠欠佳半年余。

现病史:患者半年多以来睡眠欠佳,入睡困难、睡眠不安、多梦、心烦、心悸、易惊,平素虚烦神疲,时有身体烦热,口干、急躁易怒,腹部胀满明显,饮食欠佳,二便调。舌黯红,舌尖红,舌边有齿痕,苔薄白,脉细。既往有甲状腺肿大、子宫肌瘤病史,对青霉素过敏。

中医诊断:失眠。

壮医诊断: 年闹诺(壮文: Ninznauqndaek)。

治疗：壮药内服联合壮药药浴。

1. 壮药内服

处方：

生地 15g	天冬 15g	麦冬 15g	酸枣仁 15g
党参 20g	白术 15g	生甘草 6g	茯苓 18g
煅龙骨 30g	夜交藤 30g	合欢皮 25g	栀子 6g
郁金 15g	丹参 30g	佛手 15g	红花 10g
六神曲 25g	山楂 25g	炒麦芽 25g	

免煎颗粒剂，7 剂，日 1 剂，分 2 次水冲温服。

2. 壮医药浴　处方：鬼针草、夜交藤、合欢皮、九龙藤、路边菊、五指毛桃、龙骨，各适量。7 剂，日 1 剂，约 4000ml 水煎，加水调至温度约 40℃进行全身泡浴，每次 20～30 分钟（按个体的耐受度，中途出浴休息、饮水时，注意保暖）。

11 月 12 日电话回访：睡眠完全改善，无其他不适。

按语：本案谷道气虚合并有龙路火路郁滞化火，治宜补益谷道、清热养阴、安神通路，予壮药内服外洗治疗。内服龙骨平肝潜阳安神，夜交藤养血通路安神，生地、麦冬、天冬养阴清热，合欢皮活血解郁安神，酸枣仁养血安神，栀子善清透、舒解郁热而除烦，郁金清心凉血解郁而除烦，丹参活血清心除烦，佛手疏肝理气、醒脾开胃，红花活血通两路，党参、白术、茯苓、甘草补益谷道治其本，神曲、山楂、麦芽健脾和胃，增强谷道功能。药浴方中：夜交藤养血安神通络，补益兼通行；龙骨镇惊安神，平肝潜阳；合欢皮既解郁安神定志，是悦心安神要药，又能活血通路，《神农本草经》云："主安五脏，和心志，令人欢乐无忧。"三药相配，安神宁心，通路定志，共为主药。鬼针草清热解毒，疏风散瘀；路边菊清热解毒，消食利湿，散瘀凉血；九龙藤祛风散瘀，利湿止痛，《中国壮药学》载用其茎，水煎当茶喝治疗小儿疳积，说明此药还能健谷道、化积滞；五指毛桃益气调谷道，健脾化湿，行气化痰，共为帮药。诸药合用，通过温水缓缓导入刺激体表龙路火路网络分支，能排解毒邪、通畅道路、安神助眠。内外同调,则两路通畅,三气同步,气血均衡,失眠自除。

病案十五

蔡某,女,34岁,初诊日期:2019年10月23日。

主诉:反复失眠3个月,加重3天。

现病史:患者3个月以来因工作压力大出现入睡困难,每晚2~3点才能入睡,只能睡着3个小时左右,梦多,病情反复发作,3天前症状加重,彻夜难眠,口苦,口干,心烦易怒,目眩,全身乏力。食欲不振,二便正常。长期月经不调,每次月经延后6~8天,下腹痛,月经有血块。舌偏黯,苔薄白,双关脉弦滑。

中医诊断:失眠。

壮医诊断:年闹诺(壮文:Ninznauqndaek)。

治疗:壮医针刺联合壮药内服。

1. **壮医针刺** 取穴:脐内环穴(心、肾)、安眠三穴、发旋、神门、上脐行穴、下脐行穴、血海、复溜。方法:针脐内环穴用壮医天阴阳针法,安眠三穴透刺,进针后直接留针30分钟。神门、复溜用吐纳补法,每穴补6次,血海用吐纳泻法,泻3次。其他穴位无痛进针,进针后直接留针30分钟。每日针1次。

2. **壮药内服**

处方:

柴胡15g	枳壳15g	白芍15g	竹茹15g
香附6g	木香15g	郁金15g	远志12g
益智仁15g	百合15g	龙骨20g	牡蛎20g

生甘草10g。7剂,日1剂,水煎分2次温服。

10月31日二诊:睡眠较前好转,夜间能入睡4小时左右,口干口苦好转,易怒症状好转,饮食尚可。继服上方7剂、针刺5次。

11 月 7 日三诊：每晚均维持在 6～7 小时，心烦易怒症状完全消除，其他症状基本消失，神清气爽。随访半年，睡眠一直正常。

按语：本案气机郁滞致痰毒瘀阻，治宜调谷道、解郁滞、化痰安神，针刺时运用壮医天阴阳针法和吐纳补泻手法，后者即呼吸补泻手法。《灵枢·终始》云："故泻者迎之，补者随之，知迎知随，气可令和。"《金针赋》又云："欲补则先呼后吸，欲泻则先吸后呼"，即待病人呼气时进针，复待病人呼气时运针，最后待病人吸气时出针，谓之补；反之即为泻。呼吸补泻手法乃取迎随补泻之义的一种应用。壮医针刺安眠三穴能安神助眠；脐内环穴（心、肾）调气补虚、通调三道两路；神门、复溜吐纳补法，增强补虚宁神、调理气血；血海吐纳泻法，增强调理气血、畅通两路；上脐行穴、下脐行穴均为壮医特定穴位，能通路止痛、调理气血、健运脾胃、通调三道两路；发旋醒"巧坞"（大脑）、开脑窍安神、引热下行、通两路。又施以壮药内服：柴胡、枳壳、香附、白芍、郁金、木香透毒解郁，疏肝理脾，通调谷道；益智仁补心肾，《本草备要》云："能涩精固气，又能开发郁结，使气宣通。"远志通心肾，百合养阴清心安神，竹茹清热除烦，龙骨、牡蛎安魂定魄，甘草调和诸药。针药合用，共奏透毒解郁、疏肝理脾、气血调达、安神定志之功。

病案十六

梁某，女，69 岁，初诊日期：2019 年 12 月 7 日。

主诉：反复睡眠不佳 4 年余。

现病史：患者 4 年多以来反复睡眠不佳，难以入睡，严重时彻夜不眠，曾多次就诊及住院治疗，近一年来需每日口服镇静催眠药才可入睡，伴头晕，反胃，神疲乏力，多汗，动则汗出，口干、口苦，饮不止渴，时有心慌、胸闷、气短。有高血压病，规律服用降压药物，血压控制正常。舌红，苔薄白，脉沉细。

中医诊断：失眠。

壮医诊断：年闹诺（壮文：Ninznauqndaek）。

治疗：壮医针刺联合壮药内服。

1. 壮医针刺　取穴：脐内环八穴、安眠三穴、膻中、内关、百会、四神聪、足三里、三阴交、复溜、太冲。方法：针脐内环穴用壮医天阴阳针法，留针 30 分钟，其他穴位进针后直接留针 30 分钟。每日针 1 次。

2. 内服黄氏壮医调气汤加减

处方：

黄芪 30g	白术 15g	陈皮 6g	升麻 10g
柴胡 10g	红参 10g	当归 15g	生甘草 10g
桔梗 10g	炒枳壳 25g	柏子仁 20g	酸枣仁 15g
五味子 10g	夜交藤 10g	沙参 15g	玉竹 10g
百合 10g	煅牡蛎 15g	煅龙齿 15g	

免煎颗粒剂，14 剂，日 1 剂，分 2 次饭后开水冲调温服。

12 月 22 日二诊：针刺 10 次，服药 14 剂后，上述症状明显缓解，不服镇静催眠药已能安然入睡。继续服上方 7 剂巩固疗效。

按语：本案患者谷道气虚并巧坞失养，尚有口干苦等燥热之象，治宜调谷道、补虚损、安神，予针药同用，酌配沙参、玉竹、百合养阴生津。

病案十七

粟某，女，63 岁。出诊日期：2019 年 10 月 25 日。

主诉：反复入睡困难 8 个月余，加重 1 个月。

现病史：患者 8 个多月以来反复入睡困难，睡后易醒，严重时彻夜不眠，当地医院诊断为"睡眠障碍"，予对症治疗后好转出院。1 个月前上症加重，入睡困难，睡后易醒，需服用镇静催眠药方可入睡 3～4 小时，伴脑鸣，时有气喘，神疲乏力，少气懒言，自汗，口干。舌淡，舌边齿痕明显，苔白，脉沉细。

中医诊断：失眠。

壮医诊断：年闹诺（壮文：Ninznauqndaek）。

治疗：壮医针刺联合壮药内服。

1. 壮医针刺　取穴：脐内环穴（心、肾）、安眠三穴、神门、足三里、三阴交、复溜。方法：针脐内环穴用壮医天阴阳针法，留针30分钟，其他穴位进针后直接留针30分钟。每日针1次。

2. 壮药内服

处方：

柴胡 10g	当归 12g	白芍 15g	茯苓 15g
白术 20g	炙远志 10g	磁石 30g	牡蛎 15g
龙骨 15g	酸枣仁 12g	竹茹 12g	木香 10g

7剂，日1剂，水煎分2次温服。

11月2日二诊：针刺5次，服药7剂后，入睡时间较前缩短，睡眠时间较前延长。继服上方7剂，巩固疗效。

按语：本案予针药结合治疗，脐内环穴仅取12时位（心）、6时位（肾）两穴点，促使天气下降、地气上升，从而达到三气同步。内服方以补益气血、安神为主，值得一提的是，对伴有脑鸣及气喘乏力的失眠患者，黄瑾明教授喜用磁石、龙牡类重镇药。

第二十一节　心悸

病案

陈某，男，43岁，初诊日期：2018年10月30日。

主诉：反复心悸20余年。

现病史：患者20多年以来经常心悸，胸闷气短，注意力不集中，平时工作压力大，情绪低落，神疲乏力，出汗多，容易患口腔溃疡，夜寐差，入睡困难，有时刚入睡又惊醒，二便正常。舌淡红，苔薄白，脉沉细。

中医诊断：心悸。

壮医诊断：心头跳（壮文：Simdaeuzdiuq）。

治疗：壮医针刺联合壮药内服。

1. 壮医针刺 取穴：脐内环八穴、百会、四神聪、安眠三穴、膻中、内关、神门、足三里、三阴交、太冲。方法：针脐内环穴用壮医天阴阳针法，即进针前先嘱患者做腹式吐纳运动，调整呼吸、稳定情绪、消除杂念。然后无痛进针，进针后不提插、不捻转、不运针、不强求酸麻胀针感，针毕医者右手掌心对准患者肚脐(距离 15~30cm)，做顺时针缓慢旋转运动 3~5 分钟。整个进针过程患者不要停止吐纳运动，直至进针后 3~5 分钟，留针 30 分钟，以脐部出现温暖感，并有冷气从手脚排出为佳。其他穴位进针后直接留针 30 分钟。每日针 1 次。

2. 壮药内服

处方：

柴胡 10g	白芍 15g	香附 10g	枳壳 10g
红参 10g	当归 10g	茯神 10g	远志 10g
柏子仁 10g	酸枣仁 10g	五味子 30g	煅牡蛎 15g
山楂 15g	神曲 10g	生甘草 10g	浮小麦 30g

7 剂，日 1 剂，水煎分 2 次温服。

按语：心悸，壮医称为心头跳，是指自觉"咪心头"(心脏，又称"血海")跳动异常的一种疾病，多伴有胸闷、神疲乏力、睡眠差等症，常因情志或劳累而诱发。龙路在壮医里指血液的通道，有中枢咪心头，有主干，有网络分支，遍布全身，气血在龙路内运行有常，循环往复，机体各部才能得到正常滋养，若龙路出现阻滞不畅或虚损不足，则会出现心悸、胸闷、胸痛、气短等症状。

心悸病因很多，年老、体弱，三道功能减弱，气血化源不足，阴阳失衡，导致咪心头失养；或心悸久治不愈，龙路长期瘀堵，龙路功能失调，影响其他脏腑的运转；或饮食不节，药物不当，谷道阻滞不畅，气血化生受阻，影响咪心头功能；或惊恐、恼怒、忧愁等，影响龙路气机，咪心头心神不宁发为心悸。龙路以通为要，故其治疗当畅通龙路、调补气血。龙路通畅，则病邪易

第一章 内科病证

除；若气血不足导致咪心头失养，宜调气、补虚；若龙路不畅，气血运行受阻，宜祛瘀、解毒；黄瑾明教授多采用壮医针刺配合壮药内服治疗。

本案患者龙路血虚，《素问·灵兰秘典论》云："心者，君主之官，神明出焉……凡此十二官者，不得相失也，故主明则下安。"心（咪心头）为壮医龙路中枢，龙路血虚，咪心头失养，则神明失职，从而出现心悸、惊醒等症状，治宜益气养血、补心安神、通龙路。患者又有胸闷气短、注意力不集中、压力大、情绪低落等肝郁症状，故尚需兼顾疏肝理气，予针药结合治疗。针刺取脐内环八穴运用壮医天阴阳针法调气补虚，百会、四神聪、安眠三穴、内关、神门安神助眠，膻中、太冲通畅胸中烦闷之气，足三里、三阴交健脾和胃，调理气血。内服方中：柴胡、白芍、枳壳、香附、甘草透邪解郁，疏肝理脾；红参、当归益气补血，通调龙路；茯神、远志、柏子仁、酸枣仁、五味子补心安神，共为主药。煅牡蛎、浮小麦止汗，山楂、神曲消食，增强谷道化生功能，山楂又善活血化瘀，化瘀而不伤新血，共为帮药。针药合用，龙路畅通，三气恢复同步，气血均衡，疾病自除。

第二十二节　郁证

病案一

林某，女，25岁，初诊日期：2019年11月12日。

主诉：烦躁易怒伴失眠1年余。

现病史：患者1年多以来出现烦躁、易怒，时有胡思乱想，失眠，出汗多，神疲乏力，寐差，口干，二便正常。舌淡红，苔薄白，脉沉细。

中医诊断：郁证。

壮医诊断：心押（壮文：Simnyap）。

治疗：壮医针刺联合壮药内服。

1. **壮医针刺**　取穴：脐内环穴（心、肝、脾）、天突、膻中、神门、内关、足三里、三阴交、百会、四神聪。方法：针脐内环穴用壮医天阴阳针法，即进针前先嘱患者做腹式吐纳运动,调整呼吸、稳定情绪、消除杂念。然后无痛进针,不提插、不捻转、不运针、不强求酸麻胀针感,针毕医者右手掌心对准患者肚脐(距离15～30cm),做顺时针缓慢旋转运动3～5分钟。整个进针过程患者不要停止吐纳运动,直至进针后3～5分钟,留针30分钟,以脐部出现温暖感,并有冷气从手脚排出为佳。其他穴位进针后直接留针30分钟。每日针1次。

2. 壮药内服

处方:

沙参15g	麦冬15g	桑叶10g	天花粉10g
玉竹15g	石斛15g	浮小麦30g	红枣10g
柏子仁20g	酸枣仁15g	五味子10g	夜交藤10g
香附10g	乌梅10g		

7剂,日1剂,水煎分2次温服。

11月21日二诊:针刺5次,服药7剂后,烦躁易怒、失眠好转,纳可,继服治疗7天,巩固疗效。

按语:郁证是指地气不升,天气不降,以致气机郁滞,情志不舒,浊气上行而清气反下陷,临床以心情抑郁、情绪不宁、胸部满闷、两胁胀痛、易怒善哭、咽中如有异物梗阻等症为主要表现的一类病证。壮医认为,本病是因情志所伤、谷道中枢"咪叠"(肝)气郁结、气滞痰凝、气郁化火等导致龙路、火路不通,或忧思伤神、劳心过度、心脾两虚导致两路不通,"咪心头"(心脏)和"巧坞"(大脑)失养或失调,发为本病。治疗当以调气、解毒、补虚、疏肝、疏通道路为法,黄瑾明教授多采用壮医针灸结合壮药内服治疗。

本案为龙路血虚,咪叠、咪心头、巧坞失养所致,治宜调气生津、养血安神。予针刺脐内环穴调气补虚,配天突、膻中增强调气作用,内关、神门安神助眠,百会、四神聪通巧坞助眠,足三里、三阴交调理气血。壮药内服沙参、麦冬、桑叶、天花粉、玉竹、石斛养阴清热,生津润燥;柏子仁、酸枣仁、五味子、夜交藤养心安神,共为主药。配香附行气解郁,浮小麦、红枣补血敛汗,乌梅生津养阴,共为帮药。诸药合用,共奏养阴生津、宁心安神、疏通道路之功。

病案二

宋某,男,24岁,初诊日期:2013年5月18日。

主诉:精神压抑5年余。

现病史:患者自2008年初开始,不明诱因出现精神压抑,惧怕见陌生人,心悸恐惧,遇事提心吊胆,伴严重失眠,睡眠不稳,稍有声音则惊醒,口腔溃疡顽固不愈、经常反复发作。舌淡红,苔白腻,脉滑。

中医诊断:郁证。

壮医诊断:心押(壮文:Simnyap)。

治疗:壮医针刺合壮药内服。

1. **壮医针刺** 取穴:脐内环穴(心、肝、肾、脾)、发旋、安眠三穴、膻中、踝关内三穴。方法:针脐内环穴用壮医天阴阳针法,留针30分钟,其他穴位进针后直接留针30分钟。每天针1次,10次为1个疗程。

2. **内服黄氏壮医调气汤加减**

处方:

黄芪60g	白术30g	陈皮6g	升麻10g
柴胡10g	生甘草10g	红参10g	当归10g
桔梗10g	炒枳壳25g	山茱萸15g	鹿角霜15g
厚朴10g	郁金15g	百合15g	大腹皮10g
浮小麦30g	煅龙骨20g(先煎)	煅牡蛎20g(先煎)	
珍珠母20g(先煎)			

10剂,水煎分2次温服,日1剂。

连续治疗1个月,针刺30次,服药30剂后,上述症状完全消失。

按语:《灵枢·本神》云:"怵惕思虑则伤神,神伤则恐惧,流淫而不止。"患者精神压抑、遇事提心吊胆、思虑过多伤及胃肠谷道,则气血化生失常,不能濡养咪心头和巧坞,从而神志异常。治宜温补谷道、解郁安神。壮医针刺取脐内环穴调气安神,配天部发旋、膻中、安眠镇惊安神,配地部踝关内三穴通调龙路、火路。内服黄氏壮医调气汤大补谷道、益气而提阳,以"使气得升扬"而郁自解。《景岳全书·郁证》所云:"火主热邪,畏其陷伏,故宜发之,或虚或实,但使气得升扬,则火郁自解……"配山萸肉、鹿角霜温补阳气,煅龙骨、煅牡蛎镇惊安神,珍珠母降火安神,厚朴、郁金行气解郁,百合清心安神,大腹皮行气宽中,浮小麦养心除热。针药同用,气得顺,路得通,神得安,损得补。

第二十三节　虚劳

病案一

林某,女,29岁,初诊日期:2019年4月9日。

主诉:反复头晕伴全身乏力1个月余。

现病史:反复头晕,全身乏力,时有心悸气短,平素怕冷易外感,月经量少,夹杂血块,纳少,寐差,舌淡,边有齿痕,苔薄白,脉沉细。血常规提示:血红蛋白(hemoglobin,HGB):62g/L。

中医诊断:虚劳。

壮医诊断:兵奈(壮文:Binghnaiq)。

治疗:壮医针刺联合壮药内服。

1. 壮医针刺　取穴:脐内环穴(心、脾、胃、肠、肾)、百会、内关、合谷、足三里、三阴交、太冲。方法:针脐内环穴用壮医天阴阳针法,即进针前先嘱患者做腹式吐纳运动,调整呼吸、稳定情绪、消除杂念。然后无痛进针,进针后不提插、不捻转、不运针、不强求酸麻胀针感,针毕医者右手掌心对准患者肚脐(距离15～30cm),做顺时针缓慢旋转运动3～5分钟。整个进针过程患者不要停止吐纳运动,直至进针后3～5分钟,留针30分钟,以脐部出现温暖感,并有冷气从手脚排出为佳。其他穴位进针后直接留针30

第
一
章

内
科
病
证

123

分钟。每隔 1 日针 1 次。其中脐内环穴、足三里加艾灸。

2. 内服黄氏壮医调气汤加减

处方：

黄芪 60g	白术 30g	陈皮 6g	升麻 10g
柴胡 10g	红参 10g	生甘草 10g	当归 15g
酸枣仁 15g	乌梅 10g	茯苓 15g	生姜 10g

7 剂，日 1 剂，水煎分早晚 2 次饭后温服。

9 月 27 日复诊：经过 5 个月的针刺及中药治疗，头晕完全消失，全身乏力及心悸气短明显改善，月经正常，纳寐可，二便调。复查血常规：HGB：127g/L。

按语：虚劳，壮医称为兵奈，是一组以持续或反复发作的疲劳综合征，伴有多种神经、精神症状，但无器质性及精神性疾病为特点的症候群。

虚劳病因复杂，壮医认为主要是身体虚损，尤其是谷道虚损，不能较好地消化吸收水谷，无以化生气血，致气血不足、龙路不充，进而影响道路的正常生理功能，道路失于濡养，通畅受阻，全身脏腑及肌肉筋骨失于濡养，从而出现全身多处不适症状，主要表现为神疲乏力、无精打采。谷道阴虚多表现为多食易饥、口干口苦、腰膝酸软、失眠多梦等；谷道阳虚表现为食欲不振、食后腹胀、畏寒肢冷、头晕头痛、胸闷气短、小便清长、大便溏烂等。谷道横跨人体上中下三部，谷道之气宜通主和，谷道消化、吸收水谷功能正常，化生气血充足，则进食正常，大便正常，精神充足。因此，虚劳的治疗宜调畅谷道、调气补虚。谷道通畅，则饮食水谷进出有常，谷道气血化生充足，气道、水道、龙路、火路气血充盛，畅通有序，则诸症可愈。临床上主要以调气通道路及补益气血为法，谷道阴虚者以补血为先，谷道阳虚者以补气为要，使三道两路通畅、天地人三部之气实现同步、气血均衡、阴阳平和而诸症可解。黄瑾明教授多采用针药结合治疗。此外，《素问·宣明五气》云："久视伤血，久卧伤气，久坐伤肉，久立伤骨，久行伤筋，是谓五劳所伤。"所以，还应该保持合理的生活习惯，才能更好地调治虚劳。

本病患者头晕乏力、平素怕冷易外感、心悸气短、月经量少、纳少寐差、舌淡有齿痕、脉沉细，为谷道阳虚致气血化源不足之象，治疗当调畅谷道、调气补虚，予针药结合治疗。针刺脐内环穴调气补虚，畅通天、地、人三部之气；百会调理气血，强壮补益，提神醒脑，通调三道两路；内关调理气血，宁心安神，疏肝和胃，通三道两路；合谷通路开窍，通调气道、谷道、龙路、火路；足三里、三阴交、太冲健脾和胃，调理气血；合谷与太冲又名"四关穴"，开四关穴能调理气血，镇静安神，健脾强肾养肝，扶正培元。脐内环穴、足三里加以艾灸，可增强温补提阳之效。壮药内服黄氏壮医调气汤调补谷道、益气升阳、提高免疫力，加酸枣仁养心补肝、宁心安神，乌梅下气、安心、除烦满，生姜暖胃肠、鼓舞胃气，茯苓利湿调谷道。针药并施，谷道健旺，气血化源充足，三气同步，则诸症自安。

病案二

覃某，男，46岁，初诊日期：2019年7月21日。

主诉：精神疲惫，四肢乏力1年。

现病史：患者1年以来精神疲惫，四肢酸软无力，休息后不能缓解，伴失眠、耳鸣，夜尿频，大便溏，舌淡，苔白，脉缓弱。

中医诊断：虚劳。

壮医诊断：兵奈（壮文：Binghnaiq）。

治疗：壮医针刺。取穴：脐内环八穴。方法：用壮医天阴阳针法，留针30分钟。3日1次，10次为1个疗程。

8月13日二诊：精神好转，四肢仍酸软，耳鸣已无，睡眠尚可，夜尿已减，大便正常，舌淡红，苔白，脉弱。继续针刺治疗一个月后，患者神清气爽，四肢已无酸软乏力感。

按语：壮医毒虚致病学说认为，虚是致病的两大因素之一，是疾病发生的内因,是指体内的运化能力和防御能力相对减弱,气血不足,以致气血不均衡,导致疾病的产生。虚劳是体虚为本,气血不均衡所致,治宜调气、补虚。脐内环穴是壮医针灸特定穴,以脐窝的外侧缘旁开 0.5 寸作一圆环,按钟表定位法进行定位,常取 12 点、1 点半 /10 点半、3 点、4 点半 /7 点半、6 点、9 点等 8 个穴点,分别对应人体的心脑、肺、脾胃、大小肠、肾膀胱、肝胆,黄瑾明教授认为针刺此穴可以通调三道两路,调节天地人三气同步运行,调整各脏腑气血,从而调节、激发人体之阳气,提高机体抗病能力,能通治诸病。本案虚劳仅取脐内环八穴针刺而获效。

病案三

孙某,女,57 岁,初诊日期:2014 年 8 月 1 日。

主诉:神疲乏力 5 年。

现病史:患者 5 年以来神疲乏力,平时怕冷,怕风吹,夏天也不能使用空调冷气及电风扇,出汗特别多,稍有活动则大汗淋漓,冒的是冷汗。大便溏烂,舌淡,苔薄白,脉沉缓。

中医诊断:虚劳。

壮医诊断:兵奈(壮文:Binghnaiq)。

治疗:壮医针刺联合壮医食疗。

1. **壮医针刺**　取穴:脐内环穴(心、肝、脾、肺、肾)。方法:用壮医天阴阳针法,留针 30 分钟。每周针 2 次,10 次为 1 个疗程。

2. **食疗**　黄氏壮医补谷健胃汤加减

处方:

党参 15g	茯苓 20g	山药 10g	陈皮 6g
广西蜜枣 10g	猪排骨 500g		

加水适量,武火煮沸后,文火慢炖 3 小时,拨去浮油,入盐少许调味,饮汤。每 3 日 1 剂,1 个月为 1 个疗程。

连续治疗 1 个月,针刺 10 次,服药 10 剂后,上述症状完全消除,健康恢复。

按语:本案谷道阳虚明显,采用针刺壮医脐内环穴 + 壮医药膳内服获效。黄氏壮医补谷健胃汤为黄瑾明教授研制的调补谷道的著名药膳,方中党参、山药、蜜枣益气养血健谷道,陈皮理气燥湿,茯苓利水渗湿,更以一味血肉有情之猪排骨"寓医于食"。壮医非常重视食疗和动物药,认为以血肉有情之动物药来补虚最为有效。

病案四

王某,女,45 岁,初诊日期:2018 年 1 月 3 日。

主诉:神疲乏力 4 个月余。

现病史:患者因头晕、乏力、呕吐、泄泻于 2017 年 9 月入住某医院 1 周,经治疗好转出院。但仍神疲乏力,两腿困乏,大便里急后重,每天 1～3 次。舌体胖大,舌淡,苔薄白,脉滑。

中医诊断:虚劳。

壮医诊断:兵奈(壮文:Binghnaiq)。

治疗:壮医针刺联合壮药内服。

1. 壮医针刺　取穴:脐内环穴(心、肝、脾、肺、肾)、百会、膻中、足三里、三阴交。方法:针脐内环穴用壮医天阴阳针法,留针 30 分钟,其他穴位进针后直接留针 30 分钟。

2. 内服黄氏壮医调气汤加减

处方:

黄芪 60g	白术 30g	陈皮 6g	升麻 10g
柴胡 10g	红参 10g	生甘草 10g	当归 15g
桔梗 10g	炒枳壳 25g	杜仲 15g	川牛膝 15g
麦芽 15g	山楂 15g	神曲 10g	蔓荆子 15g

7 剂,日 1 剂,水煎分 2 次温服。

1月17日二诊:神疲乏力减轻,继予上述治疗。

1月31日三诊:神疲乏力消除,余症消失。继续上法治疗1周,巩固疗效。

按语:本案患者谷道虚损、气血化源不足,气血不能上荣"巧坞"(大脑)及肢体骨肉,故神疲乏力,肢体倦怠;谷道虚损,清气不升,浊气不降,不能正常排泄浊物,故大便里急后重。治宜针药结合,内外兼施,调畅气机,补益谷道。予壮医针刺脐内环穴调气补虚,配天部百会升提气血、营养巧坞以安神,天部膻中调气通道路,配地部足三里、三阴交调理气血。予黄氏壮医调气汤益气提阳、调气健谷道;加麦芽、山楂、神曲消食化滞止泻(麦芽善消一切米、面、薯芋、果诸积,山楂善消油腻肉食之积,神曲善消面积),增强谷道功能;杜仲、牛膝补肝肾、强筋骨,消除四肢疲劳;蔓荆子清利头目,散头面虚风。针药共奏补益谷道,益气补血,强筋健骨之功效。

病案五

朱某,女,32岁,初诊日期:2013年4月21日。

主诉:神疲乏力、腰背酸痛半年。

现病史:患者半年来神疲乏力,颈部和腰部疲乏较甚,腰背酸痛,食欲不佳,睡眠不佳,心烦易怒,口干口苦。舌淡红,苔薄,脉细数。

中医诊断:虚劳。

壮医诊断:兵奈(壮文:Binghnaiq)。

治疗:壮医针刺联合壮药内服。

1. 壮医针刺　取穴:脐内环穴(心、肝、脾、肺、肾)、安眠三穴、膻中、内关、足三里、三阴交。方法:针脐内环穴用壮医天阴阳针法,留针30分钟,其他穴位无痛进针,留针30分钟。每天1次,10次为1个疗程。

2. 内服黄氏壮医调气汤加减

处方:

| 五指毛桃60g | 白术30g | 陈皮6g | 升麻10g |

柴胡 10g	红参 10g	生甘草 10g	当归 15g
桔梗 10g	炒枳壳 25g	柏子仁 20g	酸枣仁 15g
五味子 10g			

7剂,日1剂,水煎分2次温服。

4月28日二诊:4月22日月经来潮,体力显增,全身舒适。继续针刺1周,服药7天。

5月5日三诊:神清气爽,一切恢复正常。

按语:本案予壮医针刺外治,结合黄氏壮医调气汤+安神药内服。案中五指毛桃,被称为"南方黄芪",具有健运谷道、益气生血的功效,黄瑾明教授多用其补益谷道气血,用量宜大,一般30g以上。

第二十四节　风湿病

病案一

葛某,女,62岁,初诊日期:2019年12月13日。

主诉:反复关节疼痛15年。

现病史:患者诉15年以来颈、肩、腰、双膝、双踝关节反复疼痛,局部无红肿发热。上楼梯时胸闷气短,蹲下难站立。舌淡红,苔薄白,脉沉细。

中医诊断:风湿病。

壮医诊断:发旺(壮文:Fatvangh)。

治疗:壮药内服。

内服黄氏壮医调气汤加减

处方:

黄芪 60g	白术 30g	陈皮 6g	升麻 10g
柴胡 10g	红参 10g	生甘草 10g	当归 15g
桔梗 10g	炒枳壳 25g	杜仲 15g	怀牛膝 15g
鹿角霜 15g	补骨脂 10g	延胡索 15g	

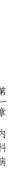

第一章　内科病证

7剂,日1剂,水煎分2次温服。

12月20日二诊,上症改善,继续原方治疗。

按语:壮医称风湿病为发旺,是指由于风、寒、湿、热等外毒侵袭人体龙路、火路,致使两路不畅或痹阻不通,影响气血运行,导致肢体筋骨、关节、肌肉发生疼痛、麻木、重着、屈伸不利、僵硬、肿大、变形,甚或关节灼热的一种疾病。也是临床常见多发的一种病证。

风湿病多虚多瘀。毒是外因,虚是内因,两者相因为病。体虚则三道两路功能不足,防御机能下降,风、寒、湿、热等外毒乘虚而入,痹阻龙路、火路,使两路功能失调,气血运行不畅,瘀滞于筋骨、肌肉、关节等处;或久居湿地,受寒受冻,长期水中作业或出汗入水,或睡卧当风等生活起居不慎,感受外毒侵袭,壅于道路;或久病体虚,劳欲过度,御毒机能下降;或产后气血不足,腠理空虚,外毒乘虚而入;或精气亏虚,卫外不固;或肝肾不足,致筋脉失养,外毒乘虚侵袭,瘀阻道路;或谷道虚损,运化失健,湿热痰浊内生,滞留于关节筋骨,发而为病。治疗上多以调气、祛瘀、解毒、补虚为原则。治疗方法多选用壮医针灸及壮药内服综合治疗。

本案患者关节疼痛部位固定,病程较长,久病则虚,久病则瘀。上楼梯时胸闷气短,蹲下难站立,脉沉细,提示谷道虚损,气血化源不足。治疗宜以益气健脾、补肾壮骨、祛瘀通路为主。故予黄氏壮医调气汤益气提阳、健运谷道,配杜仲、牛膝、鹿角霜、补骨脂补益肝肾,强壮筋骨,延胡索活血化瘀、行气止痛、通两路。风湿病一般缠绵难愈,一旦有效,则应坚持调治一段时日,方能取得满意疗效。

病案二

沈某,男,56岁。初诊日期:2019年2月2日。

主诉:膝关节反复疼痛2年。

现病史:患者2年前劳累后出现双膝关节疼痛,上下楼梯及遇寒时疼痛加重,平时怕热,出汗不多。大便溏烂,舌体胖大,舌淡,苔白,脉沉细。

中医诊断：风湿病。

壮医诊断：发旺（壮文：Fatvangh）。

治疗：壮医针刺联合壮药内服。

1. **壮医针刺**　取穴：脐内环八穴、膝关穴、足三里、三阴交、复溜。方法：针脐内环穴用壮医天阴阳针法，即进针前先嘱患者做腹式吐纳运动，调整呼吸、稳定情绪、消除杂念。然后无痛进针，进针后不提插、不捻转、不运针、不强求酸麻胀针感，针毕医者右手掌心对准患者肚脐（距离15~30cm），做顺时针缓慢旋转运动3~5分钟。整个进针过程患者不要停止吐纳运动，直至进针后3~5分钟，留针30分钟，以脐部出现温暖感，并有冷气从手脚排出为佳。其他穴位进针后直接留针30分钟。每3天针1次。

2. **壮药内服**

处方：

独活10g	桑寄生30g	秦艽10g	当归15g
川芎10g	熟地15g	白芍15g	桂枝10g
杜仲15g	川牛膝15g	党参15g	生甘草6g
延胡索15g	鹿角胶15g（烊化）	骨碎补10g	川木瓜25g

7剂，日1剂，水煎分2次温服。

2月16日复诊：左膝关节疼痛已不明显，仅在夜间偶有发作，右膝关节疼痛减轻。继予上法针刺。内服方加茯苓15g、补骨脂10g。7剂，日1剂，水煎分2次温服。

按语：本案患者阳气不足，气不生血，阴血功能亦随之减弱，以致不能温煦，不耐劳作，故上下楼梯及遇寒时疼痛加重；寒湿为患，内犯谷道，故见大便溏烂。治宜益气血、通道路、祛寒湿，予针药结合。针刺取脐内环穴调气补虚，足三里、三阴交、复溜调气血，膝关散寒通路止痛。壮药内服：独活祛地部筋骨风寒湿毒、止痹痛；秦艽祛风胜湿，桑寄生、杜仲、川牛膝补肝肾，祛风湿，强筋骨；当归、川芎、熟地、白芍养血活血；桂枝温通血脉，党参补气健脾,共为主药。鹿角胶温补肝肾、益精养血;木瓜舒筋活络,为治痹症之筋脉拘挛、关节屈伸不利要药;延胡索活血通两路、行气止痛,《本草纲目》云:"延胡索……能行血中气滞,气中血滞,故专治一身上下诸痛。"骨碎补补肾强骨,共为帮药。甘草缓急止痛、调和诸药,为带药。一诊见效,效不更法,复诊加补骨脂增强温补阳气、茯苓健脾利湿。针药合用,气血得补、邪毒得除、道路得通、痹痛得愈。

病案三

罗某,女,61岁,初诊日期:2019年12月16日。

主诉:反复双膝关节肿痛1年余。

现病史:患者1年多以来反复出现双膝疼痛肿胀,上下楼梯下蹲及久行时加重,纳寐差。脉弦细,"勒答"(眼睛)上龙路脉络弯曲、延伸、有瘀点。舌黯,苔薄白,脉涩。

中医诊断:风湿病。

壮医诊断:发旺(壮文:Fatvangh)。

治疗:壮医针刺联合壮药内服。

1. **壮医针刺** 取穴:脐内环穴(肝、肾)、膝关、阳陵泉、梁丘、血海、足三里、太溪。方法:针脐内环穴用壮医天阴阳针法,留针30分钟,其他穴位进针后直接留针30分钟。每日针1次。

2. **壮药内服**

处方:

| 太子参15g | 茯苓15g | 山萸肉15g | 枳壳15g |
| 两面针12g | 肿节风15g | 牛大力30g | 千斤拔30g |

7剂,日1剂,水煎分2次内服。

12月23日复诊:经治疗1周,膝肿痛明显好转,上下楼梯及下蹲无明显诱发疼痛,纳寐可,二便调。继续服药3剂,加强疗效。

按语:《素问·评热病论》云:"邪之所凑,其气必虚。"治宜调气、补虚、祛瘀,予针药同用。针刺脐内环穴调气补虚,膝关节附近之膝关、阳陵泉、梁丘、血海、足三里近攻直取,调理气血,疏通龙路、火路。壮药内服方中:太子参、茯苓、山萸肉补益气血,两面针、肿节风活血祛风止痛,枳壳行气除胀,牛大力、千斤拔补虚强筋骨,通路止痛。

病案四

韦某,女,37岁,初诊日期:2018年12月30日。

主诉:反复四肢关节肿痛1年,加重1周。

现病史:患者1年以来反复出现四肢关节肿痛,以双手指间关节、双腕、双肩、双膝关节为甚,当地医院诊为类风湿关节炎,予泼尼松片及氨甲蝶呤片治疗,关节肿痛缓解。但每因劳累及天气变化,四肢关节肿痛反复发作,近1周以来双手掌指及近端指间关节、双肩、双膝关节肿痛再发,加大泼尼松片至每天4片(20mg)治疗,肿痛稍缓解,遂来诊。症见:双手掌指及近端指间、双腕、双肩、双膝关节肿痛,局部肤温不高,平素关节怕冷,晨僵。口干,小便黄,大便偏硬。舌黯红,苔偏腻,脉弦涩。VAS评分8分。类风湿因子278IU/ml,抗环瓜氨酸肽抗体223U/ml,血沉75mm/h。

中医诊断:风湿病。

壮医诊断:发旺(壮文:Fatvangh)。

治疗:壮医药线点灸联合壮药内服。

1. 壮医药线点灸　取穴:食魁穴、中魁穴、无魁穴、腕关穴、肩关穴、膝关穴。方法:点燃药线后,将火星对准上穴快速点灸,如雀啄食,一触即起,点灸1次为1壮,每个穴位灸1～3壮。每周治疗3次。

2. 壮药内服

处方:

水蛭3g　　　　炮山甲粉[2]3g(冲服)

---

[2]　编者注:炮山甲粉3g可用麦冬15g、白芷10g、花粉10g代替。

广地龙 10g	七叶一枝花 9g	田七粉 3g(冲服)	忍冬藤 30g
络石藤 30g	白芍 30g	生甘草 10g	威灵仙 15g
延胡索 15g	姜黄 15g		

7剂,日1剂,水煎分2次温服。

西医治疗继续原西药方案:泼尼松片 10mg,每天 2 次,氨甲蝶呤片 10mg,每周 1 次。

2019 年 1 月 7 日二诊:经治疗 1 周,四肢关节肿痛稍缓解,VAS 评分 6 分,二便正常,关节晨僵改善。继予药线点灸,内服方加鸡血藤 30g、宽筋藤 15g。

1 月 14 日三诊:关节肿痛明显减轻,VAS 评分 3 分,继予上法治疗,泼尼松减量至 5mg,每天 2 次。

1 月 21 日四诊:关节肿痛明显减轻,VAS 评分 2 分,乏力改善,二便正常。复查类风湿因子 154IU/ml,抗环瓜氨酸肽抗体 123U/ml,血沉 35mm/h。继服上方 7 剂及壮医药线点灸治疗,每周 1 次,巩固疗效。

按语:本案一派内热外寒征象,治宜外以温阳散寒,内以解毒通路止痛为主。黄瑾明教授认为"藤木中空善治风",即藤类和中心空洞的植物都善治风毒、通道路。故内服方以络石藤、忍冬藤、鸡血藤、宽筋藤四藤相伍,增强祛风通路;以水蛭、炮山甲、地龙虫类药入血搜风剔络;七叶一枝花清热解毒散瘀;田七粉活血化瘀,消肿止痛;白芍、甘草缓急止痛;威灵仙既祛风湿,又能通络止痛,为治风湿痹痛要药;延胡索活血、行气、止痛;姜黄破血行气,通路止痛。壮医药线点灸为壮医特色疗法,其散寒祛湿、通调道路的作用显著。灸、药协同,温阳散寒、通路止痛,能够迅速改善关节肿胀、疼痛症状,"路通则痛止"。

病案五

何某,女,62 岁,初诊日期:2020 年 1 月 2 日。

主诉:两手腕关节和两膝关节疼痛2个月。

现病史:患者2个月前开始出现两手腕关节和两膝关节疼痛较甚,重着,右肩、上臂肌肉关节酸痛,手足沉重,活动不便,肌肤麻木不仁。舌淡胖,苔白腻,脉濡缓。

中医诊断:风湿病。

壮医诊断:发旺(壮文:Fatvangh)。

治疗:壮医莲花针拔罐逐瘀、壮医针刺联合壮药内服。

1. 壮医莲花针拔罐逐瘀疗法 取穴:背廓穴、扁担穴(两侧)、梅花穴两侧(风门,肺俞,附分,魄户)、阿是穴。方法:用放血笔点刺以上穴位,每穴点刺2~3次,再在穴位上拔罐,留罐3~5分钟,起罐后,用壮医通路酒涂擦拔罐穴位。

2. 壮医针刺 取穴:脐内环八穴、脐外环四穴、扁担穴、外关、阳陵泉、腕关穴、膝关穴、阿是穴、足三里。方法:针脐内环穴用壮医天阴阳针法,留针30分钟,其他穴位进针后直接留针30分钟。3日1次。

3. 壮药内服

处方:

薏苡仁30g	当归15g	白芍25g	苍术10g
麻黄10g	桂枝30g	炙甘草6g	生姜3片
海风藤10g	黄芪30g	党参30g	大枣3枚

5剂,水煎,分2次早晚温服。

1月7日二诊:两手腕关节和两膝关节疼痛减轻,治疗同上。

1月17日三诊:腕膝疼痛基本缓解,右肩、上臂肌肉关节酸痛消失,右小指关节无肿胀,再做1次针刺,巩固疗效。

按语:本案为寒湿之毒损及谷道、流注手足关节、瘀滞不去所致。《素问·太阴阳明论》云:"脾病而四肢不用,何也?岐伯曰:四肢皆禀气于胃,而不得至经,必因于脾,乃得禀也。今脾病不能为胃行其津液,四肢不得禀水谷气,气日以衰,脉道不利,筋骨肌肉皆无气以生,故不用焉。"指出四肢皆禀谷道水谷之气而能用,四肢之病实乃谷道脾胃之病。《素问·逆调论》又云:"荣气虚则不仁,卫气虚则不用,荣卫俱虚,则不仁且不用。"因此,患者手足肌肤麻木不仁当为谷道久虚和天地人三气不同步运行,湿毒内生,复感风寒外毒所致。故治疗宜以温补谷道、解毒祛瘀、通调两路为主。

采用壮医莲花针拔罐逐瘀疗法祛瘀解毒。壮医针刺调理气血、通调道路。内服黄芪、党参、当归、白芍补益谷道气血,温路通痹;薏苡仁、苍术祛湿利痹;麻黄、桂枝调和营卫,温阳利湿。麻黄,医家多知其发汗解表之功,而忽视通络活血之力,麻黄通络活血之效其实非常卓著,《神农本草经》谓之能"破癥坚积聚",关节凝滞疼痛,在辨证基础上加入麻黄,常能收奇功。海风藤祛风湿、通路止痛,炙甘草、生姜、大枣调和诸药。多法齐治,协同增效。

第二十五节　中风后遗症

病案一

吴某,男,45岁,初诊日期:2014年4月1日。

主诉:右侧肢体无力2个月余。

现病史:患者因"脑出血"入住某医院,经治疗好转出院,出院记录:1. 左侧丘脑血肿较前吸收;2. 两侧筛窦、额窦炎症。现症:右侧肢体无力,右手力量差,不能写字,不能拿筷子,右脚走路无力,视物模糊,记忆力下降,腹胀,头晕,舌淡红,苔薄白,脉滑数。

中医诊断:中风后遗症。

壮医诊断:麻邦(壮文:Mazmbiengj)。

治疗:壮医针刺联合壮药内服。

1. 壮医针刺　取穴:脐内环穴(心、肝、脾、肺、肾、大小肠)、血海、足三里、三阴交、复溜、涌泉。方法:针脐内环穴用壮医天阴阳针法,即进针前先嘱患者做腹式吐纳运动,调整呼吸、稳定情绪、消除杂念。然后无痛进针,进针后不提插、不捻转、不运针、不强求酸麻胀针感,针毕医者右手掌心对准患者肚脐(距离 15～30cm),做顺时针缓慢旋转运动 3～5 分钟。整个进针过程患者不要停止吐纳运动,直至进针后 3～5 分钟,留针 30 分钟,以脐部出现温暖感,并有冷气从手脚排出为佳。其他穴位进针后直接留针 30 分钟。每周 2 次,10 次为 1 个疗程。

2. 内服黄氏壮医调气汤加味

处方:

五指毛桃 60g	白术 30g	陈皮 6g	升麻 10g
柴胡 10g	红参 10g	生甘草 10g	当归 15g
桔梗 10g	炒枳壳 25g	厚朴 10g	郁金 15g
大腹皮 10g	蔓荆子 15g	杜仲 15g	川牛膝 10g
火麻仁 10g			

10 剂,日 1 剂,水煎分 2 次温服。

4 月 13 日二诊:右手已能拿筷子,其他症状略有改善。继续上述治疗 1 个月。

5 月 17 日三诊:右手乏力明显好转,不但能握住筷子,还能夹取食物,余症均有所改善。因治疗周期很长,转到康复科继续治疗。

按语:中风后遗症,壮医称为麻邦,是指脑血管意外急性期过后所遗留下来的以半身不遂、言语不利或失语、口眼㖞斜等症状为主症的一种疾病,实为中风病趋于痊愈后遗留的一些症状。是临床常见病、疑难杂症,以中老年多见,四季均可发病,尤以冬春两季最为多见。

黄瑾明教授认为,本病的内因多为气血偏衰,致火路、龙路功能不足,"巧坞"(大脑)失养,是本病发病的重要基础。加之忧思恼怒,使气血偏亢;或恣酒嗜肥甘,损伤谷道、水道,使津液代谢障碍,聚而成痰,阻滞于龙路、火路,导致巧坞的龙路、火路网络阻滞不通;或功能失调,使气血瘀滞不畅或阻塞不通或溢出路外,巧坞失养,从而产生各种脑血管疾病和症状。治疗宜早,越早效果越好,治疗越晚病程越长。以气血偏衰、气血瘀滞为主,治疗原则以补虚、祛瘀、调气为主,配以解毒;外邪侵入龙路、火路者,宜调气、解毒;内伤损及巧坞者,重在调理气血、补益脏腑道路。黄老多采用壮医针灸配合壮药内服治疗本病。

本案患者肢体无力、记忆力下降、腹胀、头晕、舌淡苔薄白,为谷道气虚合并龙路火路瘀滞征象。治宜补虚、祛瘀、调气,配以解毒,予针药结合治疗。壮医针刺脐内环八穴调气补虚、祛瘀解毒、畅通道路;血海调理气血,通龙路、火路;足三里、三阴交健运谷道,调理气血,通三道两路;复溜滋阴利水,通调三道两路;涌泉疏通道路,交济心肾,通调水道、龙路、火路。内服黄氏壮医调气汤益气提阳、健运谷道、调气通道路,加郁金、厚朴、大腹皮、火麻仁通谷道,杜仲、牛膝补肝肾、强筋骨、益脑髓;蔓荆子轻浮上行、清利头目、善祛头风。针药并用,功能自可渐渐恢复。

病案二

何某,女,40岁,就诊时间:2019年12月6日。

主诉:反复头晕半年余。

现病史:患者既往有脑梗死病史,半年来反复头晕,针刺治疗有好转。近期来偶有头晕,伴胸闷、心慌心悸,睡眠差,纳差,腹胀,矢气多,大便偶尔几日一行,眼眶微青黑,面色黄,舌淡,苔厚白,脉沉细。

中医诊断:中风后遗症。

壮医诊断:麻邦(壮文:Mazmbiengj)。

治疗:壮医针刺、壮医药线点灸、壮药内服、壮医食疗综合治疗。

1. 壮医针刺、壮医药线点灸 取穴:脐内环穴(心、肾)、风池、大椎、丰隆、阳陵泉、飞扬、复溜、曲池、神门、合谷。方法:针脐内环穴用壮医天阴阳针法,留针30分钟,其他穴位进针后直接留针30分钟,出针后在上述穴位行药线点灸。每周2次。

2. 壮药内服

处方：

红参 5g	茯神 15g	白术 10g	生甘草 6g
陈皮 6g	法半夏 10g	麦芽 15g	山楂 15g
神曲 10g	厚朴 10g	郁金 15g	大腹皮 10g
柏子仁 20g	酸枣仁 15g	五味子 10g	

7剂,日1剂,分2次饭后温服。

3. 壮医食疗

处方：

天麻 10g	白芷 10g	川芎 7g	生姜 10g
鱼头 1个			

用法：①先将鱼头洗净切开,晾干;②将药煮沸后,放入鱼头,文火煎1小时,入适量油、盐,作汤饮。10剂。

按语：本案患者气虚兼痰瘀阻滞道路,治宜健运谷道、化痰祛瘀、养心安神,采用针药联用治疗。针灸取脐内环穴调气通道路,风池、大椎平肝息风而通道路,丰隆化痰除湿,阳陵泉舒筋活络而通道路,飞扬祛风除湿通路,复溜滋阴利水通路,神门安神,合谷、曲池通路开窍。先针后灸,出针后施以药线点灸,壮医药线点灸通过药效及火星的温热刺激穴位,疏通经络道路效果显著。内服药以调补谷道、消食行气化痰及养心安神为主。更以壮医食疗补虚,方中鱼头暖胃补虚、补益大脑、援物比类、以头治头,白芷、川芎、天麻疏风止晕,生姜鼓舞胃气。

病案三

黄某,男,58岁,初诊日期：2019年1月6日。

主诉：左侧肢体乏力半年余。

现病史：患者半年前睡眠中突发左侧肢体乏力,行走不稳及拖步,伴言语不利,时有头晕,无头痛,纳寐差。舌淡,苔薄白,脉弦细。

中医诊断：中风后遗症。

壮医诊断：麻邦（壮文：Mazmbiengj）。

治疗：壮医针刺联合壮药内服。

1. **壮医针刺** 取穴：脐内环穴（心、肾、肝）、百会、风池、膻中、气海、关元、内关、足三里。方法：针脐内环穴用壮医天阴阳针法，留针30分钟，其他穴位进针后直接留针30分钟。每日针1次。

2. **内服黄氏壮医调气汤加减**

处方：

黄芪60g	白术30g	陈皮6g	柴胡10g
红参10g	生甘草10g	当归15g	桔梗10g
炒枳壳25g	桃仁10g	红花5g	

10剂，日1剂，水煎分2次温服。

1月17日二诊：针刺10次，服药10剂后，肢体乏力好转，可行走，无明显拖步，无头晕，纳寐俱佳，继服上方10剂，巩固疗效。

按语：本案谷道气虚合龙路火路瘀滞。《景岳全书》云："凡人之气血犹源泉也，盛则流畅，少则壅滞，故气血不虚则不滞，虚则无有不滞者。"说明谷道气虚是两路瘀滞的基础，治宜补谷道虚损、通两路，予针药结合治疗，壮医针刺重在调气、补虚、通道路；内服黄氏壮医调气汤旨在益气提阳、健运谷道，方中重用黄芪大补谷道之气，使气旺促血行，加桃仁、红花助当归活血化瘀通道路。

病案四

韦某，男，74岁，初诊日期：2019年7月9日。

主诉：言语不利1个月余。

现病史：家属代述患者1个多月前清晨起床后出现左侧肢体活动不利，言语不利，家属见状，遂送至我院脑病科就诊，诊断为"脑梗死，急性期"收治入院，经予活血化瘀针、营养脑神经及针刺治疗后，左侧肢体不利基本恢复,但仍言语不利,随后患者回家自行康复治疗,但仍遗留言语不利,舌体僵硬,遂来要求壮医治疗。有高血压病病史,血压最高达190/108mmHg,平时服用硝苯地平缓释片(Ⅱ)控制血压。舌体僵硬,舌黯红,苔薄白,脉涩。

中医诊断:中风后遗症。

壮医诊断:麻邦(壮文:Mazmbiengj)。

治疗:壮医针刺联合壮医药线点灸。取穴:脐内环穴(心、肾)、下脐行穴、关元、内关、神门、百会、风池、风府、脑户、大椎、阳陵泉、丰隆、复溜。方法:针复溜、关元用吐纳补法,每穴补4次;针脐内环穴用壮医天阴阳针法,留针30分钟。其余穴位壮医药线点灸,每穴点灸3壮。每天治疗1次,每周4次。

7月11日二诊:针灸2次后,舌体僵硬较前减轻,说话较前清楚。

7月12日三诊:说话较前更加清楚,稍有舌体僵硬。

继续针灸4周后,患者舌体僵硬消失,说话清楚。继续针灸1次,巩固疗效。

按语:黄瑾明教授治疗中风后遗症擅用壮医针灸补泻兼施、疏通龙路、火路而获效。其中脐内环穴是必用之穴,均用壮医天阴阳针法针刺;复溜、关元多用补法。

病案五

陈某,男,48岁。初诊日期:2019年11月2日。

主诉:左侧肢体无力、麻木5个月。

现病史:患者5个月前出现左侧肢体无力、麻木,左下肢拖步行走。外院诊断为脑梗死。现左侧肢体乏力、麻木,左上肢屈伸不利。舌淡黯,苔白腻,脉沉细。

中医诊断:中风后遗症。

壮医诊断:麻邦(壮文:Mazmbiengj)。

治疗:壮医针刺联合壮药内服。

1. **壮医针刺** 取穴:脐内环穴(心、肝、肾)、血海、足三里、太溪、膈俞。方法:针脐内环穴用壮医天阴阳针法,留针 30 分钟,其他穴位进针后直接留针 30 分钟。每日针 1 次。

2. **壮药内服**

处方:

黄芪 60g	党参 15g	川芎 10g	当归 15g
丹皮 10g	桃仁 10	丹参 20g	白芍 15g
牛膝 15g	盐杜仲 15g	桂枝 10g	木瓜 25g

7 剂,日 1 剂,水煎分 2 次温服。

11 月 10 日二诊:针刺 5 次,服药 7 剂后,左侧肢体乏力、麻木较前缓解。继续服药 7 剂,巩固疗效。

按语:本案为气虚运血无力、龙路瘀阻不畅,治宜补虚、祛瘀,予针药并用而获效。

第二十六节　胁痛

病案一

韦某,男,47 岁,初诊日期:2019 年 4 月 2 日。

主诉:右胁部胀痛 2 个月。

现病史:患者 2 个月前出现右胁胀痛,呈持续性,伴口干口苦,双眼胀痛,平时脾气急躁,偶有头晕,天气变化时双手关节、肘关节、右肩酸痛不适,睡眠差,有盗汗,小便黄,大便溏烂。舌红,苔黄腻,脉弦。

中医诊断:胁痛。

壮医诊断:日胴尹 (壮文:Rikdungxin)。

治疗:壮医针刺联合壮药内服。

1. **壮医针刺** 取穴:脐内环八穴、安眠三穴、合谷、内关、血海、足三里、太冲。方法:针脐内环穴用壮医天阴阳针法,即进针前先嘱患者做腹式吐纳运动,调整呼吸、稳定情绪、消除杂念。然后无痛进针,进针后不提插、不捻转、不运针、不强求酸麻胀针感,针毕医者右手掌心对准患者肚脐(距离 15～30cm),做顺时针缓慢旋转运动 3～5 分钟。整个进针过程患者不要停止吐纳运动,直至进针后 3～5 分钟,留针 30 分钟,以脐部出现温暖感,并有冷气从手脚排出为佳。其他穴位进针后直接留针 30 分钟。每日针 1 次。

2. 壮药内服

处方:

龙胆草 10g	栀子 10g	黄芩 10g	生地 15g
车前子 15g	泽泻 10g	白花蛇舌草 15g	半枝莲 15g
田基黄 15g	菊花 15g	白茅根 15g	淡竹叶 10g
延胡索 15g	生甘草 6g		

7 剂,日 1 剂,水煎分 2 次温服。

4 月 9 日二诊:右胁胀痛减轻,双眼胀痛消,仍有口干、口苦,脾气急躁,偶有头晕,睡眠可,小便黄,大便溏烂。舌红,苔微黄,脉弦。继续原方案治疗。

4 月 19 日三诊:右胁胀痛显著减轻,大便溏烂,余无不适,原方加生麦芽 30g,7 剂,巩固疗效。

按语:胁痛,壮医称为旦胴尹,是情志不畅、饮食不慎、外感或内伤,导致胁肋部龙路、火路阻滞不畅,临床以一侧或两侧胁肋部疼痛为主要表现的一种病证。"咪叠"(肝)作为谷道中枢,主调畅气机,若因恼怒忧思,使咪叠失条达,气阻龙路火路,可发为气郁胁痛;或气郁日久,血行不畅,瘀毒渐生,阻于胁肋,不通则痛,致瘀血胁痛;或跌仆损伤,瘀血停留,阻塞胁部网络分支,亦发胁痛;或饮食不节,嗜食肥甘,损伤谷道胃肠,致湿热之毒内生,阻郁于肝胆,肝胆失于疏泄,发为胁痛;或湿热之毒邪外袭,郁结于肝胆,气机失于疏泄,可致胁痛;或久病耗伤,劳欲过度,使精血亏虚,肝脉失养,以致胁痛。总体病机为肝胆气机受阻、道路不通,或肝胆气血不足、道路失养两类。治疗当以通为要、畅通两路、调气止痛。若毒阻道路,则宜调气、解毒;若气血偏衰,重在调理气血、补益脏腑道路。黄瑾明教授多采用壮医针刺配合壮药内服综合治疗。

本案为湿热毒邪阻滞龙路、火路,治宜调气通路、除湿解毒、舒肝和胃,予针药结合治疗。黄瑾明教授喜用壮医针灸特定穴位结合中医针灸穴位,脐内环八穴、安眠三穴为壮医特定穴,前者用壮医天阴阳针法针刺,重在调整全身气机、畅通道路;后者以内关安神助眠;合谷、太冲调理气血,清热疏肝;血海、足三里调补气血,通畅道路。内服方中:龙胆草大苦大寒,既泻火又除湿,既善泻谷道肝胆实火,又善清泄水道湿热,为主药。栀子、黄芩清热解毒,增强主药清热燥湿之力;生地清热凉血,滋阴,防苦寒药伤阴太过;车前子、泽泻、白茅根清热利湿,使湿热之毒从水道排解;白花蛇舌草、半枝莲、田基黄清热祛瘀;菊花清热解毒,淡竹叶清心泻火生津以除烦,延胡索活血通两路、行气止痛,生麦芽健运谷道、舒肝调气,共为帮药。甘草缓急止痛,调和诸药,为带药。针药合用,毒解路通,气血均衡,胁痛则除,诸症自安。

病案二

方某,女,68岁,初诊日期:2019年10月12日。

主诉:右胸胁疼痛半年。

现病史:患者半年前出现右胸胁疼痛,每遇情志刺激及烦躁恼怒时疼痛明显,口苦,舌红,苔白,脉弦。

中医诊断:胁痛。

壮医诊断 日胴尹(壮文:Rikdungxin)。

治疗:壮药内服。

处方:

柴胡 15g	黄芩 15g	七叶一枝花 10g	虎杖 9g
黄花倒水莲 20g	密蒙花 10g	炙甘草 6g	延胡索 15g

川楝子 10g

7 剂,日 1 剂,水煎分 2 次温服。

10 月 20 日复诊:患者右胁疼痛明显减轻。继续治疗 3 周,疼痛基本消除。

按语:本案谷道气郁并有龙路火路毒滞,治宜疏肝利胆、祛瘀通路。以柴胡、黄芩、延胡索、川楝子疏通谷道中枢肝胆,并能清热解毒,为主药。七叶一枝花、虎杖、黄花倒水莲清热利胆,散瘀止痛;密蒙花润肝燥、清肝热、养肝目,壮族人常用其煮黄色糯米饭吃,是天然的染色剂,共为帮药。甘草调和诸药。

第二十七节　肥胖

病案

黎某,女,46 岁,初诊日期:2019 年 8 月 9 日。

主诉:肥胖 10 余年。

现病史:患者因肥胖 10 多年要求减肥。刻下:体型肥胖,腰部赘肉明显,平素胃纳差,口中多有涎唾,眠可,大便溏烂,日行 1～2 次,小便调。舌淡红,苔白,脉滑。

中医诊断:肥胖。

壮医诊断:闭伯(壮文:Bizbwd)。

治疗:壮医莲花针拔罐逐瘀、壮医针刺联合壮医药线点灸。

1. 壮医莲花针拔罐逐瘀疗法　取穴:大椎、脾俞、膈俞、腰部赘肉处莲花穴。方法:消毒后用莲花针叩刺相应穴位至皮肤轻微渗血,将真空罐拔于叩刺部位,留罐 5 分钟,起罐后,清理吸出的瘀血并消毒。每周 3 次,6 次 1 个疗程。

2. 壮医针刺、壮医药线点灸　取穴:脐内环穴(心、肾、肝、肺)、天枢、水道、归来、上脐行穴、太乙、滑肉门、气海、关元、足三里、丰隆、三阴交、地机、太冲。方法：针脐内环穴用壮医天阴阳针法，即进针前先嘱患者做腹式吐纳运动，调整呼吸、稳定情绪、消除杂念。然后无痛进针，进针后不提插、不捻转、不运针、不强求酸麻胀针感，针毕医者右手掌心对准患者肚脐（距离15～30cm），做顺时针缓慢旋转运动3～5分钟。整个进针过程患者不要停止吐纳运动，直至进针后3～5分钟，留针30分钟，以脐部出现温暖感，并有冷气从手脚排出为佳。足三里、太冲、丰隆三穴位进针后直接留针30分钟。其余穴位壮医药线点灸。每天1次（需与壮医拔罐逐瘀疗法间隔1天），10次为1个疗程。

8月19日二诊：患者已行莲花针拔罐逐瘀治疗4次，自觉手脚轻松，身体无疲乏之感，体重未有减轻，但视觉患者较前瘦。舌红苔薄，脉细。

8月29日三诊：第2疗程结束，体重减少3kg，面色红润，眼睛有神，精神较好。

9月7日四诊：第3疗程结束，体重减少5kg，肉眼见形体较前消瘦，精神较好，面色红润，舌淡红苔薄白，脉缓和。停止治疗。随访3个月，未见复发。

按语：肥胖是指机体脂肪沉积过多以致体形发胖，常伴头晕乏力，懒言少动，胸闷气短，动则汗多等症状。各年龄段均可见。若形体虽丰腴，但面色红润，精神饱满，舌象脉象均正常，并且查无其他疾病者，不属于肥胖范畴。

肥胖多为饮食失调，或长期食欲亢盛，或过食肥甘厚味，甜腻食品，以致谷道失健，助湿生痰，痰湿流注机体，形成肥胖；或痰湿、瘀毒聚于体内，阻滞谷道，以致谷道运化功能失调，吸收大于消化，聚于体内，形成肥胖；或谷道虚损，以致劳倦懒怠，加之运动量少，谷道运化失司，内生痰湿，痰湿蕴结聚积机体而成肥胖。其证有虚实之别，多虚实夹杂。治疗以补谷道，健运脾胃为主，兼祛瘀、解毒。另外还应改善生活作息和饮食习惯，增加运动量等。治疗方法多以壮医针灸联合壮药内服治疗。

本案治宜健运谷道、祛瘀通路，予壮医外治。壮医莲花针拔罐逐瘀疗法最擅祛瘀,取脾俞、膈俞调谷道而祛湿,取大椎穴、手臂莲花穴活血化瘀,通龙路、火路。壮医针刺脐内环穴调气、补虚,足三里健脾和胃、调理气血、扶正培元、通调三道两路,太冲、丰隆调理气血,丰隆还长于祛痰化湿。壮医药线点灸天枢健脾和胃,水道温阳利水,归来、上脐行穴、太乙、滑肉门调补谷道气血,气海、关元强壮补益,三阴交健脾和胃、调和气血,地机健脾利湿、调理气血。通过外治,调补谷道、通畅道路、均衡气血。此外,改善生活作息和饮食习惯、增加运动量是减肥必不可少的环节,否则均是一时之功。

第二十八节　面瘫

病案一

陆某,男,29岁,初诊日期:2017年7月17日。

主诉:口角㖞斜10天。

现病史:患者10天前出现口角向右侧歪斜,左眼闭合不全,左面部僵硬感,左额纹消失。平素出汗多,腰累,嗜睡。大便烂,小便黄。舌尖向左侧歪斜,舌淡白,苔薄白,脉缓。

中医诊断:面瘫。

壮医诊断:哪呷(壮文:Najgyad)。

治疗:壮医针刺联合壮药内服。

1. 壮医针刺　取穴:脐内环八穴(心、肾、肝、脾、肺、大小肠)。方法:用壮医天阴阳针法,即进针前先嘱患者做腹式吐纳运动,调整呼吸,稳定情绪,消除杂念。然后采用无痛进针法进针,进针后不提插、不捻转、不运针、不强求酸麻胀针感,针毕医者右手掌心对准患者肚脐(距离15~30cm),做顺时针缓慢旋转运动3~5分钟。整个进针过程患者不要停止吐纳运动,直至进针后3~5分钟,留针30分钟,以脐部出现温暖感,并有冷气从手脚排出为佳。每天1次。

2. 内服黄氏壮医调气汤加减

处方：

黄芪 60g	白术 30g	陈皮 6g	升麻 10g
柴胡 10g	红参 10g	生甘草 10g	当归 15g
桔梗 10g	炒枳壳 25g	浮小麦 30g	红枣 10g
白附子 3g	防风 10g	赤芍 10g	橘络 10g
川芎 10g	丝瓜络 10g	蜈蚣 1 条	地鳖虫 6g

7 剂，日 1 剂，水煎服。

7 月 24 日二诊：上症好转。继予上法治疗。

8 月 3 日三诊：左眼可完全闭合，额纹恢复。口角㖞斜基本消失，舌歪斜恢复正常。左面僵硬明显缓解。继续针刺 3 次、服药 3 剂以巩固疗效。

按语：面瘫，壮医称之为哪呷，是由于毒邪瘀阻面部龙路、火路分支，临床以口眼向一侧㖞斜为主要表现的病证。西医称之为面神经麻痹。本病一年四季均可发病，春、秋两季发病率较高。可发生于任何年龄，以 20～40 岁者居多，男性略多于女性。面部左右两侧的发病率大致相当。

面瘫多因先天禀赋不足，或后天劳作过度，或与邪毒抗争气血消耗过多，使正气虚损、气血偏衰、三道两路功能不足，风毒寒毒乘虚外侵，从气道进入人体，并迅速传至龙路、火路，瘀阻面部的龙路、火路网络分支，使其道路不畅，功能失调，甚则气血瘀滞不通，面部筋脉肌肉失去气血充养，终致人体天、地、人三部之气不能同步运行，出现筋肉功能丧失、纵缓不收，发而为病。多起病突然，每在睡醒之时出现。气血瘀滞为主要病机，气血偏衰为发病基础。治疗以祛瘀通路为主要原则，兼调气、解毒、补虚。毒盛者须重视解毒，体虚者兼顾补虚，体虚不明显而毒甚者，以祛瘀、解毒、调气为要，待瘀毒尽去，则正气自复。黄瑾明教授治疗本病多采用壮医针灸配合壮药内服综合治疗。

本案面瘫乃因虚致瘀，治宜祛瘀、通龙路、补虚健谷道。予壮医针刺脐内环穴，用壮医天阴阳针法，重在调全身气机而通道路、补虚损。内服黄氏壮医调气汤益气提阳、调气补虚、温健谷道。加浮小麦、红枣敛汗,白附子、赤芍、防风、橘络、川芎、丝瓜络、蜈蚣、地鳖虫祛瘀解毒、疏通龙路。针药同施,三气得调,谷道得补,龙路得通,面瘫可愈。

病案二

杨某,男,52岁,初诊日期:2018年12月23日。

主诉:口角㖞斜半天。

现病史:患者半天前出现口角向右侧歪斜,鼓腮漏气,左侧鼻唇沟变浅,左眼闭合无力,左侧额纹稍变浅,颈肩部酸胀不适,偶有双上肢麻木。畏寒。舌淡,苔白,脉浮紧。既往有高血压、糖尿病。

中医诊断:面瘫。

壮医诊断:哪呷(壮文:Najgyad)。

治疗:壮医针刺联合壮药内服。

1. 壮医针刺 取穴:脐内环穴(肝、肾)、地仓、颊车、四白、阳白、合谷、足三里、三阴交、血海。方法:针脐内环穴用壮医天阴阳针法,留针30分钟,其他穴位进针后直接留针30分钟。每天1次。

2. 内服黄氏壮医通痹散

处方:

蝉蜕6g	地龙10g	蜈蚣3g	全蝎3g
茯苓10g	白术10g	当归10g	川芎10g
赤芍15g	柴胡10g	香附10g	枳壳10g

七叶一枝花10g

7剂,日1剂,水煎分2次温服。

治疗1周后,主症消失,继续治疗1周巩固疗效。

按语:本案为急性期面瘫。患者冬至发病,畏寒、舌淡苔白、脉浮紧,当为体虚感受风寒,致面部龙路网络分支瘀滞。治宜祛风解毒、逐瘀通路、调气补虚。予壮医针刺调气、通路、补虚,配合壮药内服。方中地龙、蜈蚣、全蝎搜风息风,攻毒祛瘀,黄瑾明教授治疗面瘫时多用;蝉蜕、柴胡疏风解表,赤芍、当归、川芎活血通路,香附、枳壳调气通路,七叶一枝花消肿解毒,白术、茯苓调补谷道。针药合用,直中病机,疗效显著。

病案三

李某,女,38岁,初诊日期:2019年12月16日。

主诉:口角㖞斜1天。

现病史:患者1天前口角向左侧㖞斜,右面部板滞麻木,右额纹变浅,右眼闭眼不全、干涩、流泪、眼痒,进餐时,食物常停留于右侧齿颊间。舌淡红,苔薄白,脉细。

中医诊断:面瘫。

壮医诊断:哪呷(壮文:Najgyad)。

治疗:壮医针刺。取穴:脐内环穴(肝、肾)、眉弓三穴、眉心、地仓、启闭、颊车、上关、四白、合谷。方法:针脐内环穴用壮医天阴阳针法,留针30分钟,其他穴位进针后直接留针30分钟。每日1次。

12月24日二诊:针刺5次后,口角㖞斜、右眼闭合减轻,眼睛流泪及干涩瘙痒症状缓解,面部板滞麻木减轻。继续治疗。

2020年1月3日三诊:针刺10次后,口角㖞斜基本恢复正常,余症全部消失。

按语:本病同为急性期面瘫,仅予壮医针刺获愈。脐内环穴、眉弓三穴、眉心、启闭均为壮医特定穴,脐内环穴调气、补虚、温通道路;眉弓、眉心、四白清热解毒,明目,舒缓眼部症状;启闭通利口窍、疏通龙路火路。颊车、上关、地仓疏通面部龙路火路网络而缓解筋脉肌肉麻痹和瘫痪,合谷祛瘀解毒。

病案四

孙某,女,21岁,初诊日期:2019年1月5日。

主诉:口角㖞斜、右眼无法闭合3天。

现病史:患者3天前吹风受凉,晨起发现口角向左侧歪斜,右眼无法闭合,迎风流泪。右侧面部板滞麻木,口角流涎,鼓腮漏气,进食后食物常停留于齿颊间。伴恶风、颈部酸胀感,大便时溏。舌淡,苔薄白略腻,脉浮滑。

中医诊断:面瘫。

壮医诊断:哪呷(壮文:Najgyad)。

治疗:壮医针刺联合壮医药线点灸。

取穴:脐内环穴(肺、大肠、肝、脾)、眉弓三穴、眉心、翳风、风池、地仓、颊车、下关、合谷、曲池、足三里、阴陵泉。方法:针脐内环穴用壮医天阴阳针法,留针30分钟,其他穴位进针后直接留针30分钟。出针后,上穴行药线点灸治疗,每穴点灸3壮。每天针灸1次。

1月18日二诊:右眼闭合有力,无流泪,右侧面部无麻木,无口角流涎,进食咀嚼较前有力,仅有少量食物停留于齿颊,恶风、颈部酸胀消失,继续针灸1周痊愈。

按语:本案予针灸联用,以头面部龙路、火路网络分支的网结(穴位)为主。患者大便时溏,故配足三里、阴陵泉健运谷道。针刺调气、解毒作用较强,药线点灸温通作用较著,针、灸合用时,宜先针后灸。

病案五

黎某,女,28岁,初诊日期:2018年12月16日。

主诉:口角㖞斜、面部僵硬2个月余。

现病史:患者2个多月前熬夜加班后出现口角向右侧歪斜,左眼闭合不全,迎风流泪,额纹消失,左侧面部板滞僵硬,鼓腮漏气,进食后食物常停留于齿颊,伴耳后疼痛。曾在社区医院予中西医结合治疗,现左眼闭合较前恢复,无迎风流泪,额纹仍浅,面部僵硬感无改善,口角仍歪斜,鼓腮仍有漏气,进食仍有部分食物停留于齿颊,耳后疼痛。舌黯淡,苔薄白有瘀点,脉细弦。

中医诊断：面瘫。

壮医诊断：哪呷（壮文：Najgyad）。

治疗：壮医针刺、壮医药线点灸及壮医莲花针拔罐逐瘀。

1. **壮医针刺、壮医药线点灸** 取穴：脐内环穴（肺、大肠、肝、脾）、眉弓三穴、眉心、阳白、翳风、地仓、颊车、下关、合谷、血海、足三里、气海、关元。方法：针脐内环穴用壮医天阴阳针法，留针 30 分钟，其他穴位进针后直接留针 30 分钟。出针后，上穴行药线点灸治疗，每穴灸 3 壮，1 周 5 次。

2. **壮医莲花针拔罐逐瘀疗法** 取穴：阿是穴、颊车、下关、翳风、膈俞、血海、曲池。方法：局部消毒，用壮医莲花针在穴位上叩刺，再在叩刺部位拔罐，留罐 15 分钟。1 周 2 次。

2019 年 1 月 2 日二诊：左眼闭合有力，面部僵硬感改善，口角稍歪斜，鼓腮仍有漏气，进食仍有部分食物停留于齿颊，无耳后疼痛。继续上法治疗。

2019 年 1 月 20 日三诊：口角已不歪斜，诸症消失。

按语：本案除了针、灸治疗，又用壮医莲花针拔罐逐瘀疗法加强祛瘀解毒，通过莲花针叩刺头面部龙路、火路网络分支，增加皮肤通透性，再予拔罐，将毒瘀直接吸拔出体外，从而迅速疏通龙路、火路。治疗面瘫，应以通为用、以通为要、以通为顺、以通为治。

第二十九节　面痛

病案

杨某，女，38 岁，初诊日期：2019 年 6 月 18 日。

主诉：右侧颌部疼痛反复 5 个月余。

现病史：患者 5 个多月前夜晚外出受风后，开始出现右侧颌部疼痛，呈阵发性剧痛，风吹或触摸时痛甚，每次发作持续 30 分钟，伴灼热感。外院检查提示:右面部三叉神经(第三支)损伤65%。自服止痛药效果不佳。喜冷饮,易焦虑,纳寐欠佳。舌红,苔薄黄,脉弦。既往慢性胃炎病史。

中医诊断:面痛。

壮医诊断:那尹(壮文:Najin)。

治疗:壮医针刺、壮医药线点灸联合壮药内服。

1. 壮医针刺 取穴:颊车、地仓、承浆、听会、翳风、下关(均右侧)、曲池、内关、神门(均双侧)。方法:无痛进针,行针得气后,留针30分钟,隔天针1次。

2. 壮医药线点灸 取穴:莲花穴(痛处取之)、颊车、地仓、承浆、听会、下关(均右侧)。方法:每穴点灸1壮,隔天灸1次。

3. 壮药内服

处方:

当归15g	白芍15g	丹参15g	川芎15g
地龙10g	连翘10g	防风15g	路路通10g
板蓝根10g	蜈蚣2条		

7剂,日1剂水煎服。

6月25日二诊:颌痛稍减,继予针、灸1次,服药7剂。

7月2日三诊:颌部疼痛、灼热感明显减轻,继予针、灸1次,服药7剂。嘱患者避免吹风。连续治疗3周后,诸症完全消失。继续针、灸1次,服药4剂巩固疗效。随访3个月未再复发。

按语:面痛是指头面部外感风毒、寒毒、火毒或内生痰毒、热毒与外感毒邪夹杂,引起体内气机不畅,三气不同步,头面部龙路、火路网络瘀滞不通或不畅,或情志内伤,肝失条达,肝郁化火,上扰头面部,灼伤头面部道路,所致的临床以面部表现爆发性、或左或右,痛势激烈,痛止如常人为主症的一种常见疑难疾病。一年四季皆可发病。治疗以解毒、祛瘀为原则,体虚者兼以补虚,气机不畅者兼以调气。黄瑾明教授常用壮医针灸联合壮药内服治疗。

　　本案为风热毒邪瘀积面部龙路火路网络所致。《壮医针灸学》中载有病机七条，指出"诸病疼痛，皆属于瘀"，《证治准绳》又言"面痛皆属火盛"。治宜祛瘀解毒、通路止痛，予针灸联合壮药内服治疗。针灸多取患部及附近穴位，地仓、颊车、下关、承浆、听会、翳风疏风清热，通路止痛；曲池祛风解表、清热利湿，神门、内关安神助眠。值得一提的是，药线点灸必取莲花穴（在痛处取之），有通路止痛之功，镇痛效果显著。另予内服当归、白芍、丹参、川芎活血养血，通龙路火路，连翘、板蓝根清热解毒，防风祛风止痛，地龙、路路通、蜈蚣祛瘀通路。《医学衷中参西录》云"蜈蚣走窜之力最速……凡气血凝滞之处皆能开之，性有微毒，而专善解毒……尤善搜风"。内外同治，共奏祛瘀解毒、通路止痛之功。

第二章 外科病证

第一节 颈椎病

病案一

宋某,女,39岁,初诊日期:2019年11月27日。

主诉:反复颈项疼痛1年,加重10天。

现病史:患者1年前出现颈项疼痛,反复发作,近10天加重,按压有酸胀感。伴头晕头痛,平素月经量少,烦躁易怒,时感胸部胀痛,纳可,寐差。舌淡,苔薄白,脉细。

中医诊断:颈椎病。

壮医诊断:阖妖尹(壮文:Hoziuin)。

治疗:壮药内服。

处方:

熟附子5g(先煎)	黄芩10g	白芍20g	柴胡6g
升麻10g	醋延胡索15g	益母草15g	炒酸枣仁12g
夜交藤15g	合欢花20g	皂角刺10g	大枣10g
当归6g	川芎6g		

7剂,日1剂,水煎,早晚饭后温服。

12月5日二诊:颈项疼痛减轻,偶有轻微头晕头痛,时感胸部胀痛,纳可,寐欠佳。舌淡苔薄白,脉细。原方加炒枳壳25g、葛根30g,7剂。

12月12日三诊:全部症状消失,再服上方3剂,巩固疗效。

按语:颈椎病是指由于气血虚弱,三道两路功能不强,颈部龙路、火路壅塞不通,使气血瘀滞,肩部失养,临床以颈项疼痛或酸胀、麻木、僵硬、转动不利等为主要表现的一种疾病。西医学认为:颈椎病是因颈椎及其间盘、组织等退行性改变而引起的一系列症候群。中老年人多发,为慢性病,常反复发作,与职业密切相关。

壮医认为,颈椎病多因患者年事较高,或职业因素,或过度劳作,使气血偏衰,道路功能不足,龙路、火路瘀滞不畅,气血痹阻于颈项筋肉,使其失于气血滋养所致;或因外伤颈部,病久不愈,使气血瘀滞不通,局部失养,发为本病。气血偏衰为发病基础,气血瘀滞为主要病机。治疗当以祛瘀、调气为要,配以补虚、解毒。多以壮医针灸联合壮药内服治疗。

本案治宜祛瘀止痛,调气解郁。予壮药内服治疗,方中附子补火助阳,散寒止痛;柴胡疏肝解郁,白芍、当归养血柔肝,当归芳香可行气,味甘可缓急,是肝郁血虚之要药;黄芩清热泻火,能清胸腹蕴热以除烦满,共为主药。川芎、醋延胡索活血、行气、止痛,通二路;益母草活血调经、炒酸枣仁、夜交藤、大枣养血安神;合欢花解郁安神,活血散瘀,助柴胡疏肝解郁;皂角刺消肿散瘀通路,枳壳理气消胀,宽胸快膈,兼能舒肝,主降气,与升麻配伍,一升一降,调畅气机,增强行气消胀之力;葛根能鼓舞谷道胃气,又能解肌舒筋止痛,共为帮药。柴胡、升麻能引清阳之气上升,上达天部,为带药。全方共奏养血疏肝,散瘀止痛之功。

病案二

王某,男,41岁,初诊日期:2019年4月27日。

主诉:反复颈部疼痛伴右手麻木2年。

现病史:患者2年以来因长期伏案工作,出现颈部疼痛,伴右手麻木。曾在多家医院就诊,最近一次磁共振(MRI)检查为2个月前,提示:C_{4-5}、C_{5-6}椎间盘膨出,C_{6-7}椎间盘突出。曾行针刺、推拿、牵引、膏药、中药内服等治疗,颈部疼痛症状暂时缓解,但是手麻未见明显改善,颈部疼痛也反复发作。刻诊:颈部疼痛,痛处固定,右手麻木,烦躁,夜寐差。舌黯红,苔薄白,脉弦。

中医诊断:颈椎病。

壮医诊断:阖妖尹(壮文:Hoziuin)。

治疗:壮医莲花针拔罐逐瘀联合壮医针刺。

1. 壮医莲花针拔罐逐瘀疗法　取穴:扁担穴、肩胛环穴、背廊穴(颈段)。方法:每穴用莲花针叩刺 20~30 次,以局部皮肤潮红或微微出血,然后用抽气罐在叩刺部位拔罐,留罐 10~15 分钟,起罐后,用壮医通路酒涂擦拔罐部位,以增强疗效。每周 1 次。

2. 壮医针刺　取穴:脐内环穴、合谷、太冲、发旋、安眠三穴。方法:针脐内环穴用壮医天阴阳针法,即进针前先嘱患者做腹式吐纳运动,调整呼吸、稳定情绪、消除杂念。然后无痛进针,进针后不提插、不捻转、不运针、不强求酸麻胀针感,针毕医者右手掌心对准患者肚脐(距离 15~30cm),做顺时针缓慢旋转运动 3~5 分钟。整个进针过程患者不要停止吐纳运动,进针后坚持 3~5 分钟,留针 30 分钟,以脐部出现温暖感,并有冷气从手脚排出为佳。其他穴位进针后直接留针 30 分钟。每天 1 次。

治疗后患者诉左肩颈部疼痛明显减轻,但体力劳动后仍感疼痛,连续治疗 1 个月后,疼痛基本消失,右手已无麻木。

按语:本案颈部疼痛固定且检查提示椎间盘病变,局部龙路火路网络瘀滞明显,又合并有谷道肝郁,治疗宜活血化瘀,调气疏肝。取扁担穴、肩胛环穴、背廊穴,行壮医莲花针拔罐逐瘀疗法能直接将瘀毒排出,从而畅通龙路火路、散瘀止疼痛。针刺脐内环穴调气通道路,合谷、太冲疏肝理气、疏路镇痛,发旋、安眠三穴安神助眠。

病案三

刘某,男,46岁,初诊日期:2019 年 10 月 5 日。

主诉:反复颈部酸胀痛 3 年余。

现病史:患者 3 年以来反复颈部酸胀痛,活动稍受限,余无明显不适。

舌黯淡,苔薄白,脉弦数。

中医诊断:颈椎病。

壮医诊断:阖妖尹(壮文:Hoziuin)。

治疗:壮医针刺联合壮药内服。

1. 壮医针刺　取穴:脐内环穴(肝、肾)、曲池、外关、后溪、中渚、肩髎、间谷、列缺、足三里、水泉。方法:针脐内环穴用壮医天阴阳针法,留针30分钟,其他穴位进针后直接留针30分钟。每天针1次。

2. 壮药内服

处方:

羌活10g	独活10g	桑寄生15g	仙茅10g
生地15g	伸筋草15g	骨碎补15g	炙甘草6g
七叶莲30g	延胡索15g	续断10g	威灵仙15g
香附10g	狗脊10g	千斤拔15g	杜仲15g
远志10g			

7剂,日1剂,分早晚2次饭后温服。

10月12日二诊:上症减轻,继续原方案治疗。连续治疗1个月后,颈部灵活,酸胀痛消失。

按语:男子生理以八为周期,《素问·上古天真论》云:"五八(40岁),肾气衰,发堕齿槁。"40岁后男子肾气开始衰减,骨节功能随之变弱。本案患者43岁开始反复颈部酸胀痛,舌黯苔薄白,脉弦数,为水道本虚,郁热内生,龙路瘀滞引起,治疗宜解毒、补虚、通两路。壮医针刺脐内环穴调气、补虚,后溪配列缺治颈项僵痛,足三里调理气血、健脾和胃,外关清泄邪热、疏通道路,曲池祛风解表、清热利湿、调和气血,中渚清热祛风、疏通道路,肩髎清热利湿、疏通道路,间谷消肿痛、改善头部症状,水泉调理气血。壮药内服方中:续断、骨碎补、桑寄生、仙茅、狗脊、杜仲补肝肾、壮筋骨以治其本;羌活、独活、伸筋草散风湿、舒利关节而通痹,共为主药。威灵仙、千斤拔祛风湿、通龙路火路;延胡索、七叶莲活血止痛通路;香附理气止痛,生地养阴生津以制羌活独活之温燥，远志味辛通利、祛痰消肿，共为帮药。炙甘草缓急止痛，调和诸药，为带药。针药合用，通两路、祛毒邪、补肝肾、强筋骨、止痹痛。

病案四

唐某，男，68 岁，初诊日期：2018 年 5 月 11 日。

主诉：反复颈肩部疼痛 1 年。

现病史：患者 1 年以来颈肩部反复酸胀疼痛，以左侧为主，伴头晕，劳累后加重，休息后可缓解。纳寐欠佳。舌淡，苔白，脉弦细。

中医诊断：颈椎病。

壮医诊断：阖妖尹（壮文：Hoziuin）。

治疗：壮医针刺联合壮医莲花针拔罐逐瘀疗法。

1. **壮医针刺**　取穴：脐内环穴（心、肝、脾）、扁担、肩胛环穴、颈夹脊、风门、足三里、脾俞、肾俞。方法：针脐内环穴用壮医天阴阳针法，其他穴位进针后直接留针 30 分钟。每天针 1 次。

2. **壮医莲花针拔罐逐瘀疗法**　取穴：扁担穴、肩胛环穴、颈夹脊。方法：用莲花针在穴位叩刺至局部皮肤潮红或微微出血，再在叩刺部位拔罐，留罐 10～15 分钟。1 周 1 次。

5 月 21 日复诊：已无头晕，颈肩部无疼痛，偶有酸胀，继续针刺 5 天，巩固疗程。

按语：此案患者谷道气虚兼龙路火路瘀滞，予壮医针刺调气补虚通道路，联合壮医莲花针拔罐逐瘀疗法祛瘀，效果显著。

第二节　肩凝症

病案一

陆某，女，44 岁，初诊日期：2020 年 1 月 5 日。

主诉:左肩背疼痛 2 个月。

现病史:患者 2 个月前开始出现左肩背疼痛,呈胀痛、刺痛,向左上臂放散。左肩抬举时疼痛,休息稍缓解,夜间左侧卧疼痛加重,常因痛而醒来,疼痛与天气变化关系不明显。大小便正常。舌黯紫,苔薄白,脉弦。左冈下窝隆凸、压痛、拒按。

中医诊断:肩凝症。

壮医诊断:肩吧尹(壮文:Genmbaqin)。

治疗:壮医针刺联合壮医莲花针拔罐逐瘀疗法。取穴:梅花穴。方法:以左冈下窝为中心取梅花穴,常规皮肤消毒后无痛进针,再分别取距此 1.5cm,在 12、6、3、9 点位置各进 1 针,针尖斜向中心。患者有酸胀感,留针 30 分钟。出针后以抽气罐拔罐,吸出瘀血,留罐 5 分钟。

1 月 10 日复诊:治疗后左肩背疼痛减轻,左肩活动如常,无向左上臂放射痛。继上法再治疗 1 次。

按语:肩凝症又称"漏肩风""露肩风""冻结肩""五十肩",是指由于体虚,风寒湿之毒从三道两路侵入体内,或内生痰、瘀、湿毒使道路壅塞,气血瘀滞,胶结痹阻于肩臂部龙路火路网络,临床以肩关节疼痛不适,活动受限为主要表现的一种疾病。是临床常见多发病,多在风湿性关节炎或陈旧性肩损伤基础上发展而来。

肩凝症的病因主要是机体气血虚弱,抗病能力不足,加之生活起居不调,风毒、寒毒、湿毒乘虚外侵,痹阻于龙路、火路;或肩部外伤,使肩部龙路、火路阻滞不畅,气血瘀滞不行,筋脉失养,发为本病。治疗上应以祛瘀、调气为要,按病情需要配以解毒、补虚。黄瑾明教授多采用壮医针灸联合壮药内服治疗本病。

本案患者龙路、火路瘀滞,治宜解毒、祛瘀、通路、止痛。梅花穴能消肿止痛,软坚散结,通调龙路、火路,主治痛证、肿块等病证。壮医针刺梅花穴,能直接调理局部龙路、火路气血,消肿止痛;再施以壮医莲花针拔罐,能快速将局部瘀血吸拔而出,祛瘀生新。

病案二

苏某,女,46岁,初诊日期:2019年3月29日。

主诉:右肩疼痛1周。

现病史:患者1周前出现右肩关节疼痛,呈持续性酸胀痛,活动受限,抬举及背伸困难,夜寐一般。舌黯淡,苔薄白,脉弦细。

中医诊断:肩凝症。

壮医诊断:肩吧尹(壮文:Genmbaqin)。

治疗:壮医针刺、壮医药线点灸联合壮药内服。

1. **壮医针刺、壮医药线点灸** 取穴:脐内环穴(心、肝、肾)、扁担、曲池、后溪、外劳宫、外关。方法:针脐内环穴用壮医天阴阳针法,即进针前先嘱患者做腹式吐纳运动,调整呼吸、稳定情绪、消除杂念。然后无痛进针,进针后不提插、不捻转、不运针、不强求酸麻胀针感,针毕医者右手掌心对准患者肚脐(距离15~30cm),做顺时针缓慢旋转运动3~5分钟。整个进针过程患者不要停止吐纳运动,进针后坚持3~5分钟,留针30分钟,以脐部出现温暖感,并有冷气从手脚排出为佳。针扁担穴采用吐纳补法,每穴补4次;针曲池、后溪、外劳宫、外关,用吐纳泻法,每穴泻3次,留针30分钟。出针后扁担穴加用壮医药线点灸,每穴点灸3壮。每日针灸1次。

2. **壮药内服**

处方:

续断10g	狗脊10g	杜仲15g	桑寄生15g
千斤拔10g	骨碎补15g	威灵仙15g	延胡索15g
香附10g	生地黄15g	七叶莲30g	伸筋草15g
生甘草6g	羌活10g	远志10g	

7剂,日1剂,分早晚2次饭后温服。

4月9日复诊:诸症消失,予原方7剂巩固疗效。

按语:本案肩部龙路火路瘀滞较重,予针灸和药物联用治疗。壮医针刺调气、通龙路火路,先针后灸,药线点灸温通止痛作用显著。内服方予续断、骨碎补、桑寄生、狗脊、杜仲、千斤拔补肝肾、壮筋骨,增强水道功能,以健旺下之肾水,肾水则上承润养肩臂,此即《灵枢·终始》"病在上者,下取之,病在下者,高取之"之法的应用,针药同理;威灵仙、伸筋草、羌活祛风湿,通道路,且羌活善散头项肩臂脊背寒毒;延胡索、七叶莲活血化瘀,通路止痛;香附理气止痛,生地养阴生津制羌活独活之温燥,远志味辛通利,祛痰消肿;甘草缓急止痛,调和诸药。针灸药合用,则道路通、瘀血除、肩痛愈。

病案三

余某,女,72岁,初诊日期:2020年1月3日。

主诉:右肩、右上臂疼痛半年。

现病史:患者半年前开始出现右肩、右上臂肌肉关节酸痛,游走不定,右小指关节肿胀,小指关节屈伸不利,身体倦怠乏力。舌淡胖,苔薄黄,脉浮紧。

中医诊断:肩凝症。

壮医诊断:肩吧尹(壮文:Genmbaqin)。

治疗:壮医莲花针拔罐逐瘀、壮医针刺联合壮药内服。

1. **壮医莲花针拔罐逐瘀疗法** 取穴:扁担(两侧)、梅花穴两侧(风门、肺俞、附分、魄户)、膈俞、血海、肩髃、肩髎、臑俞、阿是穴。方法:用放血笔点刺以上穴位,每穴点刺2～3次,在点刺穴位拔罐,留罐3～5分钟,起罐后,用壮医通路酒涂擦拔罐部位。

2. **壮医针刺** 取穴:脐内环八穴、脐外环四穴、扁担、膈俞、血海、肩髃、肩髎、臑俞、阿是穴、足三里。方法:针脐环穴用壮医天阴阳针法,留针30分钟,其他穴位进针后直接留针30分钟。3日1次。

3. **壮药内服**

处方:

| 黄芪30g | 桂枝30g | 白芍30g | 白术25g |

知母 6g	麻黄 10g	大枣 3 枚	炙甘草 6g
防风 15g	生姜 3 片	炮附子 10g（先煎）	羌活 10g
白芷 10g	威灵仙 15g	姜黄 10g	川芎 10g
党参 30g	伸筋草 15g		

3 剂，水煎分 2 次早晚温服。

1 月 7 日二诊：右肩、右上臂肌肉关节酸痛减少，右小指关节肿胀减轻。治疗同上。

1 月 17 日三诊：右肩、右上臂肌肉关节酸痛消失，右小指关节无肿胀。建议再做 1 次壮医针刺，巩固疗效。

按语：本案风寒湿外毒侵袭、瘀阻肩臂龙路火路网络，采用壮医莲花针拔罐逐瘀疗法活血祛瘀，壮医针刺调理气血、通调道路，壮药内服祛风散寒、除湿止痛。多法并施，共达毒解、瘀除、路通、三气同步之效。

第三节　腰痛

病案一

赵某，男，23 岁，初诊日期：2019 年 11 月 23 日。

主诉：反复腰部疼痛 1 年余。

现病史：患者 1 年多前开始出现腰部疼痛不适，伴下肢放射痛，受累后疼痛加重，休息后稍有缓解，疼痛时酸胀感明显，下肢症状在前侧、外侧明显。时感头晕、昏沉。舌淡，苔白，脉细。自述外院腰椎 CT 无异常，颈椎 MRI 提示：颈椎生理曲度变直。

中医诊断：腰痛。

壮医诊断：核尹（壮文：Hwetin）。

治疗：壮药内服。

处方：

| 独活 10g | 桑寄生 15g | 杜仲 15g | 川牛膝 15g |

醋延胡索 15g　　熟附子 6g（先煎）　黄芩 12g　　　鸡血藤 15g

龟甲 15g　　　丹参 30g　　　　忍冬藤 15g　　泽泻 6g

炒麦芽 9g　　　炒薏苡仁 6g

7 剂，日 1 剂，分 2 次早晚饭后温服。

复诊：腰部酸胀明显缓解，继续原方治疗。

按语：腰痛是外感、外伤或内伤，使腰部龙路、火路阻滞不畅而引起的，以腰部的一侧或两侧疼痛为主症的一种病症。可见于腰部软组织受伤、风湿性多肌痛、脊柱病变、内脏病变等。体虚、气血不足是发病基础，在三道两路及脏腑功能不足、腰脊虚弱的基础上，外感毒邪、外伤腰部或内伤三道两路、枢纽脏腑，使龙路和火路不通畅，阻滞于腰部，局部龙路、火路功能失调或失养，气血瘀滞于腰府而发为本病。病机以气血瘀滞为主，多兼气血偏衰，治疗常以祛瘀、调气为治则，兼以补虚、解毒。对于因跌仆或负重扭伤引起的腰痛、无骨折及错位等情况者，用壮医针灸联合壮药内服治疗可获满意效果。

本案患者腰部龙路虚寒，并有龙路火路瘀滞，治宜活血祛瘀、通路止痛、强筋壮骨。予内服独活祛下部及筋骨风寒湿毒，桑寄生、牛膝、杜仲补肝肾，祛风湿，强筋骨；龟甲滋阴潜阳、益肾强骨，鸡血藤、丹参活血补血通两路，泽泻、薏苡仁利水渗湿，忍冬藤疏风通络，延胡索活血、行气、止痛，附子散寒止痛，炒麦芽健脾消食助谷道运化，更以一味黄芩苦寒燥湿，反制附子之大热。

病案二

吕某，女，60 岁，初诊日期：2019 年 10 月 18 日。

主诉：反复腰痛 1 年，再发加重 2 天。

现病史：患者 1 年前出现腰痛反复发作。汗多，咳嗽，寐差。舌淡红，苔薄白，脉沉细。

中医诊断：腰痛。

壮医诊断:核尹(壮文:Hwetin)。

治疗:壮药内服。

处方:

独活10g	桑寄生30g	秦艽10g	当归15g
川芎10g	熟地15g	赤芍15g	桂枝10g
茯神15g	杜仲15g	怀牛膝15g	党参20g
骨碎补10g	鹿角霜15g		

7剂,日1剂,分2次早晚饭后温服。

复诊:腰痛显著减轻,纳寐可,继续原方治疗。

按语:本案属水道中枢肾虚所致,久病者,多为体虚毒邪深入所致,非补虚祛瘀不能除。故治以补肾、祛湿、化瘀为主。内服桑寄生、牛膝、杜仲、骨碎补、鹿角霜补肝肾,强筋骨;独活、秦艽祛风湿止痛,桂枝散寒湿,当归、赤芍、熟地、川芎调血活血,党参、茯神健脾安神。诸药合用,毒去路通、肝肾强健、气血均衡、诸症自除。

病案三

李某,男,51岁,初诊日期:2019年10月12日。

主诉:反复腰痛3年余。

现病史:患者3年多以来反复腰痛,伴腰部僵硬感,时有口干口苦,寐差。舌淡白,苔白腻,脉沉细。

中医诊断:腰痛。

壮医诊断:核尹(壮文:Hwetin)。

治疗:壮医针刺联合壮药内服。

1. **壮医针刺** 取穴:脐内环穴(肾、膀胱、肝)、风门、曲池、腰部梅花穴、肾俞、委中、承山。方法:针脐内环穴用壮医天阴阳针法,即进针前先嘱患者做腹式吐纳运动,调整呼吸、稳定情绪、消除杂念。然后无痛进针,进针后不提插、不捻转、不运针、不强求酸麻胀针感,针毕医者右手掌心对准患者肚脐(距离 15～30cm),做顺时针缓慢旋转运动 3～5 分钟。整个进针过程患者不要停止吐纳运动,进针后坚持 3～5 分钟,留针 30 分钟,以脐部出现温暖感,并有冷气从手脚排出为佳。其他穴位进针后直接留针 30 分钟。每日针刺 1 次。

2. 壮药内服

处方:

独活 10g	桑寄生 30g	秦艽 10g	当归 15g
川芎 10g	熟地 15g	赤芍 15g	桂枝 10g
茯苓 15g	杜仲 15g	怀牛膝 15g	党参 15g
生甘草 6g	延胡索 15g	沙参 15g	玉竹 10g
百合 10g	鹿角霜 15g		

7 剂,日 1 剂,水煎分 2 次温服。

11 月 19 日二诊:针刺 5 次,服药 7 剂后,腰痛较前减轻,无明显口干口苦,纳寐均佳,继服上方 3 剂,巩固疗效。

按语:本案为水道阴虚征象,治宜补血养阴、活血祛瘀、通痹止痛。予针药结合治疗。针脐内环穴调气补虚,风门、曲池、腰部梅花穴、肾俞、委中、承山除湿通路止痛;内服独活、秦艽祛风除湿止痛,桑寄生、牛膝、杜仲、鹿角霜补肾强筋骨,当归、赤芍、熟地、川芎补血活血,桂枝散寒湿,延胡索活血、行气、止痛,党参、茯苓健脾安神,沙参、玉竹、百合养阴润燥安神,甘草缓急止痛。诸药合用,共奏补肝肾、养阴血、通道路、止痹痛之功。

病案四

陈某,男,45 岁,初诊日期:2019 年 3 月 18 日。

主诉:反复右侧臀部至小腿疼痛 3 个月余。

现病史:患者 3 个多月以来反复右侧臀部疼痛,初为腰部及大腿牵拉样疼痛,继而累及小腿,呈牵拉样刺痛,咳嗽、弯腰及屈伸腿部时加重,无外伤史。患者为渔民，腰腿部长期浸于水中，腿部常湿冷。舌淡红，苔白厚，脉沉。

中医诊断：腰痛。

壮医诊断：核尹（壮文：Hwetin）。

治疗：壮医针刺联合壮医莲花针拔罐逐瘀。

1. 壮医针刺　取穴：患侧骶鞍环穴、长强、环跳、风市、申脉、足三里、委中、承山、后溪。方法：针患侧环跳、委中每穴先补 2 次，后泻 2 次。针患侧后溪，用泻法，泻 2 次；其余穴位进针后直接留针 30 分钟。每天针 1 次，5 次为 1 个疗程。

2. 壮医莲花针拔罐逐瘀疗法　取穴：患侧骶鞍环穴、肾俞、阿是穴、环跳、膝弯、承山。方法：穴位常规消毒，莲花针叩刺 10～15 次，抽气罐吸拔，留罐 5 分钟。3 日 1 次。

3月24日复诊：治疗 1 个疗程后，疼痛消失。随访 3 个月，未见复发。

按语：本案患者由于长期浸于水中，风、寒、湿毒外侵，阻滞龙路、火路，使腰腿部的龙路、火路网络瘀滞不通而致痹痛。《灵枢·厥病》云："足髀不可举，侧而取之。"故取患侧腿部穴位以治之。《素问·痹论》云："循脉之分，各有所发，各随其过，则病瘳也。"《灵枢·周痹》又云："痛从上下者，先刺其下以过之，后刺其上以脱之。痛从下上者，先刺其上以过之，后刺其下以脱之。"即疼痛从上部发展到下部的，先刺其下部，以阻遏病邪的进一步发展，后刺其上部以解除病源；疼痛从下部发展到上部的，先针刺其上部，以阻遏病邪的进展，后刺其下部以解除病源。患者先腰部疼痛后累及小腿，故先刺申脉，后刺环跳，则效倍增矣。后溪通背脊，腰腿痛者多取此穴。壮医莲花针拔罐逐瘀疗法能直接快速祛除局部毒邪，二法联用，使毒邪去、虚损补、道路通，故针到病除。

病案五

陈某，女，77 岁，初诊日期：2018 年 12 月 17 日。

主诉:反复腰骶部胀痛 10 余年。

现病史:患者 10 多年来腰骶部反复胀痛,放射至右下肢,腰椎 MRI 提示 $L_{4/5}$、L_5/S_1 椎间盘突出。近期弯腰及行走时疼痛加重,休息后缓解,纳寐欠佳。舌黯淡,苔白,脉弦。

中医诊断:腰痛。

壮医诊断:核尹(壮文:Hwetin)。

治疗:壮医针刺联合壮医莲花针拔罐逐瘀。

1. **壮医针刺** 取穴:脐内环穴(心、肾)、腰龙脊穴、骶龙脊穴、腰夹脊穴、骶鞍环穴、肾俞、环跳、膝弯、阿是穴、足三里、太溪。方法:针脐内环穴用壮医天阴阳针法,其他穴位进针后直接留针 30 分钟。每日针 1 次,10 天为 1 个疗程。

2. **壮医莲花针拔罐逐瘀疗法** 取穴:腰夹脊穴、骶鞍环穴、环跳、膝弯、莲花穴(痛处)。

方法:常规消毒穴位后,莲花针叩刺,抽气罐拔罐,留罐 3～5 分钟。1 周 2 次,2 周为 1 个疗程。

12 月 28 日二诊:经治疗 1 个疗程,腰骶部、下肢疼痛明显减轻,偶有腰酸,纳寐可,继续针刺 1 个疗程,巩固疗效。

按语:此患者年事较高,腰痛病程较长,气血不足是基础,结合舌脉,亦夹血瘀,即在三道两路及脏腑功能不足、腰脊虚弱的基础上,久病伤络,气血瘀滞于腰府,使腰部龙路、火路不通畅,腰部失养,而发为本病。予壮医针刺结合莲花针拔罐逐瘀治疗,针刺重在调气补虚、通路止痛,莲花针拔罐旨在活血化瘀、疏通龙路火路。

病案六

郑某,男,59 岁,初诊日期:2019 年 10 月 18 日。

主诉:反复腰部辣痛 7 年。

现病史:患者因反复左下肢疼痛于 2012 年行腰椎间盘突出症手术,术后反复出现腰部辣痛。头晕,偶有昏沉感。纳寐差,烦躁。舌淡,苔薄黄,脉沉细。

中医诊断:腰痛。

壮医诊断:核尹(壮文:Hwetin)。

治疗:壮医药线点灸、壮药内服联合壮医食疗。

1. 壮医药线点灸　取穴:龙脊穴(腰龙脊5穴,骶龙脊5穴)。方法:每穴点灸3壮,均用补法,每日1次。

2. 壮药内服

处方:

独活 10g	桑寄生 10g	秦艽 10g	当归 15g
川芎 10g	熟地 15g	赤芍 15g	桂枝 10g
茯神 15g	杜仲 15g	怀牛膝 15g	党参 20g
生甘草 6g	延胡索 15g	骨碎补 10g	补骨脂 10g
鹿角霜 15g

7剂,日1剂,水煎分2次温服。

3. 食疗　黄氏壮医补谷健胃汤加减

处方:

| 党参 15g | 茯苓 20g | 陈皮 6g | 白术 10g |
| 蜜枣 1个 | 猪排骨 250g |

小火慢炖3小时,入盐少许,饮汤。2天1剂。

10月26日二诊:经药线点灸4次,服药7剂,食疗方3剂后,腰部疼痛已不明显,昏沉感减轻,睡眠、精神均佳。继服上方3剂,巩固疗效。

按语:本案患者腰椎间盘突出症虽行手术,但身体虚损,体虚未改善,加之术后气血大伤,且瘀血滞留龙路、火路,以致腰痛未减,更现头晕沉、纳寐差等诸症,治宜补腰肾、活血通路、止痹痛,予壮医药线点灸龙脊穴温通局部龙路火路网络。壮医内服独活、秦艽祛风除湿止痛,桑寄生、牛膝、杜仲、骨碎补、补骨脂、鹿角霜补肝肾,强筋骨;当归、赤芍、熟地、川芎活血通路,党参、茯神健脾安神,桂枝散寒湿,《古今选注》云:"桂枝复甘草,是辛从甘化,为阳中有阴,故治胸中阳气欲失……故得以外止汗而内除烦。"故桂枝与甘草配伍,也可除烦助眠;延胡索活血、行气、止痛,甘草健脾和胃、缓急止痛、调和诸药。灸药同用,共奏补血柔筋、补肾壮骨、通路止痛之功。另以黄氏壮医补谷健胃汤食疗,增强谷道运化功能,以资气血化生之源。

第四节　筋伤

病案一

蒋某,女,84岁,初诊日期:2019年5月30日。

主诉:双踝关节肿痛,活动受限5天。

现病史:患者5天前因滑倒出现双外侧踝关节肿胀疼痛,活动受限,药酒涂擦未见好转,为求系统诊治,遂来我院就诊。诊见:双外踝肿痛,活动受限,寐欠佳。舌淡,苔薄白,脉沉细。有高血压病10余年,长期服用硝苯地平片,血压控制尚可。

中医诊断:筋伤。

壮医诊断:殷相(壮文:Nyinzsieng)。

治疗:壮医莲花针拔罐逐瘀疗法。取穴:双解溪、丘墟、申脉、足临泣、莲花穴(痛处)。方法:局部消毒后,用壮医莲花针叩刺相应穴位至皮肤轻微渗血,将抽气罐拔于叩刺部位,留罐5分钟,起罐后清除拔出物并消毒。每周治疗2次,10次为1个疗程。

6月10日二诊:外踝肿胀疼痛有所缓解,继续治疗。治疗1个疗程后,双外踝诸症完全消失。继续治疗1周,巩固疗效。随访3个月,未再发。

按语:筋伤是因跌仆挫伤、撞击或暴力等外侵之毒直接伤及龙路、火路,使两路网络气血瘀滞不通、功能不足或紊乱,临床以受伤局部瘀肿疼痛、肌肤发红或青紫、关节屈伸不利、疼痛剧烈,或陈旧伤者肿胀消退、局部疼痛、关节活动受限为主要表现的一类疾病。

本病病因明确，多为跌仆、扭挫、撞击、机械性致伤，因体表皮肉密布龙路、火路网络分支，皮肉之伤必然伤及龙路、火路，一方面外侵之毒通过损伤龙路、火路，直接使两路瘀滞；另一方面，外侵之毒滞留于龙路、火路网络，出现局部肿胀疼痛，而发为本病。治疗以祛瘀为要，根据病情需要可配以调气、解毒、补虚。若外侵之毒所导致的外伤仅局限于肌肤皮肉者，可应用壮医针灸治疗；若兼有内伤，如脏腑损伤者，应结合西医辨病治疗，及时组织抢救，以免耽误治疗时机。外伤仅局限于肌肤皮肉者，常常龙路、火路并病，两路症状兼而有之，治疗宜两路同治。多采用壮医针灸或壮药外敷结合壮药内服综合治疗，可获满意效果。另外，久行可伤筋，故筋伤患者治疗期间需多静养。

本案跌仆挫伤皮肉，因年事已高，恐难自行康复。凡受外伤者，必趁早治之，否则时间一久，则内部瘀血已凝结成块，阻滞龙路火路，继而水道不通，势必难治；凡外伤之疾，皆可用内调外治之法治之；凡外伤筋骨错其位者，必先理筋正骨以复常位，再视气血虚实及毒滞轻重而治之；凡外伤气促痛紧，面浮额黑者，多为危象，当急治之；凡外伤青肿不痛或肿而不消者，必调气养血补虚治之；凡外伤肿痛并寒热者，必解毒养血治之；凡外伤肿痛处固定不去者，必祛瘀为先治之。本案患者痛处固定，故宜祛瘀，采用壮医莲花针拔罐逐瘀疗法，旨在活血化瘀、畅通龙路火路，使得瘀毒外出，气血恢复均衡，通则不痛，故获良效。

病案二

吴某，女，56岁，初诊日期：2019年3月11日。

主诉：左踝关节疼痛、活动受限半年，加重1个月余。

现病史：患者自述半年前因外伤致左踝关节疼痛，活动受限，自行药酒涂擦后明显好转，1个月余前运动后出现左踝疼痛加重，为求系统诊治，遂来我院就诊。诊见：左踝关节疼痛，活动受限，寐欠佳，舌黯淡，苔薄白，脉弦。左踝关节正侧位片：左踝关节骨质未见异常。

中医诊断：筋伤。

壮医诊断：殷相（壮文：Nyinzsieng）。

治疗：壮医莲花针拔罐逐瘀疗法。取穴：左解溪、丘墟、申脉、足临泣、莲花穴（痛处）。每周治疗2次，10次为1个疗程。

3月18日二诊，患者左踝肿胀疼痛有所缓解，继续前法治疗。治疗1个疗程后，患者左踝诸症完全消失。继续治疗1周，巩固疗效。之后随访3个月，未再发。

按语：外伤之病，首先累及筋络。凡伤必有瘀，瘀毒阻滞局部龙路火路分支，瘀阻不通则痛，治疗务求先祛瘀，瘀祛则新生。壮医莲花针拔罐逐瘀疗法，直接作用于患处局部，能快速活血化瘀、消肿止痛、疏通龙路火路，使气血均衡、筋复其位、肿痛自消。

第五节　丹毒

病案一

周某，女，66岁，初诊日期：2019年11月4日。

主诉：右足痛1年余。

现病史：患者1年多前出现右足第4/5指缝脱屑、瘙痒，3天后无明显诱因出现第4趾红肿，自用白花油外涂无好转，皮疹扩散至足背，肿胀、疼痛、行走不便。经治疗疼痛减轻，无发热，但患部皮肤局限性肿胀发硬无改善。舌红，苔薄黄，脉滑数。

中医诊断：丹毒。

壮医诊断：呗（壮文：Baez）。

治疗：壮医莲花针拔罐逐瘀联合金黄散外敷。取穴：肿胀部位。方法：局部皮肤消毒后，用莲花针轻叩皮肤硬肿处，使其局部轻微渗血，然后用手指在针孔处挤出瘀血，治毕，用酒精棉球擦净瘀血，再用3%碘酊棉球涂擦消毒。涂上金黄散。3日治疗1次。

11月7日复诊：患部皮肤局限性肿胀发硬症状减轻，继续原法治疗。

按语：丹毒是指皮肤黏膜破损，毒邪侵入肌肤，阻滞龙路、火路网络分支，致两路不通或不畅，毒聚而成，或过食膏粱厚味，内郁湿热火毒，复感外毒，毒邪壅聚，致龙路火路阻塞，三气不同步，气血凝滞而成的一种病症。好发于小腿、颜面部，以皮肤突然发红、灼热肿痛、皮肤如涂丹为主症，可伴全身发冷发热、周身疼痛等。损害处略高出皮肤，边缘明显，表面光亮，触之坚实，间有大疱发生，有压痛等，反复发作，可造成皮肤增厚、肿胀。常见局部淋巴结肿大。

丹毒多为热毒、火毒壅聚，阻滞道路，致局部红肿、边界分明、灼热疼痛。治疗多以解毒、祛瘀为主，毒邪化解、瘀滞得通，则道路畅通、气血均衡。气血虚损者，辅以调气、补虚。黄瑾明教授多采用壮医针灸结合壮药内服、外洗、外敷等方法综合治疗。

本案治以清热解毒、祛瘀通路。壮医莲花针拔罐逐瘀排毒效果极好，因患趾太小不好拔罐，故莲花针轻叩后，挤出毒血。再外敷金黄散增强清热解毒、消肿散瘀。先叩后敷，更有利于药物透皮，更好发挥药力，双法齐治、相得益彰。

病案二

周某，男，31岁，初诊日期：2018年9月5日。

主诉：右下肢肿胀疼痛4天。

现病史：患者4天前感冒发热后出现右下肢红肿，局部肤温明显升高，自觉疼痛，曾先后于我院急诊及皮肤科就诊，诊断为丹毒，予对症治疗后肿胀缓解，但仍有疼痛。症见：右下肢红肿疼痛，局部肤温升高，久坐、久立后肿胀疼痛明显，活动稍受限，局部皮肤无溃破及渗液，寐欠佳，小便黄，大便干。舌黯红，苔黄，脉数。

中医诊断：丹毒。

壮医诊断：呗（壮文：Baez）。

治疗：壮医针刺联合壮药内服、外洗。

1. 壮医针刺　取穴：脐内环穴（心、脾、肾）、阳陵泉、绝骨、肝俞、梁丘、血海、犊鼻、足三里、三阴交、阴陵泉、曲池、合谷、太冲、丰隆。方法：针脐内环穴用壮医天阴阳针法，即进针前先嘱患者做腹式吐纳运动，调整呼吸、稳定情绪、消除杂念。然后无痛进针，进针后不提插、不捻转、不运针、不强求酸麻胀针感，针毕医者右手掌心对准患者肚脐（距离 15～30cm），做顺时针缓慢旋转运动 3～5 分钟。整个进针过程患者不要停止吐纳运动，直至进针后 3～5 分钟，留针 30 分钟，以脐部出现温暖感，并有冷气从手脚排出为佳。其他穴位进针后直接留针 30 分钟。每日 1 次。

2. 壮药内服

处方：

生石膏 30g	金银花 30g	当归 10g	玄参 15g
生甘草 15g	知母 10g	牛膝 30g	薏苡仁 30g
苍术 15g	黄柏 10g	田七 3g	鹿角霜 15g
牡丹皮 15g	大青叶 10g		

日 1 剂，水煎分 2 次温服。

3. 壮药外洗

处方：

金银花 30g	蒲公英 30g	连翘 30g	冰片 3g
白花蛇舌草 30g	紫花地丁 30g	乳香 30g	没药 20g
牡丹皮 30g	大青叶 30g	黄柏 30g	生甘草 6g

日 1 剂，水煎分 2 次外洗患处。

9 月 27 日复诊：经壮医针刺 20 次，服药 21 剂后，患者右下肢小面积轻微红斑，无肿胀疼痛等不适。

按语：本案患者右下肢红肿疼痛，范围较大，故采用针刺联合壮药内服、外洗治疗。针刺脐内环穴调气通路，阳陵泉舒筋活络，清热利湿，通调水道、龙路、火路；阴陵泉健脾利湿，调理气血，通谷道、水道、火路；曲池清热祛湿，消肿止痛，通龙路、火路；丰隆化痰祛湿，调理气血；绝骨、太冲、肝俞、血海调理气血，通路止痛；梁丘调理谷道，合谷通路开窍，疏路镇痛；犊鼻疏通道路，通龙路、火路；足三里、三阴交健脾和胃，调理气血，通调三道两路。壮药内服金银花、石膏、知母、玄参、当归、甘草清热解毒，活血止痛；苍术、黄柏、牛膝、薏苡仁清热利湿，共为主药。田七活血散瘀、消肿定痛，鹿角霜温肾助阳、收涩除湿，还能制大队解毒药寒凉之弊，并能提高水道功能和抗病排毒功能，甚是妙哉；丹皮清热凉血、活血化瘀，大青叶清热解毒、凉血，共为帮药。壮药外洗，以金银花、蒲公英、连翘、白花蛇舌草、大青叶清热解毒，紫花地丁、丹皮清热祛瘀，共为主药。冰片清热止痛，没药、乳香活血化瘀止痛，黄柏清热燥湿、解毒疗疮，共为帮药。甘草清热解毒、缓急止痛、调和诸药，为带药。壮医针药并施、内外兼治，疗效显著。

第六节　瘰疬

病案

刘某，男，23岁，初诊日期：2019年7月19日。

主诉：右侧乳突淋巴结肿7个月余。

现病史：患者自幼多病，体质瘦弱，7个多月前无明显诱因右侧乳突处出现一个红肿硬块如蚕豆大，压痛明显。背部及右胁疼痛，右肋骨有刺痛感。睡眠时好时差。舌淡红，苔薄白，脉弦。查体：右乳突皮下触及1个淋巴结，2cm×2cm，压痛，边界清，活动度好。

中医诊断：瘰疬。

壮医诊断：呗奴（壮文：Baeznou）。

治法：壮医药线点灸联合壮药内服。

1. 壮医药线点灸　取穴：梅花穴、大椎、肩井、曲池、外关、合谷。方法:轻手法,每穴灸3壮,日1次,10次为1个疗程。

2. 内服黄氏壮医软坚散结汤加减

处方:

麦冬15g	白芷10g	七叶一枝花6g	金耳环5g
青皮6g	三姐妹(三叶香茶菜)6g		浙贝母10g
夏枯草6g	金银花10g	野菊花10g	天花粉10g
炮山甲5g	生甘草6g		

7剂,日1剂,水煎服。

9月19日复诊:连续治疗2个月,经药线点灸20次,服药28剂后,肿大的乳突淋巴结消失,背部及右胁疼痛亦消失。

按语:瘰疬,西医称淋巴结结核,俗称老鼠疮。多由于机体谷道气虚,脏腑阴亏,无力消化、排出毒邪,致毒邪积聚成结,阻滞道路,影响三气同步,则身体更虚,毒积更多,以致结核不断增生增多,累累如贯珠状;或谷道气郁,忧思恚怒,郁火煎熬成痰,阻滞道路,以致紧缩生核;或外感痰湿毒邪,留而不去,凝结集聚而生,发而为病。大者为瘰,小者为疬,合称为瘰疬。好发于颈部,多见于体弱儿童或青年,初起时结核如豆,皮色不变,不觉疼痛,以后逐渐增大,并可串生,化脓溃破,溃后脓液清稀,夹有败絮样物质,往往此愈彼溃,形成窦道。根据病变的特点可分为硬结期、脓肿期、溃破期。治疗多以解毒、祛瘀为主,毒邪化解、瘀滞得除,则道路畅通,气血均衡,毒去正安。气血脏腑虚损者兼以补虚,气机不利者兼以调气解郁。本病应早发现早治疗。黄瑾明教授多采用药线点灸联合壮药内服综合治疗本病。

本案予灸药结合。药线点灸梅花穴消肿止痛、软坚散结,曲池清热利湿,通谷道、龙路、火路;合谷通路镇痛,通调气道、谷道、龙路、火路;大椎、肩井、外关疏通道路,缓解肩颈疼痛。内服方中白芷消肿散结止痛,夏枯草、浙贝母清热、散结,解毒;七叶一枝花清热、化痰、散结,消肿止痛;青皮破气消积散结,金银花、野菊花、金耳环、三姐妹解毒通路止痛,麦冬养阴生津、清热润燥,天花粉清热泻火生津,更以一味炮山甲活血消肿消癥,其走窜之性无微不至,能宣通脏腑,透达三道两路,凡血凝血聚为病皆能开之;甘草缓急止痛、调和诸药。灸药同治,则毒邪化解,瘀滞得消,道路畅通,三气同步,身体自安。

第七节　大偻(强直性脊柱炎)

病案

蔡某,男,43岁,初诊日期:2018年3月15日。

主诉:反复腰骶部僵硬、疼痛12年,加重1周。

现病史:患者12年前出现腰骶部僵硬疼痛,夜间及清晨休息时甚,自服双氯芬酸钠肠溶片可缓解,此后反复发作,医院检查提示:腰椎旁韧带钙化,双侧骶髂关节面毛糙。诊为强直性脊柱炎,予口服塞来昔布胶囊及柳氮磺胺嘧啶片,腰背疼痛及僵硬缓解,此后一直口服用药。1周前,因劳累后上症复发,自服塞来昔布胶囊,疼痛及僵硬未见明显缓解,遂来诊。症见:腰骶部僵硬、疼痛,局部肤温冷,弯腰活动受限,伴下蹲困难,平素腰部怕冷,性欲下降,小便夜间2~3次。双侧骶髂关节压痛,双骶髂关节分离试验(+),直腿抬高试验(−),舌黯红,舌面瘀点,苔白腻,脉弦。VAS评分8分。血液检查:人类白细胞抗原B27(human leukocyte antigen-B27,HLA-B27)(+),血沉56mm/h。骶髂关节CT提示:双侧骶髂关节面模糊、狭窄。

中医诊断:大偻;西医诊断:强直性脊柱炎。

壮医诊断:令扎(壮文:Lingzcah)。

治疗:壮医针刺、艾灸联合壮药内服。

1. **壮医针刺、艾灸**　取穴:神阙、中脘、气海、关元、下关元、腰痛穴、后溪、百会、手三里。方法:中脘、气海、关元、下关元、腰痛穴、后溪、百会、手三里无痛进针,不强求酸、胀、麻针感,留针45分钟,同时艾灸神阙穴。

第二章　外科病证

177

每周针刺及艾灸 3 次。

2. 壮药内服

处方：

田七 10g	狗脊 30g	葛根 30g	乌梢蛇 15g
蜈蚣 1 条	鹿角霜 15g	淫羊藿 15g	独活 12g
羌活 10g	七叶一枝花 6g	延胡索 15g	赤芍 30g
炙甘草 10g			

7 剂，日 1 剂，水煎分 2 次温服。

3 月 23 日二诊：经刺灸 3 次，服药 7 剂后，腰背部疼痛缓解，VAS 评分 4 分，僵硬感缓解不明显，腰部仍有发冷感，继予刺灸及上方内服 7 剂。予壮医龙脊灸温阳通路，方法：在大椎至腰俞的脊柱部位铺生姜泥，再铺一层艾绒，然后喷洒适量酒精并点燃艾绒。建议患者继续使用原西药治疗。

4 月 1 日三诊：经刺灸 6 次，壮医龙脊灸 2 次，服药 14 剂后，腰背部疼痛、僵硬、冷感明显缓解，VAS 评分 3 分。继予壮药内服、每周 1 次壮医刺灸及龙脊灸治疗。

4 月 9 日四诊：上症悉除，VAS 评分 2 分。停用塞来昔布胶囊，嘱其继续壮药内服，可隔日 1 剂，每半个月行壮医龙脊灸治疗 1 次，巩固疗效。

按语：大偻，相当于西医之强直性脊柱炎，壮医认为是由水道虚损，风、寒、湿、热等外毒侵袭龙路、火路，或跌仆外伤，使两路不畅或痹阻不通，气血运行不畅，毒邪瘀滞于筋骨、肌肉、关节等部位而引起的一种进行性、独立性、全身性疾病，临床以侵犯中轴关节及四肢大关节为主，由骶髂关节向上、髋关节、椎间关节、胸椎关节侵犯性发展为主要特征，常伴腰背肢体肌肉酸楚、重着、屈伸不利、晨僵，甚或腰骶及脊背部折痛、驼背畸形、颈项僵直畸形、俯仰转侧不利、活动受限。多见于中青年人，男性多于女性。本病有一定的遗传性。壮医治疗以补虚、祛瘀为主要原则，辅以解毒、调气，疏通两路，增强机体防御功能。黄瑾明教授主张采用壮医针刺、壮医莲花针拔罐逐瘀疗法、龙脊灸、壮药热敷、壮药酒外搽以及壮药内服等综合治疗。

本案患者阳虚兼有龙路火路瘀滞,《灵枢·终始》曰:"手屈而不能伸者,其病在筋,伸而不屈者,其病在骨。"患者关节活动受限,知其筋骨皆病也。治宜补虚祛瘀,养筋壮骨,通路止痛,予壮医综合治疗。内服狗脊、鹿角霜、淫羊藿补肝肾,填精髓,强筋骨,调水道;葛根解肌、生津、升阳,升津液以濡润经脉、舒解项背拘急;乌梢蛇性走窜,能搜风邪,透关节,通道路;蜈蚣脊柱特别发达,与人体龙脊类似,以形治形,能息风、解痉、止痛,张锡纯谓之"凡气血凝滞之处皆能开之";独活、羌活通痹止痛;七叶一枝花、赤芍清热化瘀,田七、延胡索活血化瘀止痛,炙甘草健脾益气、缓急止痛、调和诸药。针刺中脘、气海、关元、下关元、后溪、百会鼓舞正气,强壮补益,激发和调动机体的自愈力;针刺腰痛穴疏通龙路火路、理气止痛,手三里通谷道、火路。神阙灸及龙脊灸振奋阳气、温通道路、透毒外出,通则不痛。

第八节 痉病(破伤风)

病案

赖某,男,79岁,初诊日期:2019年12月29日。

主诉:四肢肌肉不自主抖动1个月余。

现病史:家属代诉患者1个多月前因"右小腿挫裂伤并感染"合并"特重型破伤风",至我院ICU治疗,好转后转入我科。症见四肢不自主抖动,以双下肢较甚,双下肢屈曲,可缓慢伸直,咳嗽咳痰,痰白、质黏、量多,喉间痰鸣,呼吸稍急促,无明显呼吸困难,头部可作摇头动作,未能行点头动作,留置胃管、尿管通畅,大便调。舌红,苔少,脉细数。双肺呼吸音粗,可闻及干啰音。右小腿外侧可见一"L"形创面,约5cm×4cm,基底淡红,可见少许黄白色分泌物,未见明显渗血渗液及红肿,触痛明显。双下肢轻度凹陷性水肿,双上肢肌力粗测4级,肌张力正常。双下肢肌力3级,肌张力增高。

中医诊断:痉病;西医诊断:破伤风。

壮医诊断:破伤风(壮文: Dengsieng Fatfung)。

治疗:壮医针刺联合壮药内服、外敷。

1. 壮医针刺 取穴:脐内环八穴、水沟、印堂、上星、百会、四神聪、风池、肩髃、曲池、手三里、内关、合谷、中脘、气海、关元、梁丘、血海、足三里、三阴交、丰隆、解溪、太冲。方法:针脐内环穴用壮医天阴阳针法,即进针前先嘱患者做腹式吐纳运动,调整呼吸、稳定情绪、消除杂念。然后无痛进针,进针后不提插、不捻转、不运针、不强求酸麻胀针感,针毕医者右手掌心对准患者肚脐(距离 15~30cm),做顺时针缓慢旋转运动 3~5 分钟。整个进针过程患者不要停止吐纳运动,直至进针后 3~5 分钟,留针 30 分钟,以脐部出现温暖感,并有冷气从手脚排出为佳。其他穴位进针后直接留针 30分钟。每日针 1 次。

2. 壮药内服

处方:

当归 12g	金银花 6g	连翘 6g	白芍 15g
生地 15g	枸杞子 12g	北沙参 12g	麦冬 15g
木瓜 15g	续断 12g	钩藤 10g	党参 20g
生甘草 15g	伸筋草 15g		

共 7 剂,日 1 剂,水煎分早晚 2 次温服。

3. 壮药外敷 疡愈膏。每 1~2 日换药 1 次,保持患处干燥,避免污物。

2020 年 1 月 4 日二诊:上症好转。针刺同前,内服方加胆南星 10g、羌活 15g、防风 15g、蜈蚣 2 条(冲服)、全蝎 3g(冲服)。连续治疗 1 个月痊愈出院。

按语:破伤风是指由于跌仆损伤致皮肤破损后,外毒由伤口侵入引起,损害龙路、火路,临床以牙关紧闭、肌肉痉挛、角弓反张、反射亢进等为主要表现的一种特异性感染性疾病。其病因明确，是由伤口感受外毒引发，各种类型和大小的伤口没能及时正确处理，都有可能被外毒入侵引发本病；或伤口接触污染物，如泥土、香灰、柴灰涂敷伤口，则易致本病。治疗以解毒、调气为要，兼以补虚、祛瘀。黄瑾明教授多采用针灸联合壮药内服治疗本病。若外伤仅局限于皮肤、肌肉，可应用针灸治疗；若兼见内伤者，则应采用中西医结合的方法及时抢救治疗。

　　本案为小腿挫裂伤并感染，早期未予重视，侵害龙路火路致特重型破伤风，经中西医救治病情缓解，仍有四肢不自主抖动，呼吸急促，肢体与头部活动受限。既有龙路火路毒滞，又有气道痰毒，治宜解毒补虚、化痰通路。予针刺脐内环八穴，有诸病通治之意。针刺时，以脐为中心，向外 10°，进针深度为 0.8 寸，进针后不提插捻转，嘱患者深呼吸，调整气息，以通调三气、补虚通路；针刺气海、关元、中脘、血海、足三里补益气血，三阴交疏通道路、调和气血，风池、曲池疏风解毒，内关、水沟、印堂、上星、百会、四神聪调"巧坞"（大脑）以安神，肩髃、手三里、合谷、梁丘、解溪、太冲疏通肢节道路，丰隆化痰息风。内服壮药重在补虚，方中生地、当归、白芍、麦冬、沙参、枸杞子滋阴止咳，养血柔筋；连翘、金银花清热解毒；木瓜舒筋活络，为筋脉拘挛、关节不利之要药；钩藤息风止痉、清肝平肝、疏风散热，伸筋草祛风除湿、舒筋活络，续断补益肝肾、强健筋骨，党参益气健脾，甘草调和诸药、益气缓急、祛痰止咳。二诊加蜈蚣、全蝎息风解痉，胆南星祛风化痰解痉，防风、羌活祛风活络，疏散道路风毒，驱毒外出。疡愈膏以五味子、儿茶、地榆、茶油等组成，具有解毒、敛疮功效。诸法联用，解毒、息风、补虚、化痰，则毒去正安。

第三章 妇科病证

第一节 痛经

病案一

罗某,女,26 岁,初诊日期:2013 年 3 月 31 日。

主诉:反复痛经 3 年。

现病史:患者 3 年来反复出现痛经。月经第 1 天下腹疼痛,呈持续性钝痛,以跳痛和冷痛为主,并兼有腰痛。食生冷或酸辣食物可致疼痛加重,经期全身发冷。月经周期正常,末次月经 2013 年 3 月 31 日。舌淡白,苔薄白,脉沉细。

中医诊断:痛经。

壮医诊断:经尹(壮文:Gingin)。

治疗:壮医针刺联合壮药内服。

1. **壮医针刺**　取穴:脐内环穴(肝、肾、心、脾、肺)、足三里、三阴交、太冲。方法:针脐内环穴用壮医天阴阳针法,即进针前先嘱患者做腹式吐纳运动,调整呼吸、稳定情绪、消除杂念。然后无痛进针,进针后不提插、不捻转、不运针、不强求酸麻胀针感,针毕医者右手掌心对准患者肚脐(距离15~30cm),做顺时针缓慢旋转运动 3~5 分钟。整个进针过程患者不要停止吐纳运动,直至进针后 3~5 分钟,留针 30 分钟,以脐部出现温暖感,并有冷气从手脚排出为佳。其他穴位进针后直接留针 30 分钟。每天针 1次,7 次为 1 个疗程。

2. **内服黄氏壮医痛经汤**

处方:

当归 10g	熟地 15g	白芍 15g	川芎 10g

| 乌药 10g | 香附 10g | 吴茱萸 3g | 红花 3g |
| 干姜 6g | 肉桂 4g | 泽泻 10g(盐水炒) | |

怀牛膝 10g(盐水炒)

3剂,日1剂,水煎服。

4月3日二诊:已无腹痛,停止治疗。

5月5日三诊:月经来潮,下腹微痛。继予上法治疗3天。

6月8日四诊:月经来潮,下腹微痛,继予上法治疗3天。

7月7日五诊:月经来潮,已无痛经,停止治疗。

按语:痛经是妇科常见、多发疾病,常见于青春期女性。壮医认为,痛经与"咪花肠"(子宫)的周期性生理变化密切相关,其病因复杂,多因经期前后起居不慎,寒毒、热毒、湿毒等外毒入侵,阻滞于咪花肠的龙路、火路网络分支,使两路不通畅,气血瘀滞,天、人、地三气不能同步而发病;或抑郁、暴怒,精神内伤,使火路的中枢——"巧坞"(大脑)功能失调引起火路闭塞不通,气血瘀滞于内,经前、经时、经后瘀滞之气血下注咪花肠而发病。临床以月经来潮前后,或正值行经期间出现周期性小腹疼痛,或痛引腰骶,甚则剧痛难忍以致晕厥为主要表现的一种疾病。壮医认为龙路、火路网络密布全身,以"通"为用,路通则气血自畅、气畅则三气同步。治疗当调气、补虚、解毒、祛瘀,畅通龙路火路。以气血瘀滞为主者,兼气血偏衰或偏亢,宜祛瘀、调气,气血偏衰配以补虚,毒邪盛实者宜解毒。同时根据月经周期气血的变化,在祛瘀、调气的基础上,或补血,或温血,或调血,或下血。内伤损及龙路、火路者,重在调理气血、补益脏腑道路。黄瑾明教授多采用壮医针灸联合壮药内服治疗本病。

本案患者一派水道阳虚之象,治疗以温补水道,养血理血,调气解毒为主。壮医针刺取脐内环穴调天人地三部气机,足三里调补谷道,三阴交、太冲调理气血。内服壮药以理血、温水道为主,方中吴茱萸散寒止痛,子宫寒冷而致经行腹痛、经血少而黑、月经愆期皆可用之;干姜温中散寒、肉桂温肾逐寒,三药配伍能温补水道,散寒止痛,共为主药。当归、熟地、白芍、川芎补血,活血,理血;红花活血调经、散瘀止痛,小剂量使用有活血养血作用,大剂量使用有破血行瘀作用;泽泻利水渗湿止痛,香附、乌药行气止痛,通龙路、火路,共为帮药。牛膝通调水道引诸药下行直达病所为带药。此方在经前 1 天水煎服,连服 3 剂,可以预防腹痛。或经期腹痛时煎服,可较快止痛。

病案二

涂某,女,22 岁,初诊日期:2014 年 5 月 30 日。

主诉:反复痛经 9 年。

现病史:患者从月经初潮第 2 年开始,经前 1 周出现腹痛及坠胀,兼见胸闷胸胀。经行后第 1～2 天疼痛加剧,伴呕吐。平时手心及脚底出汗很多,极易疲劳。末次月经 5 月 5 日。舌淡白,苔薄白,脉滑数。

中医诊断:痛经。

壮医诊断:经尹(壮文:Gingin)。

治疗:壮医针刺联合壮药内服。

1. **壮医针刺** 取穴:脐内环穴(肾、心、肝、脾、肺)、关元、足三里、三阴交、太冲。方法:针脐内环穴用壮医天阴阳针法,留针 30 分钟,其他穴位进针后直接留针 30 分钟。每天针 1 次。

2. **内服黄氏壮医痛经汤加减**

处方:

当归 10g	熟地 15g	泽泻 10g	怀牛膝 10g
吴茱萸 3g	干姜 5g	肉桂 4g	乌药 10g
香附 10g	红花 5g	红参 10g	茯苓 10g
白术 10g	生甘草 6g	陈皮 10g	法半夏 10g
厚朴 10g	郁金 15g		

7 剂,日 1 剂,水煎分 2 次温服。

6 月 2 日二诊:6 月 1 日来月经,第 1 天腹痛并呕吐,程度比以往轻。

此后每次经前 7 天开始服上方并壮医针刺,连针 7 天。经治疗后,月经分别于 7 月 2 日和 8 月 3 日来潮,痛经基本消除,停止治疗。

按语:本案痛经伴呕吐、手足心出汗、疲劳,治以温补水道、补气调气。以针刺脐内环穴补气调气,关元温补水道,足三里温补谷道,三阴交通道路,太冲调气疏肝。内服黄氏壮医痛经汤温阳散寒、调经止痛,加红参、茯苓、白术、法半夏、陈皮益气健谷道;郁金、厚朴调气通道路,甘草调和诸药。针药合用而获良效。

病案三

韦某,女,28 岁,初诊日期:2013 年 7 月 14 日。

主诉:反复痛经 3 年。

现病史:患者 3 年以来反复痛经,经期第 1~3 天痛甚,月经色黯红有血块,经量较少,7 天干净。末次月经 6 月 13 日。大便结,睡眠不佳。舌淡红,苔薄白,脉弱无力。

中医诊断:痛经。

壮医诊断:经尹(壮文:Gingin)。

治疗:壮医针刺联合壮药内服。

1. 壮医针刺 取穴:脐内环穴(肝、肾、心、肺、脾)。方法:壮医天阴阳针法,留针 30 分钟,每天针 1 次。

2. 内服黄氏壮医痛经汤

处方:

当归 10g	熟地 15g	白芍 15g	川芎 10g
乌药 10g	延胡索 10g	泽泻 10g(盐水炒)	
怀牛膝 10g(盐水炒)		吴茱萸 3g	干姜 6g
肉桂 4g	香附 10g	红花 5g	

7 剂,日 1 剂,水煎分 2 次温服。于经前 1 天或经期腹痛时服,连服 7 剂为 1 个疗程。

7月18日二诊：7月15日月经来潮，经前及经期均腹痛难忍。治疗予上方内服，同时予壮医针刺治疗。经壮医针刺10次和服药7剂后，腹痛完全消失，体力增加。继续上述治疗，并于下次经前开始服用上方7剂。

8月26日三诊：8月20日月经来潮，腹痛完全消失。停止治疗。

按语：本案患者阳虚明显，独取脐内环穴（肝、肾、心、脾、肺）针刺，通调全身气机，温通道路，结合黄氏壮医痛经汤内服而获效。

病案四

杨某，女，24岁，初诊日期：2013年2月3日。

主诉：反复痛经8年。

现病史：患者从16岁月经初潮开始，每次月经来潮第1天出现剧烈下腹疼痛，持续约2小时，偶尔因疼痛剧烈而昏倒，经量不多，色常黑并有血块。月经周期正常，末次月经2013年1月20日。舌红，苔薄白，脉沉。

中医诊断：痛经。

壮医诊断：经尹（壮文：Gingin）。

治疗：壮医针刺。取穴：脐内环穴（心、肝、肾）、膻中、水泉、踝关内三穴、太冲。方法：针脐内环穴用壮医天阴阳针法，留针30分钟，其他穴位进针后直接留针30分钟。每天针1次。

2月15日二诊：针灸10次后，月经于2月13日来潮，第一天下腹仍疼痛，但比以前显减。暂停治疗，待到下次月经来潮前10天再继续针灸。

3月3日三诊：开始作预防痛经治疗，每天针1次，连续10天。

3月12日四诊：3月11日月经来潮，已无腹痛。停止治疗，随访观察。

8月21日随访，末次月经7月14日，过期月经未行，往医院检查已经怀孕，预产期为2014年5月。

按语：本案为水道阳虚痛经，仅予壮医针刺而效。脐内环穴为壮医特定穴,通调天、人、地三部之气,温阳补虚,黄瑾明教授治疗痛经时必用。配天部膻中增强调气,配地部水泉、太冲、踝关内三穴调理气血,滋养水道。

病案五

李某,女,26岁,初诊日期:2019年1月8日。

主诉:反复痛经2年余。

现病史:患者2年多以来反复痛经,经期小腹冷痛,四肢冰冷,经色黑、量中。末次月经2018年12月18日。平素怕冷,易疲劳,纳寐差。舌红,苔薄白,脉沉细。

中医诊断:痛经。

壮医诊断:经尹(壮文:Gingin)。

治疗:壮医针刺联合壮药内服。

1. **壮医针刺** 取穴:脐内环穴(肝、脾、肾)、膻中、内关、血海、足三里、三阴交、复溜。方法:针脐内环穴用壮医天阴阳针法,留针30分钟,其他穴位进针后直接留针30分钟。每日针1次。

2. **内服黄氏壮医痛经汤加减**

处方:

熟地15g	当归15g	白芍15g	怀牛膝10g
肉桂4g	干姜6g	吴茱萸5g	泽泻10g
乌药10g	延胡索15g	香附10g	红花5g

7剂,日1剂,水煎分2次温服。

1月22日二诊:针灸10次,服药7剂后,痛经消失,纳眠均佳,继服上方3剂,巩固疗效。3个月后随访,痛经未再复发。

按语:黄瑾明教授认为,脐内环穴为调气要穴,能通调天、人、地三部之气,气调则道路自通。配膻中调上部之气,配内关安神,配血海、足三里补益气血,配三阴交、复溜调水道。更以黄氏壮医痛经汤内服重在调血散寒、温经止痛。

病案六

卿某,女,32岁,初诊日期:2019年11月16日。

主诉:反复痛经20余年。

现病史:患者20多年以来反复痛经,月经第1天疼痛,时重时轻。末次月经2019年10月24日。平素怕冷、怕热,牙龈肿痛、出血,容易心慌,大便溏烂,睡眠欠佳。当地医院性激素六项检查正常,妇科B超提示子宫内稍强回声团,大小为10mm×11mm×6mm,考虑内膜息肉。2019年10月19日于我院B超复查,提示宫腔内局限性隆起呈稍强回声团,大小10mm×12mm×6mm,考虑子宫内膜息肉。舌淡红,苔薄白,脉沉细。

中医诊断:痛经。

壮医诊断:经尹(壮文:Gingin)。

治疗:壮医针刺联合壮药内服。

1. **壮医针刺** 取穴:脐内环八穴、膻中、子宫、下关元、血海、足三里、三阴交、复溜、太冲。方法:针脐内环穴用壮医天阴阳针法,留针30分钟。其他穴位进针后直接留针30分钟。每日针1次。

2. **内服黄氏壮医滋水补阴汤加减**

处方:

生地20g	熟地20g	当归20g	女贞子15g
旱莲草15g	山萸肉15g	何首乌15g	菟丝子30g
枸杞子30g	紫苏梗10g	香附10g	

7剂,日1剂,水煎分2次温服。

11月23日二诊:11月18日月经来潮,无明显疼痛,大便黏,睡眠可。针刺同前,内服方改为黄氏壮医温水补阳汤加减:生地15g、熟地15g、当归15g、淫羊藿15g、补骨脂15g、紫河车15g、鹿角胶10g(烊化)、菟丝子30g、枸杞子30g、艾叶5g、花椒5g、巴戟天10g。7剂(颗粒剂),日1剂,分2次水冲温服。

11月30日三诊:身暖,舌淡,苔白,脉沉细。针刺同前,上方加何首乌 15g、桑叶 10g。7 剂,日 1 剂。

12 月 7 日四诊:喉中有痰,呼出气热,舌红,苔白,脉细数。针刺同前,改服黄氏壮医滋水补阴汤加减:生地 15g、熟地 15g、当归 15g、旱莲草 15g、女贞子 15g、菟丝子 30g、枸杞子 30g、何首乌 15g。7 剂,日 1 剂。

12 月 14 日五诊:不怕冷,睡眠可,月经 9 天干净,舌淡,苔薄白,脉弦细。针刺同前,内服上方加山萸肉 15g、太子参 15g、茯苓 15g、白术 10g、生甘草 6g、麦芽 15g、山楂 15g、神曲 10g。7 剂,日 1 剂。

12 月 28 日六诊:月经期 9 天,无痛经,不怕冷。脚心出汗明显,口干易渴,舌淡,苔薄白,脉弦细。月经 12 月 14 日来潮,15 日排出一肉样组织,我院病理检查提示:子宫内膜息肉(宫腔流出物)。月经干净后 12 月 23 日于我院 B 超复查:子宫及附件未见明显异常。继予壮医针刺(脐内环八穴、膻中、足三里、三阴交、复溜、太冲)结合壮药内服(一诊方加山萸肉 15g、香附 10g、紫苏梗 10g、麦冬 15g、白芷 10g、浙贝母 10g,7 剂)治疗,巩固疗效。

按语:本案患者痛经 20 余年,有子宫内膜息肉病史。子宫内膜息肉,壮医称胴依傲坲(癥瘕),是由毒滞龙路、火路,气血瘀滞所致,以体虚为本,毒滞、气血瘀滞为标,治宜调水道、补虚损、祛瘀毒,同样予针药结合治疗。壮医针刺取脐内环八穴重在调气;内服重在调整阴阳,恢复脏腑气血均衡,辨证予黄氏壮医滋水补阴汤、温水补阳汤随证加减内服,补益水道虚损,疏通子宫龙路、火路瘀毒。在治疗疾病的过程中,证型并非一成不变,而是常常相互转化、相互夹杂,所以黄瑾明教授根据患者病情发展变化而变化而适时调整方药是非常必要和及时的。

病案七

陆某,女,32 岁,初诊日期:2019 年 8 月 14 日。

主诉:反复痛经 5 年。

现病史:患者 5 年以来痛经反复发作,彩超提示子宫腺肌病,多方治疗无效。每次月经前及经期小腹胀痛、冰凉,口服止痛药难缓解,非常苦恼。经前乳房胀痛,心烦易怒,月经色黯红,有血块。13岁月经初潮,经期不规律,经常推后7~10天,经量正常。末次月经2019年7月13日。平素腰酸,乏力,畏寒较甚,夏天很少能穿裙子和短袖衣服。舌淡,苔薄白,脉沉细。

中医诊断:痛经。

壮医诊断:经尹(壮文:Gingin)。

治疗:壮医针刺、脐环灸联合壮药内服。

1. 壮医针刺、脐环灸　取穴:脐内环八穴、内关、足三里、三阴交、太溪、太冲。方法:先针脐内环穴,行壮医天阴阳针法,再在脐上铺姜绒,然后再铺一层艾绒,喷洒酒精点燃施灸,其他穴位进针后直接留针30分钟。

2. 内服黄氏壮医温水补阳汤加减

处方:

淫羊藿15g	补骨脂15g	紫河车10g	鹿角胶10g(烊化)
菟丝子30g	枸杞子15g	当归20g	生熟地各20g
川花椒5g	艾叶5g	川芎15g	白芍30g
益母草30g	牛膝15g	两面针10g	金耳环5g

7剂,日1剂,水煎分2次温服。

患者接受针、灸治疗1次及服药7剂后,乏力明显好转,畏寒症状减轻,8月18日来月经,未出现痛经,仅感小腹少许坠胀感,继予上法治疗。

9月22日复诊:诉体重增加3kg,乏力、畏寒均明显减轻,9月20日来月经,无痛经。继予上法治疗。12月18日复诊,症状基本消失。

按语:本例为水道阳虚导致的痛经,除了针刺联合黄氏壮医温水补阳汤治疗,因患者阳虚寒毒明显,故加用壮医脐环灸,集壮医脐环调气针法和生姜、艾灸温阳散寒之性,是典型壮医针法和灸法的结合,具有极好的温阳散寒、补益谷道、水道等作用。壮医针、灸、药内外协同,互为增益,疗效更佳。

病案八

罗某,女,44岁,初诊日期:2019年12月1日。

主诉:经期反复下腹疼痛2年余。

现病史:患者2年多以来行经时反复出现下腹疼痛、畏寒、腰部酸软,彩超提示多发子宫肌瘤伴盆腔少量积液。多次至妇科门诊就诊,予口服止痛及活血化瘀药物治疗,反复未愈,为寻求壮医特色治疗,遂来就诊。现症:行经第1~2天下腹疼痛难忍,经色黯有块,淋漓不畅,时有恶心欲吐,畏寒明显,四肢不温,腰部酸软,乏力,纳寐差,大便溏烂,小便清长,舌黯,苔白,脉沉细。

中医诊断:痛经。

壮医诊断:经尹(壮文:Gingin)。

治疗:壮医针刺、壮医药线点灸联合壮药内服。

1. **壮医针刺、壮医药线点灸** 取穴:脐内环穴(心、肾、肝、脾)、内关、归来、气海、关元、血海、足三里、三阴交、复溜、太溪。方法:针脐内环穴用壮医天阴阳针法,留针30分钟;针内关、归来、血海、复溜用泻法,留针30分钟;针气海、关元、足三里、三阴交、太溪用补法,留针30分钟,出针后各穴行壮医药线点灸,每穴点灸3壮。行经前后各针灸7天,14天为1个疗程。连续治疗2个疗程。

2. **内服黄氏壮医痛经汤加减**

处方:

当归15g	熟地15g	川芎15g	红花10g
香附10g	乌药10g	延胡索10g	泽泻(盐水炒)10g
怀牛膝(盐水炒)15g		吴茱萸6g	干姜10g
肉桂10g	小茴香15g		

7剂,日1剂,水煎分2次温服。于经前1天或行经腹痛时服用。

2020年1月1日二诊:行经第3天,诉此次行经顺畅,下腹疼痛减轻,血块减少,仍有腰酸、畏寒,大便稀烂,继续针灸及壮药内服1个疗程。

2月6日三诊,行经第4天,诉此次行经顺畅,下腹无明显疼痛,血块明显减少,无腰酸、畏寒,大便成形,纳寐可,继针刺1次及内服7剂以巩固治疗。

按语:本案痛经伴多发子宫肌瘤及盆腔积液,为水道、龙路火路同病,在针刺及内服黄氏壮医痛经汤基础上,加以药线点灸,壮医药线点灸是壮医特色疗法,通过施灸时火星的温热刺激及药效,具有显著的温路散寒、通经止痛、消肿散结作用。针、灸、药同施,使血得温则行、寒遇温则散、瘀遇温则消。

第二节　月经不调

病案一

钟某,女,23岁,初诊日期:2014年11月5日。

主诉:月经不调5年。

现病史:患者18岁月经初潮,开始半年行经1次,此后2~3个月行经1次。经前或经来第1天腹痛,7天干净,经量中等,末次月经2014年9月13日,至今月经未至。平时怕冷,手脚冰冷。舌淡红,苔薄白,脉细数。

中医诊断:月经不调。

壮医诊断:得塞不调(壮文:Dawzsaeg Mboujdiuz)。

治疗:壮医针刺联合壮药内服。

1. 壮医针刺　取穴:脐内环穴(肾、心、脾、肝)、膻中、关元、三阴交、复溜。方法:针脐内环穴用壮医天阴阳针法,即进针前先嘱患者做腹式吐纳运动,调整呼吸、稳定情绪、消除杂念。然后无痛进针,进针后不提插、不捻转、不运针、不强求酸麻胀针感,针毕医者右手掌心对准患者肚脐(距离15~30cm),做顺时针缓慢旋转运动3~5分钟。整个进针过程患者不要停止吐纳,直至进针后3~5分钟,留针30分钟,以脐部出现温暖感,并有

第三章　妇科病证

193

冷气从手脚排出为佳。其他穴位进针后直接留针 30 分钟。每 3 天针 1 次，10 次为 1 个疗程。

2. 内服黄氏壮医温水补阳汤加减

处方：

当归 20g	生地 20g	熟地 20g	淫羊藿 15g
补骨脂 15g	紫河车 10g	鹿角胶 12g（烊化）	
菟丝子 30g	枸杞子 30g	花椒 5g、	艾叶 5g
炒谷芽 15g	山楂 15g	神曲 10g	

日 1 剂，水煎分 2 次温服，连服 2 个月。

2015 年 1 月 15 日二诊：治疗期间，分别于 2014 年 12 月 5 日和 2015 年 1 月 14 日月经来潮。继续上述治疗 2 个月后，3 月和 4 月月经周期均正常。近期疗效满意。

按语：壮医认为月经不调多因毒邪外侵或内扰，使"咪花肠"（子宫）的龙路网络分支瘀阻；或气血虚损，龙路气血不充，使咪花肠失养而发病。是临床以月经周期、经量、经色、经质等发生异常改变为主要表现的一类疾病。包括月经先期、月经后期、月经先后无定期、经期延长、月经过多、月经过少，常兼而有之。其病因很多，但不外乎外感和内伤两种，而以内伤为多见。外感多为寒毒、热毒侵犯龙路，阻滞其内，使龙路不通畅，瘀阻于咪花肠；内伤较多见，如谷道、水道、气道功能不强或失调，使气血化生乏源，龙路不充，气血偏衰，血海蓄溢失常，致咪花肠失养；或他病犯及咪花肠，使其龙路网络瘀阻发为本病。治疗以调理龙路、气血为要，或补血，或活血，或行血，或止血，或凉血，或调血，以补为主，使龙路畅通，气血平衡，疾病自愈。黄瑾明教授多采用壮医针灸配合壮药内服治疗。

本案患者水道虚寒明显，治宜调水道、补虚损。予壮医针刺重在调气补虚，首取脐内环穴的肾、心、脾、肝四个穴位点，具有较好调气补虚作用；膻中调气安神，关元强壮补益、调理气血、温阳散寒，三阴交健脾和胃、益肾补肝、调和气血，复溜滋阴利水，通调谷道、水道、气道、龙路、火路。予黄氏壮医温水补阳汤内服温补水道、调理气血，此方为黄瑾明教授治疗水道阳虚证的常用验方，治疗水道阳虚多以此方加减运用，往往能收奇功。方中淫羊藿、补骨脂、紫河车、鹿角胶、菟丝子大补肾阳，益精填髓，增强水道功能，其中鹿角胶、紫河车为血肉有情之品，黄老治疗妇科阳虚多用；枸杞子性平、味甘，滋补肝肾，益精明目，以滋补肾阴为主，以阴中求阳，共为主药。花椒、艾叶温里散寒，加炒谷芽、山楂、神曲增强谷道运化功能；当归、生地、熟地养阴调血，共为帮药。针药同用，协同增效。

病案二

谭某，女，18 岁，初诊日期：2018 年 9 月 9 日。

主诉：反复月经周期提前 2 年。

现病史：患者 2 年以来反复月经周期提前，每次提前 10～15 天，量少、色淡，偶有经期小腹胀痛，末次月经 2018 年 8 月 24 日。腰部酸胀，怕冷，平时白带较多、清稀无异味，舌淡，苔薄白，脉沉细。

中医诊断：月经不调。

壮医诊断：得塞不调（壮文：Dawzsaeg Mboujdiuz）。

治疗：壮医针刺联合壮药内服。

1. **壮医针刺**　取穴：脐内环穴（心、肝、肾）、下脐行穴、乳行穴、脾俞、肾俞、足三里、三阴交。方法：针脐内环穴用壮医天阴阳针法，留针 30 分钟，其他穴位进针后直接留针 30 分钟，每日针 1 次。

2. **内服黄氏壮医调气汤加减**

处方：

黄芪 60g	白术 30g	陈皮 6g	升麻 10g
柴胡 10g	红参 10g	生甘草 10g	当归 15g
桔梗 10g	炒枳壳 25g	紫河车 15g	鹿角胶 12g（烊化）
艾叶 10g	旱莲草 15g	女贞子 15g	

7 剂，日 1 剂，水煎分 2 次温服。

9月16日二诊：针刺 5 次，内服 7 剂，月经未提前来潮，纳寐可，继服上方 7 剂、针刺 3 次，巩固疗效。9 月 23 日来信月经来潮，随访半年，月经均准时来潮。

按语：本案水道、谷道阳气虚损，针刺以壮医特定穴为主，其中脐内环穴偏于调气补虚，脐行穴通路止痛、调理气血、宽胸理腹、健运谷道，乳行穴长于理腹消胀、通调三道两路。内服黄瑾明教授的名方黄氏壮医调气汤，功能益气提阳、调气疏肝、健运谷道，既滋补气血，又温阳调气；既补谷道，又调水道，临证凡水谷两道均虚者多用。

病案三

罗某，女，19 岁。初诊日期 2019 年 5 月 27 日。

主诉：反复月经周期延长 4 个月余。

现病史：患者 4 个多月以来反复月经周期延长，45～60 天一行，月经量少，色黯，伴下腹部隐痛，神疲乏力，末次月经 2019 年 3 月 30 日。余无特殊不适。舌黯淡，苔薄白，脉沉细。

中医诊断：月经不调。

壮医诊断：得塞不调（壮文：Dawzsaeg Mboujdiuz）。

治疗：壮医针刺联合壮药内服。

1. 壮医针刺 取穴：脐内环穴（肝、肾）、下脐行穴、乳行穴、肾俞、脾俞、血海、足三里、三阴交、带脉。方法：针脐内环穴用壮医天阴阳针法，留针 30 分钟，其他穴位进针后直接留针 30 分钟。每日针 1 次。

2. 壮药内服

处方：

当归 6g	川芎 6g	赤芍 15g	熟地 15g
红花 5g	益母草 15g	路路通 15g	虎杖 15g
黄芪 30g	蛇床子 15g	淫羊藿 15g	菟丝子 15g
皂角刺 15g	香附 10g		

7剂,日1剂,水煎分2次温服。

6月3日二诊:针5次,服药7剂后,月经已来潮,但量偏少,伴血块,内服方予调整当归为15g、益母草20g,续服3剂。随访3个月,月经均正常。

按语:本案患者水道虚寒,并有龙路瘀滞不畅,宜温阳调气血、通调龙路和水道。同样采用针药结合治疗,内服壮药重在温阳、调补气血,酌加路路通、益母草、红花、皂角刺通经散瘀调龙路。针药合用,补益气血、畅通道路,恢复咪花肠功能。

第三节　经行头痛

病案

高某,女,30岁,初诊日期:2019年10月9日。

主诉:反复行经头痛3年。

现病史:患者3年来反复行经头痛,经行时头部胀痛,右侧为甚,情绪不佳时加重,经量可,色黯有血块,带下无异常。舌淡黯,苔白,脉弦细。

中医诊断:经行头痛。

壮医诊断:得塞巧尹(Dawzsaeg Gyaeujin)。

治疗:壮医药线点灸。取穴:梅花穴、攒竹、头维、食魁、太阳、风池。

方法:患者取坐位,药线点燃后用珠火(珠状火星)点按在穴位上,一按火星熄灭即起为1壮。先点灸最痛处,采用梅花形灸法,再点灸其他穴位,每穴灸1壮,每天1次,直至疼痛消失。

点灸治疗2天后头痛减轻,4日后未觉头痛,在下次行经前2日继续进行壮医药线点灸治疗,持续3个月经周期,此后随访1年未再复发。

按语:经行头痛,壮医称得塞巧尹,是伴随月经周期出现的以自觉头部疼痛为主症的一种病证。一般以头痛为主症,疼痛的部位为前额、额颞、颠顶、顶枕部,或全头部,头痛的性质多为跳痛、刺痛、胀痛、隐痛、头痛如裹、头痛如裂等。壮医认为其病因主要是外感或内伤致龙路、火路不通畅，外感多为风毒、寒毒、湿毒、热毒从口鼻侵入，或从皮肤侵袭，内伤多因劳倦太过，或情志损伤，或久病体虚，使气血偏衰，龙路不充，"巧坞"（大脑）气血瘀滞或失养，临床以气血瘀滞多见。治疗以祛瘀、调气为主，辅以补虚、解毒。黄瑾明教授常用壮医针灸联合壮药内服综合治疗。

本案属龙路火路瘀滞引发的头痛，壮医常用壮医药线点灸疗法治疗，通过对痛区直接点灸刺激，快速疏通巧坞龙路、火路网络，通则不痛。取穴以局部及邻近穴位为主，攒竹、头维、太阳、风池均为近部取穴，疏通巧坞道路；梅花、食魁穴为壮医特定穴位，梅花穴在痛处取之，上下左右和中间各取一穴，多用重手法。药线点灸的通路止痛效果显著，治疗时大多数患者有边点灸边头痛减轻，灸后头部舒畅的感觉，可谓有立竿见影之功。

第四节 经间期出血

病案

魏某，女，36岁，初诊日期：2018年3月27日。

主诉：反复排卵期出血半年。

现病史：患者半年以来反复排卵期出血，排卵期异常分泌物，黯红色，伴小腹胀痛，平素月经周期28～30天。末次月经3月14日，昨天又出现黯红色分泌物，伴小腹胀痛，舌淡，苔薄白，脉沉细。

中医诊断：经间期出血。

壮医诊断：经间期出血（Ginggangeiz Oklwed）。

治疗：壮医针刺联合壮药内服。

1. **壮医针刺** 取穴：脐内环穴（心、肝、肾）、下脐行穴、肝俞、脾俞、肾俞、足三里、三阴交、太溪。方法：针脐内环穴用壮医天阴阳针法，即进针前先嘱患者做腹式吐纳运动，调整呼吸、稳定情绪、消除杂念。然后无痛进针，进针后不提插、不捻转、不运针、不强求酸麻胀针感，针毕医者右手掌心对准患者肚脐(距离 15~30cm),做顺时针缓慢旋转运动 3~5 分钟。整个进针过程患者不要停止吐纳,直至进针后 3~5 分钟,留针 30 分钟,以脐部出现温暖感,并有冷气从手脚排出为佳。其他穴位进针后直接留针 30 分钟。每日针 1 次。

2. 内服黄氏壮医滋水补阴汤加减

处方:

旱莲草 15g	女贞子 15g	山茱萸 15g	制首乌 15g
菟丝子 30g	枸杞子 30g	当归 20g	熟地 20g
生地 20g			

7 剂,日 1 剂,水煎分 2 次温服。

3 月 29 日患者前来行第二次针刺,诉今日阴道已无异常分泌物。

4 月 3 日二诊:诉无明显不适。继服上方 7 剂,针刺 5 次。

4 月 23 日三诊:诉 4 月 15 日月经来潮,无明显不适。

5 月 13 日四诊:今日月经来潮,排卵期已无异常分泌物。继续服药 5 剂、针刺 5 次巩固治疗。随访半年,排卵期均未见异常出血。

按语:经间期出血是指在两个月经周期之间(一般是排卵期),出现白带中夹杂血丝,红多于白,甚或完全是鲜血,但量不多,一般可持续几天,并呈周期性出现的一种疾病。其为当代女性较常见的一种妇科疾病。

壮医认为,本病多因龙路气血不充、水道阴虚进而影响气血平衡协调,使"咪花肠"(子宫)失养,从而出现排卵期血性分泌物;或湿毒、热毒扰乱咪花肠,致血热妄行出血,或湿热下注出现血中夹有白带。治疗以调理龙路气血、滋水补阴为要务,黄瑾明教授多采用壮医针灸配合壮药内服综合治疗。

本案患者水道阴虚,且有龙路气血不充、水道"咪腰"(肾)虚损不足,治宜补益气血、滋养水道。予针刺脐内环穴调气补虚,下脐行穴通路止痛、调理气血、健运脾胃,肝俞、脾俞、肾俞调补肝脾肾,通水道、谷道;足三里调补谷道、补益气血,三阴交通调肝、脾、肾,太溪调理水道、滋阴补肾。壮药内服黄氏

第三章 妇科病证

199

壮医滋水补阴汤加减重在养阴止血,方中大剂量菟丝子、枸杞子、旱莲草、女贞子、山茱萸养阴补血止血;熟地、生地同用,前者偏于填阴,后者偏于清热凉血;当归、首乌补血养血。针药合用,则龙路畅调、水道得养、出血得止。

第五节　崩漏

病案一

刘某,女,34岁,初诊日期:2011年1月22日。

主诉:反复月经淋漓不断4年余。

现病史:患者自2007年人工流产术后,每次月经均淋漓不断。末次月经2010年12月25日,2011年1月12日干净,流血长达18天。白带较多,无异味,心烦易怒。脉弱无力,舌淡白,苔薄白。

中医诊断:崩漏。

壮医诊断:淋勒(壮文:Loemqlwed)。

治疗:壮医针刺联合壮医食疗。

1. **壮医针刺**　取穴:脐内环穴(心、肝、脾、肾)、发旋、梁丘、水泉。方法:针脐内环穴用壮医天阴阳针法,即进针前先嘱患者做腹式吐纳运动,调整呼吸、稳定情绪、消除杂念。然后无痛进针,进针后不提插、不捻转、不运针、不强求酸麻胀针感,针毕医者右手掌心对准患者肚脐(距离15~30cm),做顺时针缓慢旋转运动3~5分钟。整个进针过程患者不要停止吐纳,直至进针后3~5分钟,留针30分钟,以脐部出现温暖感,并有冷气从手脚排出为佳。余穴进针后直接留针30分钟。每周针2~3次。

2. **壮医食疗**　黄氏壮医补谷健胃汤加减

处方:

党参15g	茯苓20g	陈皮6g	白术10g
猪排骨500g	广西蜜枣10g		

洗净置锅内,加水适量,武火煮沸后,改文火慢炖3小时,入盐少许调

味,佐餐饮汤,日1剂。

1月29日二诊:白带逐渐减少,月经尚未来潮。继予上法治疗。

2月20日三诊:1月31日月经来潮,2月14日干净,流血时间缩短至14天。继予上法治疗。

3月5日四诊:2月26日月经来潮,3月5日干净,缩至8天。继予上法治疗。

4月10日五诊:3月30日月经来潮,4月5日干净,时间缩短为6天。两个多月共针刺治疗24次,月经恢复正常。予黄氏壮医补谷健胃汤作食疗善后。

按语:崩漏是指由于道路脏腑功能失调或虚弱,龙路瘀滞不畅或功能失职导致的,临床以女性非经期而突然出现阴道大量出血,或淋漓不断为主要表现的一种病证。常缠绵难愈,是妇科疾病中的疑难重症。可发生于月经初潮至围绝经期的任何年龄,以绝经前期多见。

壮医认为,崩漏病因复杂,根据壮医气血失衡病机可归纳为气血偏衰、气血偏亢和气血瘀滞三方面。气血偏衰方面,先天不足,素体虚弱,或早婚、房劳、多产伤及气血,或久病大病,或年老体虚,或饮食不节损伤道路,均可使气血不充,道路失养,导致龙路功能不足,"咪花肠"(子宫)功能失职,不能制约经血,气血不能循龙路运行流通,反溢出龙路外而发为崩漏。气血偏亢和气血瘀滞方面,感受热毒或寒毒,或素体阳盛,机体功能过亢等,均可使气血亢盛,迫血妄行,损伤龙路,溢出龙路外;或毒邪瘀阻龙路,使气血瘀滞,瘀血不散,恶血不去,新血不得归于龙路而妄行,溢出龙路外,咪花肠功能失职,遂成崩漏。病机以气血瘀滞最为多见。治疗当以祛瘀为主,壮医认为祛瘀可以生新,把龙路瘀滞之气血或溢出龙路外的瘀血祛除干净,从而促进新血的生成。根据气血盛衰情况,除祛瘀外,还需注意调气、补血、调血、下血,使气血恢复周期性变化,促进病情向愈。黄瑾明教授临床常采用壮医针灸及壮药内服综合治疗。

本案患者水道、谷道虚损不足,宜调补水道、谷道虚损。采用针药结合治疗。针刺取脐内环穴调全身气机,并能补虚;发旋提阳通道路,梁丘调胃肠、止血、通调谷道和龙路,水泉调水道。内服黄氏壮医补谷健胃汤重在调补谷道,使气旺而血止。该方为黄瑾明教授著名食疗验方,功能补气健脾、调补谷道。方中党参、白术、茯苓、陈皮、蜜枣健运谷道,益气补虚,更伍一味猪排骨,为血肉有情之品,同气相求,使补力更胜一筹。针药同用,补虚损、调气血、止漏下。月经正常后以黄氏壮医补谷健胃汤食疗调补气血收工,此为固本塞流之妙法。

病案二

曾某,女,39岁,初诊日期:2019年4月23日。

主诉:月经淋漓不止15天。

现病史:患者末次月经2019年4月8日,淋漓不断,至今尚未停止。妇科检查未见生殖系统器质性病变,诊断为功能失调性子宫出血。患者面色晦暗,平素易疲乏,大便日行1次,质溏烂,小便调。舌淡,舌边齿痕,苔白,脉细弱。孕产史:孕2产1,曾行人工流产手术。

中医诊断:崩漏。

壮医诊断:淋勒(壮文:Loemqlwed)。

治疗:壮医针刺联合壮药内服。

1. 壮医针刺　取穴:脐内环穴(心、肾、脾)、下脐行穴、断红、梁丘、足三里、三阴交、地机。方法:针脐内环穴用壮医天阴阳针法,留针30分钟,其他穴位进针后直接留针30分钟。

2. 壮药内服

处方:

| 当归10g | 熟地10g | 白芍20g | 乌梅10g |
| 地榆10g | 藕节15g | | |

5剂,日1剂,水煎服。

4月24日复诊,阴道流血减少。继予针刺1次,第3天阴道流血停止。继予针刺 1 次巩固疗效。

按语：本案患者水道、谷道同病，同样予针药同用治疗。针刺脐内环穴重在调气补虚，下脐行穴调理气血、通调三道两路，梁丘调理脾胃、补益谷道，足三里健运谷道、调理气血、扶正培元，使经血化生有源；三阴交健脾和胃、益肾补肝，地机健脾利湿，调理气血，通谷道、龙路、火路；断红为临床经验穴，位于手背第 2、3 掌骨之间，指端下 1 寸，握拳取之，治疗崩漏有奇功，具有较好的固精止血作用。壮药内服重在补血、理血、止血，方中当归、熟地、白芍补血调经，共为主药，乌梅收涩止血，地榆凉血止血，藕节散瘀止血，共为帮药。

病案三

刘某，女，51 岁，初诊日期：2019 年 9 月 4 日。

主诉：月经淋漓不止 24 天。

现病史：患者本次月经 2019 年 8 月 11 日开始，至今未停。开始血量不多，但淋漓不断。近几天血量略有增加。伴神疲乏力，动则气喘，行走困难。舌淡白，苔薄白，脉沉细。

中医诊断：崩漏。

壮医诊断：淋勒（壮文：Loemqlwed）。

治法：壮医药线点灸联合壮医针刺。

1. **壮医针刺**　取穴：脐内环穴（心、肝、肾、脾）、发旋、梁丘、水泉。方法：针脐内环穴用壮医天阴阳针法，留针 30 分钟，其余穴位进针后直接留针 30 分钟。每天针灸 1 次，5 次为 1 个疗程。

2. **壮医药线点灸**　取穴：脐外环穴（心、肝、肾、脾）、发旋、梁丘、太冲。方法：每穴点灸 3 壮，每天点灸 1 次，5 次为 1 个疗程。

复诊：针刺、点灸 1 次后，阴道流血量显减。5 次后阴道流血完全停止。

按语：本案患者 51 岁，时值"女子七七，天癸绝"之后，虽未绝经，但也往往开始紊乱。月经的正常，取决于谷道化生的气血和水道肾气的调节，故

第三章　妇科病证

益气补肾,调理气血是治疗崩漏的法门之一。本案患者谷道气虚明显,治疗重在益气补虚、温阳止血。予壮医针刺调气补虚,又予壮医药线点灸温补道路,针灸合用协同增效,不失为治疗崩漏的特色疗法。

病案四

张某,女,47岁,初诊日期:2019年10月9日。

主诉:阴道不规则流血半年,再发1周。

现病史:患者半年前无明显诱因出现非经期阴道不规则流血,量多,有血块,伴白带增多、腰酸。2019年9月由门诊拟宫颈恶性肿瘤收治入院。宫颈病理诊断鳞状细胞癌。盆腔MRI示:宫颈癌,累及子宫体部及阴道上1/2,盆腔两侧淋巴结转移。彩超提示右肾结石,左肾积水。根据国际妇产科联盟2018(International Federation of Gynecology and Obstetrics 2018,FIGO 2018)宫颈癌临床分期标准,患者诊断为宫颈鳞状细胞癌(简称宫颈鳞癌)Ⅲ C1(r)期明确,无手术指征,拒绝放化疗,予中药及对症治疗。1周前患者再次出现阴道流血,昨日因上症加重伴下腹胀痛明显至我院明秀分院就诊。血液常规查血红蛋白:52g/L,予静脉止血,阴道填塞处理后仍出血不止,转住我科。入院症见:阴道流血,头晕,乏力,腰酸,下腹胀痛明显。近期体重下降约4kg。舌淡黯,苔白,脉弦细。

中医诊断:崩漏;西医诊断:宫颈鳞癌Ⅲ c1(r)期(FIGO 2018)。

壮医诊断:淋勒(壮文:Loemqlwed)。

治疗:壮医针刺联合西药治疗。

1. **壮医针刺** 取穴:脐内环穴(肾、心)、内关、三阴交、合谷、太冲。方法:针脐内环穴用壮医天阴阳针法,先针肾穴,再在其两旁即5点、7点钟方向各进1针,最后针心穴,留针至患者不能继续静卧(尽可能大于2小时),其他穴位进针后直接留针30分钟,每天针1次。

2. **西药治疗** 止血:卡洛磺钠60mg,静脉滴注;止痛:曲马多缓释片100mg,口服,每12小时1次;曲马多注射液100mg,肌内注射(临时)。

当天腹痛减轻,出血减少,第二天取出阴道填塞的纱条,少量出血,第三天腹痛明显减轻,仅予曲马多片 50mg 口服(每 12 小时 1 次)止痛,后输红细胞悬液 5U 后进行化疗。出院时无出血,轻微腹痛,无需用止痛药。

按语:本案患者崩漏原因极其复杂,由宫颈鳞癌继发崩漏。本为体虚,感受毒邪,痰瘀互结,内蓄日久,致龙路不通,从而发生体痛及崩漏。由腰酸、头晕、体重明显下降等症状可知谷道已受损。急则治其标,缓则治其本,因此壮医西医并重,急患者所急,用壮医针刺联合止痛、止血西药治疗。壮医针刺脐内环穴补虚并通调天地人三气,肾穴及其两旁 5 点、7 点钟代表地部,重点是 6 点肾水,其余两针是强化针,12 点钟为心火,针方意在交通心肾;内关调理气血、宁心安神,三阴交健脾和胃、益肾补肝、调和气血、通畅道路;合谷、太冲通路止痛,调理气血。壮医结合西医治疗,相得益彰,效果显著。

病案五

唐某,女,49 岁,初诊日期:2013 年 6 月 27 日。

主诉:月经淋漓不止 31 天。

现病史:患者 5 月 27 日月经来潮,量较多,淋漓不止,至今已 31 天未停止。平时体弱多病,神疲乏力,食欲不振,畏寒怕冷,两腿酸软。舌淡白,苔薄白,脉沉细。

中医诊断:崩漏。

壮医诊断:淋勒(壮文:Loemqlwed)。

治疗:壮医针刺联合壮药内服。

1. **壮医针刺**　取穴:脐内环穴(肾、心、肝、脾、肺)、发旋、膻中、梁丘、足三里、三阴交。方法:针脐内环穴用天阴阳针法,留针 30 分钟,其他穴位进针后直接留针 30 分钟,每天针 1 次,连针 3 天。

2. **内服黄氏壮医调气汤**

处方:

五指毛桃 60g	白术 30g	升麻 10g	陈皮 6g

| 柴胡 10g | 红参 10g | 生甘草 10g | 当归 15g |
| 桔梗 10g | 炒枳壳 25g | | |

7剂,日1剂,水煎分2次温服。

6月30日二诊:经上述壮医针刺及壮药内服3天后,月经已经完全停止。继续针刺7天、服药7剂,巩固疗效。

按语:本案当为阳气虚不能摄血引起的出血不止,治疗不能见血止血,而应以益气温阳摄血为主,元气得以恢复健旺,则血能自止。故本案宜补气调血、补虚损。壮医针刺脐内环等穴调气、补虚、通道路,配伍黄氏壮医调气汤内服以益气提阳、调气疏肝、健运谷道。

病案六

毛某,女,14岁,初诊日期:2014年10月25日。

主诉:反复阴道不规则流血2个月。

现病史:患者2012年2月月经初潮,开始一切正常,但从2014年8月以来,不明原因月经量增加,淋漓不断。自8月2日至10月25日,先后来了三次月经,行经最长一次达13天,伴神疲乏力,嗜睡,大便溏烂,手脚冷。舌淡红,苔薄白,脉沉细。

中医诊断:崩漏。

壮医诊断:淋勒(壮文:Loemqlwed)。

治疗:壮医针刺联合壮药内服。

1. **壮医针刺** 取穴:脐内环穴(肾、心、肝、脾)、梁丘、足三里、三阴交。方法:针脐内环穴用壮医天阴阳针法,留针30分钟,其他穴位进针后直接留针30分钟。每天针1次。

2. **内服黄氏壮医调气汤加减**

处方:

| 五指毛桃 15g | 白术 10g | 陈皮 3g | 柴胡 5g |
| 升麻 5g | 红参 5g | 生甘草 5g | 当归 5g |

| 桔梗 3g | 炒枳壳 10g | 鹿角霜 10g | 炒谷芽 10g |
| 山楂 10g | 神曲 6g | | |

10 剂,日 1 剂,水煎分 2 次温服。

11 月 5 日二诊:体力增加,精神状态正常,停止治疗。

2015 年 7 月 4 日三诊:经上述治疗后,有 5 个月月经正常,但到 2015 年 5 月 11 日来月经后,淋漓不断将近一个月,直到 6 月 4 日才停止,神疲乏力,大便溏烂,手脚冷。继续上述方案治疗 10 天。

7 月 15 日四诊:7 月 7 日月经来潮,3 天干净。继续上述方案治疗 10 天。

7 月 27 日五诊:体力增加,精神状态良好。继续治疗 10 天。

9 月 20 日六诊:诉 8 月 6 日月经来潮,8 天干净;9 月 10 日来潮,10 天干净。改用中药补中益气丸内服,每次 5g,日服三次,连服 30 天。巩固疗效。

按语:本案患者为水道、谷道阳气虚损。《素问·举痛论》曰:"余知百病生于气也。"《血证论》又云:"脾统血,血之运行上下,全赖乎脾,脾阳虚损则不能统血。"气虚不能摄血,血不循经而致出血不止。予针药同用治疗,因患者神疲、嗜睡、便溏,判断本案病在水道,病性为谷道气虚、水道阳虚,故黄瑾明教授采用黄氏壮医调气汤加减,以调气补虚为主,加鹿角霜增加温经补肾、收敛止血之功,加炒谷芽、山楂、神曲助纳健谷道。

病案七

周某,女,41 岁,初诊日期:2013 年 9 月 7 日。

主诉:月经淋漓不止 14 天。

现病史:患者 8 月 24 日月经来潮,9 月 7 日尚未停止。伴神疲乏力,睡眠不好,大便溏烂,白带多,怕冷,夏天也不能开空调冷气,舌淡白,苔薄白,脉沉细。心肌炎、子宫肌瘤病史。

中医诊断:崩漏。

壮医诊断:淋勒(壮文:Loemqlwed)。

治疗：壮医针刺联合壮药内服。

1. **壮医针刺**　取穴：脐内环穴（肾、心、脾、肺、肝）、发旋、膻中、梁丘、复溜、太冲。方法：针脐内环穴用壮医天阴阳针法，留针30分钟，其余穴位进针后直接留针30分钟。每天针1次。

2. **内服黄氏壮医调气汤加减**

处方：

五指毛桃60g	白术30g	陈皮6g	升麻10g
柴胡10g	红参10g	生甘草10g	当归15g
桔梗10g	炒枳壳25g	柏子仁20g	酸枣仁15g
五味子6g	合欢皮15g	夜交藤10g	麦芽15g
山楂15g	神曲10g		

7剂，日1剂，水煎分2次温服。

9月14日二诊：经上述治疗3天后，月经已经停止，继续服用上方7剂及针刺7次，巩固疗效。

按语：壮医认为，谷道为气血化生主要场所，故本案重在调气补谷道，壮医针刺脐内环等调气补虚安神，内服黄氏壮医调气汤加酸枣仁、柏子仁、五味子、合欢皮、夜交藤养血安神以助睡眠，加麦芽、山楂、神曲增强谷道功能以化生气血。

第六节　闭经

病案一

蔡某，女，30岁，初诊日期：2012年8月5日。

主诉：停经6个月。

现病史：患者6个月月经未至，以往月经周期正常，唯经量偏少。甲状腺结节病史，平时乏力，舌淡白，苔薄白，脉滑。

中医诊断：闭经。

壮医诊断:经涩(壮文:Gingsaek)。

治疗:壮医针刺联合壮药内服。

1. **壮医针刺** 取穴:脐内环穴(肾、肝、脾、心)、膻中、血海、三阴交、踝关内三穴。方法:针脐内环穴用壮医天阴阳针法,即进针前先嘱患者做腹式吐纳运动,调整呼吸、稳定情绪、消除杂念。然后采用无痛进针,进针后不提插、不捻转、不运针、不强求酸麻胀针感,针毕医者右手掌心对准患者肚脐(距离15~30cm),做顺时针缓慢旋转运动3~5分钟。整个进针过程患者不要停止吐纳运动,直至进针后3~5分钟,留针30分钟,以脐部出现温暖感,并有冷气从手脚排出为佳。其他穴位进针后直接留针30分钟。每日针1次,7次为1个疗程。

2. **壮药内服**

处方:

黄芪20g	党参20g	当归20g	赤芍15g
丹参20g	川断15g	莪术12g	水蛭3g
三棱12g	知母10g	生甘草6g	鸡内金15g
白术10g	陈皮10g	天花粉10g	山药10g
麦冬15g	白芷10g		

7剂,日1剂,水煎分2次温服。

9月27日复诊:自诉服药3剂,针刺3次后,月经即恢复来潮。随访半年,月经正常。

按语:闭经是指由于机体虚弱或外毒入侵,使龙路瘀滞,气血闭阻于"咪花肠"(子宫),血海不能满溢导致的,临床以女子超过18周岁月经尚未初潮,或虽已行经而又因病理性原因中断6个月以上为主症的一种病证。西医学分为原发性闭经和继发性闭经。其病因甚多,发病机理主要是气血失衡、咪花肠功能失调。分虚(阴)、实(阳)两个方面。虚者由于三道两路、脏腑等功能失调,使气血化生乏源;或久病、大病、产后失血、多产房劳等,使气血亏虚;或先天不足、后天失养,机体禀赋虚弱,使龙路空虚,气血不充,源断其流,血海不能满溢,咪花肠失养,功能失职,龙路气血虚少而瘀滞不行,经血不足以下,而发病。实者由于湿毒、寒毒等外毒侵扰,或湿毒、寒毒等内毒内扰,毒邪闭阻龙路,咪花肠气血瘀滞,经血不通,发为本病。治疗重在祛瘀、调气,气调则道路自通,路通则气血自畅。善化瘀者,则瘀去而龙路畅通,月经以时下行。同时根据患者气血盛衰情况,或补血,或温血,或调血,或下血;毒邪阻滞者,需配以解毒。黄瑾明教授多采用壮医针灸配合壮药内服综合治疗。

本案龙路瘀滞为标,谷道气虚为本,治宜祛瘀通路、调补谷道,予针药结合治疗。壮医针刺脐内环穴调气、补虚、祛瘀,膻中、血海、三阴交调理气血,通调道路;踝关内三穴通调龙路、火路。内服壮药重在补血活血通道路,方中黄芪、党参、甘草、白术、山药补气健脾,增强谷道气血化源功能,共为主药。当归、赤芍、丹参、川断、莪术、三棱、白芷、水蛭、鸡内金活血通经,祛瘀通路;知母、天花粉、麦冬滋阴增液;陈皮理气健谷道,共为帮药。全方合用,共奏健谷益气、活血通路之功。张锡纯《医学衷中参西录》谓"用鸡内金为脏器疗法……无论脏腑何处有积,鸡内金皆能消之",他还特别推崇莪术、三棱、鸡内金化瘀消癥通冲脉之功,与黄芪、党参补气药相伍,祛瘀不伤正。参、芪得莪术、三棱、鸡内金以通路引之,元气愈旺;元气愈旺,愈能鼓舞莪术、三棱、鸡内金化瘀消癥通冲脉之功。水蛭很多人认为其药性猛烈,但他认为"生水蛭最善食人之血,而性又迟缓善入。迟缓则生血不伤,善入则坚积易破,借其力以消既久之滞,自有利而无害也"。药虽平淡,遣之得当,效却如神。针药结合,气血调和、瘀祛路通,《素问·上古天真论》云:"太冲脉盛,月事以时下。"

病案二

曹某,女,45岁,初诊日期:2013年11月17日。

主诉:闭经1年2个月。

现病史:患者自2012年9月至今未见月经来潮。腰腿酸软,偶有潮热盗汗,焦虑烦躁。口干,平时怕冷,冬天手脚冰冷。舌裂,舌淡红,苔少,脉细数。性激素六项提示:促卵泡生成素升高。B超检查提示绝经期。

中医诊断:闭经。

壮医诊断:经涩(壮文:Gingsaek)。

治疗:壮医针刺联合壮药内服。

1. **壮医针刺** 取穴:脐内环穴(肾、心、脾、肝、肺)、膻中、血海、足三里、三阴交、踝关内三穴。方法:针脐内环穴用壮医天阴阳针法,留针30分钟,其他穴位进针后直接留针30分钟。每天针1次,10次为1个疗程。

2. **内服黄氏壮医温水补阳汤加减**

处方:

淫羊藿15g	补骨脂15g	紫河车10g	鹿角胶15g(烊化)
巴戟天15g	菟丝子15g	枸杞子15g	花椒5g
艾叶5g	当归20g	熟地20g	生地20g

40剂,日1剂,水煎服。

连续针灸40次,服药40剂后,2013年12月29日,恢复月经来潮。

按语:本案一派水道阴阳两虚之象,治宜阴阳并调、通调水道。肾水充足,月经乃下。壮医针刺取脐内环穴、膻中、血海、足三里、三阴交调理气血,通调道路;踝关内三穴通调龙路、火路。内服黄氏壮医温水补阳汤配伍养阴药重在调补阴阳,方中淫羊藿、补骨脂、紫河车、鹿角胶、巴戟天、菟丝子、枸杞子补肾壮阳,益精填髓,增强水道功能;花椒、艾叶温阳散寒,温暖"咪花肠"(子宫);当归、熟地补血生血,生地清热凉血滋阴。全方以补阳为主,佐以补阴,阳主则阴从,阴阳并补。

病案三

刘某,女,43岁,初诊日期:2014年5月11日。

主诉:闭经8个月余。

现病史:患者末次月经 2013 年 9 月 8 日,至今已 8 个多月月经未至。2010 年做过试管婴儿不成功,2012 年曾怀孕 1 次,中途胎儿停育。平时感觉很疲劳,上楼梯气喘。手脚冰冷,大便溏烂,睡眠不佳。舌淡红,苔薄白,脉沉细。

中医诊断:闭经。

壮医诊断:经涩(壮文:Gingsaek)。

治疗:壮医针刺联合壮药内服。

1. 壮医针刺　取穴:脐内环穴(心、肾、肝、脾、肺)、血海、足三里、三阴交、复溜。方法:针脐内环穴用壮医天阴阳针法,留针 30 分钟,其他穴位进针后直接留针 30 分钟。每天针 1 次,10 次为 1 个疗程。

2. 内服黄氏壮医调气汤加减

处方:

五指毛桃 60g	白术 30g	陈皮 6g	升麻 10g
柴胡 10g	红参 10g	生甘草 10g	当归 15g
桔梗 10g	炒枳壳 25g	鹿角胶 12g(烊化)	补骨脂 10g
桃仁 10g	红花 15g	路路通 15g	茺蔚子 10g
益母草 10g			

7 剂,日 1 剂,水煎分 2 次温服。

5 月 26 日二诊:5 月 24 日月经恢复来潮。继予上述治疗 2 周。

6 月 26 日三诊:6 月 20 日月经来潮,量中等。继予上述治疗 2 周,巩固疗效。

按语:本案辨为水道、谷道阳虚,治宜通谷道水道、温补阳气,予针药内服治疗。黄氏壮医调气汤是黄瑾明教授的经典经验方,功能益气提阳、健运谷道,临证谷道阳虚用之亦能获得满意疗效。

病案四

苏某,女,46 岁,初诊日期:2012 年 11 月 24 日。

主诉:停经6个月余。

现病史:患者末次月经2012年5月18日,至今月经未来潮。平素神疲乏力,嗜睡懒言,手脚冰冷,舌淡白,苔薄白,脉沉细。

中医诊断:闭经。

壮医诊断:经涩(壮文:Gingsaek)。

治疗:针刺联合壮药内服。

1. 壮医针刺 取穴:脐内环穴(心、肾、脾)、膻中、血海、足三里、踝关内三穴。方法:针脐内环穴用壮医天阴阳针法,留针30分钟,其他穴位进针后直接留针30分钟。每周针2次,10次为1个疗程。

2. 内服黄氏壮医调气汤加减

处方:

生黄芪60g	白术30g	陈皮6g	升麻10g
柴胡10g	红参10g	生甘草10g	当归15g
炒枳壳25g	桔梗10g	桃仁10g	红花15g

每周2剂,水煎服,10剂为1个疗程。

连续针刺10次,服药10剂后,2013年1月5日恢复月经来潮。

按语:本案既有谷道气虚,又有龙路瘀滞,治宜调气补虚、祛瘀通路,同样予针药结合治疗。壮医针刺取脐内环穴重在调气、补虚、祛瘀,内服黄氏壮医调气汤重在健运谷道、补虚通路,加红花、桃仁活血行血,祛瘀通路,得黄氏壮医调气汤益气提阳相助,则达气行则血行之功。

病案五

温某,女,38岁,初诊日期:2019年11月9日。

主诉:停经7个月余。

现病史:患者2019年4月至今月经未至,当地医院B超检查提示卵巢功能衰退,性激素六项:促卵泡激素2.5mlU/L,黄体生成素13.5mlU/L,雌二醇290.5pmol/L,孕酮0.6nmol/L。平素潮热,多汗,畏寒,偶有心悸,容易焦虑,难入睡,大便秘结,2~3天1次、小便正常。面色萎黄,舌黯红,边有齿痕,苔薄白,脉沉细。

中医诊断:闭经。

壮医诊断:经涩(壮文:Gingsaek)。

治疗:壮医针刺联合壮药内服。

1. 壮医针刺　取穴:脐内环八穴、太溪、复溜、三阴交、肾俞、归来、血海、足三里、期门、膻中。方法:针脐内环穴用壮医天阴阳针法,留针30分钟,其他穴位进针后直接留针30分钟。每日1次,7次为1个疗程。

2. 黄氏壮医温水补阳汤加减

处方:

生地20g	熟地20g	当归20g	淫羊藿15g
补骨脂15g	鹿角胶10g(烊化)	紫河车10g	菟丝子30g
枸杞子30g	巴戟天10g	花椒5g	艾叶5g
柏子仁20g	酸枣仁15g	五味子10g	煅牡蛎(先煎)15g

7剂,日1剂,水煎分2次温服。

11月23日二诊:经壮医针刺7次,服药7剂后,潮热、心悸、焦虑症状缓解,睡眠改善,大便正常。面色较前红润,舌黯红、边有齿痕,苔薄白,脉沉细。辅助检查:性激素六项:促卵泡激素2.70mIU/L,黄体生成素10.06mIU/L,雌二醇273.5pmol/L,孕酮0.55nmol/L。继续壮医针刺7次,上方去柏子仁、酸枣仁、五味子、煅牡蛎,7剂。

11月30日三诊:壮医针刺7次,服药7剂后,11月24日月经来潮,行经6天。畏寒、潮热、心悸症状明显好转,睡眠可,大小便正常。继续针刺7次,内服守上方14剂。

12月28日四诊:患者已无潮热、汗出、畏寒、心悸,大小便正常,饮食可。复查性激素六项:促卵泡激素11.84mIU/L,黄体生成素19.9mIU/L,雌二醇231.6pmol/L,孕酮0.63nmol/L。舌红,苔薄黄,脉滑数。针刺同上,内服方改为黄氏壮医滋水补阴汤加减。处方:生地20g、熟地20g、当归 20g、旱莲草 15g、枸杞子 30g、何首乌 15g、山萸肉 15g、菟丝子 30g、女贞子 15g。14 剂。

2020 年 1 月 11 日五诊:2019 年 11 月 8 日月经来潮,患者已无潮热、心悸、畏寒,大小便正常,饮食可。继予四诊原方 30 剂。巩固治疗。

按语:本案患者水道阴阳虚损,气血亏虚,治疗当以调气血,补虚损为主,予针药结合治疗。针刺取脐内环等穴调气补虚、通道路;内服黄氏壮医温水补阳汤重在温补水道,配伍生地、熟地、当归滋水补阴,配伍柏子仁、酸枣仁、五味子、煅牡蛎安神助眠。二诊时患者睡眠已改善,故去柏子仁、酸枣仁、五味子、煅牡蛎。四诊时,患者舌红、苔黄、脉滑数,水道阳虚得到缓解,水道阴虚仍有,故改用黄氏壮医滋水补阴汤加减内服。

病案六

冯某,女,24 岁,初诊日期:2019 年 5 月 28 日。

主诉:闭经半年余。

现病史:患者半年月经未至,既往经行少腹隐痛,带下量多色白,偶有乳房疼痛。舌淡白,苔薄白,脉沉细。

中医诊断:闭经。

壮医诊断:经涩(壮文:Gingsaek)。

治疗:壮医针刺联合壮药内服。

1. 壮医针刺　取穴:脐内环穴(肝、脾、肾)、膻中、血海、足三里、三阴交、太冲。方法:针脐内环穴用壮医天阴阳针法,留针 30 分钟,其他穴位进针后直接留针 30 分钟。每日针 1 次。

2. 内服黄氏壮医调气汤加减

处方:

黄芪 60g	白术 30g	陈皮 6g	升麻 10g
红参 10g	生甘草 10g	当归 15g	桔梗 10g
炒枳壳 25g	桃仁 10g	红花 10g	茺蔚子 10g

泽兰10g

7剂,日1剂,水煎分2次温服。

6月4日二诊:针刺5次、服药7剂,月经来潮,二便正常,睡眠、饮食均佳,继服上方3剂,巩固疗效。

按语:本案闭经伴有谷道气虚,气血不足、龙路瘀滞。治宜调气通路、补益气血。脐内环穴为壮医特定穴,调气通路作用尤为显著,凡道路不通或虚损者均可刺之。壮药内服重在补谷道、通龙路,予黄氏壮医调气汤加桃仁、红花、茺蔚子、泽兰活血调经,祛瘀通路。黄瑾明教授常言,不可一味补气补血,而忽视疏通龙路,否则虚者日虚、瘀者日瘀、闭者日闭。

病案七

张某,女,29岁,初诊日期:2017年3月16日。

主诉:闭经6个月。

现病史:患者外院诊断多囊卵巢综合征,曾用性激素治疗未效。刻诊:月经半年未至,偶有小腹胀痛,乳房亦胀痛,心烦易怒。面部痤疮、有脓点,并有结节和色素沉着。素体肥胖,双腿多毛,舌黯红,苔白腻,脉弦。

中医诊断:闭经。

壮医诊断:经涩(壮文:Gingsaek)。

治疗:壮医针刺联合壮医药线点灸。取穴:脐内环穴(心、肾、肝)、下脐行穴、内关、曲池、血海、踝关内三穴。方法:针脐内环穴用壮医天阴阳针法,留针30分钟,其他穴位进针后直接留针30分钟。出针后,每穴用药线点灸3壮。每天针灸1次,10次为1个疗程。

针灸5次后月经来潮,诸症减轻,痤疮减少。继续针灸治疗,半年后,月经已可正常来潮,且体重下降约10kg。随访1年,间断予针灸治疗,月经偶有推迟,还算基本正常。

按语:本案龙路瘀滞明显,予针刺结合药线点灸治疗。针刺脐环等穴重在调气,壮医药线点灸重在温通。

第七节　带下过多

病案一

梁某,女,36岁,初诊日期:2017年12月24日。

主诉:反复白带增多5年。

现病史:患者5年以来反复出现白带增多,多方治疗效果欠佳。2017年12月宫颈组织病理检查确诊为慢性宫颈炎、鳞状上皮单纯性增生。现症:白带量多、黏稠、有异味,外阴不痒。经常失眠,口淡乏味,食欲减退。手脚冰冷,怕冷。舌淡白,苔薄白,脉沉细。

中医诊断:带下过多。

壮医诊断:隆白带(壮文:Roengzbegdaiq)。

治疗:壮医针刺联合壮药内服。

1. **壮医针刺**　取穴:脐内环穴(脾、肺、肾、心、肝)、膻中、血海、足三里、三阴交、安眠三穴、神门、内关。方法:针脐内环穴用壮医天阴阳针法,即进针前先嘱患者做腹式吐纳运动,调整呼吸、稳定情绪、消除杂念。然后无痛进针,进针后不提插、不捻转、不运针、不强求酸麻胀针感,针毕医者右手掌心对准患者肚脐(距离15~30cm),做顺时针缓慢旋转运动3~5分钟。整个进针过程患者不要停止吐纳运动,直至进针后3~5分钟,留针30分钟,以脐部出现温暖感,并有冷气从手脚排出为佳。其他穴位进针后直接留针30分钟。每天针1次,7次为1个疗程。

2. **内服黄氏壮医调气汤加减**

处方:

黄芪60g	白术30g	陈皮6g	升麻10g
柴胡10g	当归15g	桔梗10g	炒枳壳25g
山药30g	茯苓15g	薏苡仁30g	车前子10g
厚朴10g	郁金10g	大腹皮10g	柏子仁20g

第三章　妇科病证

酸枣仁 15g　　　五味子 10g

7 剂,日 1 剂,水煎服,7 剂为 1 个疗程。

2017 年 12 月 30 日二诊:白带减少,仍有异味,睡眠仍不好,食欲增加。继予上法治疗。

2018 年 1 月 7 日三诊:白带减少,余症同上。继续治疗。

2018 年 1 月 20 日四诊:白带基本消除。余症消失。继予上法治疗 7 天,巩固疗效。

按语:带下过多是指因湿毒外侵或内生内扰,阻滞水道,使水道瘀滞不通畅,"咪花肠"(子宫)功能失调,水湿下注而成,临床以妇女阴道分泌物与正常对比明显增多,连绵不断,伴有色、质、气味异常为主症的一种病证。女子在发育成熟期、月经前后、月经中期、妊娠期白带相应增多,属正常生理现象。主要病因常责之于湿毒。湿毒是外因,虚是内因。多因素体虚弱,道路功能不强,气血偏衰,抵抗力低下,导致外感湿毒或湿毒内生,尤其是我国岭南地区地处亚热带,气候炎热、阴湿多雨,湿毒尤为明显,若湿毒侵入体内,滞于水道,使其功能失调或减弱,水湿瘀阻咪花肠,下注而发为本病。病机以气血偏衰、湿滞咪花肠为主。

湿毒为患,病多缠绵,故反复发作,不易速愈,且常引发月经不调、不孕等他证,需引起重视。黄瑾明教授治疗本病以解毒、祛瘀为主,兼以调气、补虚,多以壮医针灸联合壮药内服综合治疗。

本案患者一派谷道阳虚、湿毒下注之象,宜温补谷道、利水祛湿。道路得温则通,道路通、湿毒除则水液代谢正常。予针刺壮医脐内环穴调气、补虚,膻中、血海、足三里、三阴交调理气血,安眠三穴、神门、内关宁心安神。予黄氏壮医调气汤内服重在健运谷道,兼以利湿安神。其中黄芪、白术、山药、茯苓益气健脾,温补谷道、水道;当归养血通道路,共为主药。升麻、柴胡、桔梗主升,炒枳壳主降,一升一降,旨在调整气机、畅通道路。桔梗还能止带,《陆氏论医集》卷四云:"所谓脓,是指人体内不当有而有的半流动体,上之在气管,下之在肠,凡不当有的半流动体皆谓之脓。"黄瑾明教授延其意,认为白带增多也属"不当有的半流动体",故使用桔梗治带,每获良效。配伍陈皮、厚朴、大腹皮行气利湿,薏苡仁、车前子利水渗湿,郁金活血透湿,五味子、柏子仁、酸枣仁安神助眠。

病案二

卢某,女,48岁,初诊日期:2015年8月22日。

主诉:反复白带增多3年。

现病史:患者3年来反复白带多、有异味,外阴瘙痒。平时经常尿失禁,腰酸背痛,食欲不振,大便溏烂,经常腹痛。舌淡白,苔薄白,脉沉细。白带检查提示:杂菌(++++)。

中医诊断:带下过多。

壮医诊断:隆白带(壮文:Roengzbegdaiq)。

治疗:壮医针刺联合壮药内服。

1. **壮医针刺** 取穴:脐内环穴(心、肝、脾、肺、肾)、膻中、关元、血海、足三里、三阴交。方法:针脐内环穴用壮医天阴阳针法,留针30分钟,其他穴位进针后直接留针30分钟。每天针1次,7次为1个疗程。

2. **内服黄氏壮医调气汤加减**

处方:

五指毛桃60g	白术30g	陈皮6g	升麻10g
柴胡10g	红参10g	当归15g	生甘草10g
炒枳壳25g	山药30g	车前子10g	芡实15g
茯苓15g	薏苡仁30g	荆芥5g	谷芽15g
山楂15g	神曲10g		

7剂,日1剂,水煎分2次温服。

8月31日二诊:白带明显减少。继予针刺,内服方加葛根15g、羌活10g,7剂。

9月6日三诊:白带已干净,瘙痒消除。

第三章 妇科病证

219

按语:本案患者表现为谷道虚损、湿毒下注之征,予针药结合补虚除湿。针刺首取壮医脐内环心、肝、脾、肺、肾五个穴位点,重在调气、补虚、通道路;膻中、关元、血海、足三里、三阴交调理气血,通调三道两路。内服黄氏壮医调气汤调补谷道之气,加芡实、山药健脾利湿固带,车前子、茯苓、薏苡仁利尿渗湿,使湿毒从小便排出;荆芥祛风止痒、透毒外出,谷芽、山楂、神曲消食化滞,葛根升阳、透毒,羌活祛风胜湿。

病案三

汪某,女,38 岁,初诊日期:2018 年 1 月 3 日。

主诉:白带增多 1 个月。

现病史:患者 1 个月以来白带增多,伴有异味、外阴微瘙痒。皮肤反复皮疹、瘙痒,手心热、手心出汗,小腿冷,脚底冷则流涕,容易感冒。舌淡白,苔薄白,脉细数。

中医诊断:带下过多。

壮医诊断:隆白带(壮文:Roengzbegdaiq)。

治疗:壮医针刺联合壮药内服、外洗。

1. 壮医针刺 取穴:脐内环穴(脾、大小肠、心、肾、肝、肺)、血海、足三里、三阴交。方法:针脐内环穴用壮医天阴阳针法,留针 30 分钟,其他穴位进针后直接留针 30 分钟。每天 1 次,7 次为 1 个疗程。

2. 壮药内服 黄氏壮医调气汤加减

处方:

黄芪 60g	白术 30g	陈皮 6g	升麻 10g
柴胡 10g	红参 10g	生甘草 10g	当归 15g
桔梗 10g	炒枳壳 25g	浮小麦 30g	红枣 10g
杜仲 15g	川牛膝 15g	麦芽 15g	山楂 15g
神曲 10g			

7 剂水煎服。

3. 壮药外洗　黄氏壮医排毒汤

处方：

茵陈 20g　　　　金银花 30g　　　　蒲公英 30g　　　　三角泡 15g

生姜 10g

上药加水浸泡 1 小时，煮沸 10 分钟后过滤去渣，加入红糖 500g 煮至溶解，再加入沸水至 1 桶，候温坐盆。7 剂，日 1 次，连用 7 天。

1 月 10 日二诊：经上述治疗后，白带已完全干净，诸症消失。

按语：本案患者白带增多，兼有外阴瘙痒、皮肤皮疹，治宜补虚除湿、祛风止痒，予针刺脐内环等穴调气补虚通道路；内服黄氏壮医调气汤加杜仲、牛膝温补水道，加浮小麦、红枣固表敛汗，加麦芽、山楂、神曲助纳；壮医排毒汤坐浴以祛湿、解毒、止痒。

病案四

徐某，女，31 岁，初诊日期：2013 年 8 月 13 日。

主诉：白带增多半年。

现病史：患者半年以来白带增多、呈条状，有时透明有时黄，有异味，便后外阴痒。月经规律。排卵时有出血，有异味。背部痤疮较多，脱发严重，下腹偶有不适。口腔异味，时有胃痛。舌淡胖，苔薄白，脉沉细。

中医诊断：带下过多。

壮医诊断：隆白带（壮文：Roengzbegdaiq）。

治疗：壮医针刺联合壮药内服。

1. 壮医针刺　取穴：脐内环穴（脾、肝、肾、心、肺）、梁丘、足三里、三阴交。方法：针脐内环穴用壮医天阴阳针法，留针 30 分钟，其他穴位进针后直接留针 30 分钟。每天针 1 次。

2. 壮药内服

处方：

党参 30g　　　　白术 30g　　　　山药 30g　　　　车前子 10g

| 柴胡 6g | 白芍 15g | 茯苓 15g | 薏苡仁 25g |
| 芡实 15g | 茵陈 15g | 生甘草 3g | 荆芥 3g |

日1剂,水煎分2次温服,连服10剂。

上述治疗10天后,白带显减,恢复正常。

按语:本案水道湿热,兼有谷道气虚,予针刺壮医脐内环穴、梁丘、足三里、三阴交调气补虚,通三道两路;内服党参、白术、山药、茯苓、甘草调理谷道,补气除湿止带;柴胡升阳气、推陈致新,白芍养血止带,车前子、薏苡仁利水渗湿,使湿热从小便排出;芡实益肾补脾、除湿止带,茵陈清利湿热、抑菌止痒,茵陈合柴胡,直捣肝胆湿热,除肝胆湿热引起的排卵期出血;荆芥祛风、止痒。针药合用,补益谷道、利水祛湿、解毒止痒。

病案五

潘某,女,49岁,初诊日期:2019年12月6日。

主诉:白带增多半年。

现病史:患者近半年以来白带较多,外阴瘙痒、潮红。余无明显不适。舌红,苔黄腻,脉滑。

中医诊断:带下过多。

壮医诊断:隆白带(壮文:Roengzbegdaiq)。

治疗:壮药外洗。

处方:

| 苍术 25g | 黄芪 25g | 苦参 25g | 槐花 15g |
| 五倍子 15g | 蛇床子 20g | 地榆 20g | 冰片 2g |

7剂,日1剂,水煎过滤,先冲洗后坐盆,每次20分钟。

患者未返院复诊,12月16日电话回访,患者诉外洗3天后局部无潮红,外阴瘙痒明显减轻,白带减少,继用4天症状全部消失。

按语:本案为湿热带下,水道湿毒明显,故予苍术、苦参、蛇床子燥湿止痒,地榆、槐花凉血,五倍子收湿止带,黄芪补虚祛湿止带,冰片解毒敛湿。

病案六

苏某,女,19岁,初诊日期:2020年1月10日。

主诉:带下量多半年。

现病史:患者半年以来带下量多色白,清稀无臭。面色白,倦怠乏力,不寐多梦,易于惊醒,腰痛,便溏,舌淡,苔白,脉缓。

中医诊断:带下过多。

壮医诊断:隆白带(壮文:Roengzbegdaiq)。

治疗:壮医莲花针拔罐逐瘀、壮医针刺联合壮药内服。

1. **壮医莲花针拔罐逐瘀疗法** 取穴:背廓穴、扁担穴、梅花穴(风门、肺俞、附分、魄户)、膈俞、肾俞、大肠俞。方法:先在背廓穴上来回走罐2~3分钟,以患者可忍受为度,用放血笔点刺以上穴位,每穴点刺2~3次,再在点刺穴位上拔罐,留罐3~5分钟,起罐后,用壮医通路酒涂搽拔罐穴位。

2. **壮医针刺** 取穴:脐内环八穴(心、肺、肝、大小肠、肾、脾)、脐外环四穴(心、肝、肾、脾)、带脉、白环俞、气海、关元、足三里、三阴交。方法:针脐内环穴用壮医天阴阳针法,留针30分钟,其他穴位进针后直接留针30分钟。3日1次。

3. **壮药内服**

处方:

白术 30g	山药 25g	苍术 10g	车前子 15g
白芍 25g	柴胡 10g	棕榈炭 10g	陈皮 6g
生甘草 6g	杜仲 15g	川断 15g	制附子 10g(先煎)
桂枝 30g	黄芪 30g	党参 30g	大枣 3枚

5剂,日1剂,水煎分2次早晚温服。

1月15日二诊:带下减少,腰痛已愈,二便正常,睡眠饮食良好。治疗同前。

1月20日三诊:带下正常,二便、睡眠、纳食良好。再做1次针灸,巩固疗效。

按语：本案患者因谷道脾胃阳气虚损，水湿内停，清气不升，湿浊下注而致病，予针药结合治疗。壮医莲花针拔罐逐瘀疗法重在吸拔湿毒、畅通道路，因患者虚损明显，注意走罐、留罐时间不宜太长，以3～5分钟为宜。

第八节　不孕症

病案一

黄某，女，32岁，初诊日期：2013年3月15日。

主诉：夫妻同居不避孕3年未孕。

现病史：患者3年来夫妻同居不避孕未孕。初潮年龄13岁，月经经期5～6天，周期30～60天，近4个月周期为60天，末次月经2013年3月8日。检查提示左侧输卵管阻塞。平时手脚冰冷，冬天尤甚。舌淡红，苔薄白，脉沉细。丈夫精液正常。

中医诊断：不孕症。

壮医诊断：卟佷裆（壮文：Mboujmizndang）。

治疗：壮医针刺联合壮药内服。

1. **壮医针刺**　取穴：脐内环穴（心、肾、脾、肝）、血海、足三里、三阴交、踝关内三穴。方法：针脐内环穴用壮医天阴阳针法，即进针前先嘱患者做腹式吐纳运动，调整呼吸、稳定情绪、消除杂念。然后无痛进针，进针后不提插、不捻转、不运针、不强求酸麻胀针感，针毕医者右手掌心对准患者肚脐（距离15～30cm），做顺时针缓慢旋转运动3～5分钟。整个进针过程患者不要停止吐纳运动，直至进针后3～5分钟，留针30分钟，以脐部出现温暖感，并有冷气从手脚排出为佳。其他穴位进针后直接留针30分钟。每周针2～3次，10次为1个疗程。

2. **内服黄氏壮医温水补阳汤加减**

处方：

淫羊藿10g	补骨脂10g	鹿角霜10g	紫河车10g

菟丝子 15g	枸杞子 15g	巴戟天 15g	当归 10g
熟地 10g	艾叶 5g	花椒 5g	路路通 15g
穿破石 15g	红花 3g		

7剂，日1剂，水煎分2次温服。

连续治疗1个月，针灸10次，服药14剂后，末次月经为4月6日，4月30日检查，确诊已怀孕，并且是双胞胎，7月14日随访，一切正常。

按语：不孕症，是由于气血偏衰或气血瘀滞，使龙路阻塞，"咪花肠"（子宫）失养或功能失调导致的以女子结婚后夫妇同居1年以上，配偶生殖功能正常，未避孕而不孕；或曾生育或流产后1年以上，同居未避孕而不再受孕为主要表现的一种病证，为妇科常见疾病、疑难杂症。西医学将不孕症分原发性和继发性两种，凡女子婚后未避孕，夫妇正常同居1年以上而未受孕者，称为原发性不孕；曾生育或流产过，未避孕而又同居1年以上不再受孕者，为继发性不孕。西医学认为不孕症主要与排卵功能障碍、输卵管堵塞、盆腔炎症、盆腔肿瘤和生殖器官畸形等有关。

壮医认为，女精为阴精，产于咪花肠，与男精相搏，形成胚胎，然后在咪花肠内发育成人，故多把不孕症归结于咪花肠气血瘀滞、功能失调，常分为虚、实两类。虚者多为先天禀赋不足，素体虚弱；或年少屡犯手淫，或房劳过度不节，阴精亏耗太过，或大病久病屡伤气血，或谷道、水道、气道功能失调，使气血化生乏源，龙路不畅，气血瘀滞于咪花肠，导致咪花肠失养或失调，发为本病。实者多因痰毒、湿毒内阻龙路，龙路不畅，气血瘀滞于咪花肠，使其功能失调而发为本病。病机主要是咪花肠失养或瘀滞。治疗以辨病和辨证相结合，以调气、祛瘀、补虚、解毒为原则，黄瑾明教授多采用壮医针灸配合壮药内服综合治疗。

本案一派阳虚征象，输卵管遇寒则阻、得温则通。治宜温补水道、温养咪花肠，予针药结合治疗。针刺脐内环穴补虚、调气、通道路，足三里补虚，血海调气血，三阴交健脾益肾补肝，踝关内三穴温通水道。黄瑾明教授治疗不孕不育喜针脐内环穴，也是黄氏壮医针灸流派的治疗特色。肚脐居人体中部，是人体三气之所聚、交通上部和下部之枢纽。西医学从静脉、动脉和淋巴三种脉管的分布走向证实肚脐处于人体循环系统的枢纽位置。壮医认为天气主降、地气主升、人气主和，故针刺脐内环穴可以通调畅和一身之气。黄氏壮医温水补阳汤由淫羊藿、补骨脂、紫河车、鹿角胶、巴戟天、菟丝子、枸杞子、花椒、艾叶组成，其中淫羊藿、补骨脂、紫河车、鹿角胶、巴戟天大补元阳、填益精血、温养水道，鹿角霜、紫河车为血肉有情之品，温肾补精、温养水道极佳；菟丝子、枸杞子大滋肾阴以阴中求阳而达阴阳平衡，艾叶、花椒温阳暖咪花肠。配伍当归、红花补血活血，熟地养阴，路路通、穿破石通水道、龙路，通利经水，祛痰通络，其通闭作用极佳，黄老喜用之疏通输卵管。针药并施，温水养宫，咪花肠功能恢复，故能受孕。

病案二

戴某，女，36 岁，初诊日期：2016 年 1 月 15 日。

主诉：夫妻同居不避孕 2 年未孕。

现病史：患者 2 年来夫妻同居不避孕未孕。初潮年龄 14 岁，月经经期 5～6 天，周期 27～28 天，末次月经 2015 年 12 月 28 日，曾人工流产 1 次。平时很怕冷，以额头怕冷明显，容易感冒。背部出汗多，夜尿 1～2 次。舌淡红，苔薄白，脉沉细。2015 年 6 月检查提示：催乳素偏高。

中医诊断：不孕症。

壮医诊断：卟很裆（壮文：Mboujmizndang）。

治疗：壮医针刺联合壮药内服。

1. **壮医针刺** 取穴：脐内环穴（肾、脾、心、肺、肝、大小肠）、足三里、三阴交、踝关内三穴。方法：针脐内环穴用壮医天阴阳针法，留针 30 分钟，其他穴位进针后直接留针 30 分钟。

2. **内服黄氏壮医调气汤加减**
处方：

| 黄芪 60g | 白术 30g | 陈皮 6g | 升麻 10g |

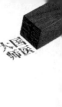

柴胡 10g	红参 10g	生甘草 10g	当归 15g
桔梗 10g	炒枳壳 25g	浮小麦 30g	红枣 10g
鹿角霜 20g	补骨脂 15g	炒麦芽 50g	神曲 20g
山楂 20g			

7剂,日1剂,水煎服。

1月22日二诊:体力显增。改服黄氏壮医温水补阳汤加减。

处方:

生地 20g	熟地 20g	当归 20g	淫羊藿 15g
补骨脂 15g	紫河车 10g	鹿角胶 12g(烊化)	艾叶 5g
花椒 5g	菟丝子 30g	枸杞子 30g	巴戟天 15g

15剂。

2月28日三诊:2月17日来月经,一切正常。继续壮医针刺,内服上方15剂。

7月23日随访:末次月经5月28日。经当地医院检查,确诊已怀孕。

按语:本案既有水道阳虚,又有谷道气虚。治宜温补水道谷道、温养咪花肠,予针药结合治疗。针刺脐内环八穴,取肾、脾、心、肺(2穴)、肝、大小肠(2穴)共八个穴位点,补养道路,通调全身气机,足三里、三阴交调补谷道、水道,踝关内三穴调补水道。因患者水道、谷道皆虚,故一诊以黄氏壮医调气汤益气提阳、健运谷道,加炒麦芽、神曲、红枣、山楂增强谷道功能,加鹿角霜、补骨脂温补水道。经治体力显增,谷道气虚改善,故二诊开始改用黄氏壮医温水补阳汤温补水道、益肾暖宫。加生地、熟地、当归补血,生地还可制温阳药燥热之性。

病案三

邓某,女,45岁,初诊日期:2013年7月5日。

主诉:夫妻同居不避孕2年余未孕。

现病史:患者2年多以来夫妻同居不避孕未孕。初潮年龄13岁,月经经期2~3天,周期25~30天,末次月经2013年6月25日。2011年5月,怀孕36天后自然流产,此后不避孕,至今未孕。造影检查两侧输卵管通畅。平时怕冷。舌淡红,苔薄白,脉沉细。

中医诊断:不孕症。

壮医诊断:卟很裆(壮文:Mboujmizndang)。

治疗:壮医针刺联合壮药内服。

1. **壮医针刺**　取穴:脐内环穴(肾、肝、脾、心)。方法:壮医天阴阳针法,留针30分钟,每周针2次,10次为1个疗程。

2. **内服黄氏壮医温水补阳汤加减**

处方:

淫羊藿 15g	补骨脂 15g	紫河车 10g	鹿角胶 12g(烊化)
菟丝子 15g	枸杞子 15g	巴戟天 10g	当归 15g
生地 15g	熟地 15g	艾叶 5g	花椒 5g

7剂,日1剂,水煎分2次温服。

7月12日二诊:身体感觉温暖,性欲提高。继续针刺和服药7剂。

7月19日三诊:全身舒适。7月9日至16日为排卵期,体温36.7~36.8℃。继续治疗。

7月22日四诊:同上,月经未来潮。继续治疗。

7月26日五诊:经某医院检查,确诊为早孕。随访3个月,一切正常。

按语:本案阳虚明显。治宜温水补阳、调气生血、温暖咪花肠。予壮医针刺独取脐内环穴调气补虚,分别在6时(肾)、9时(肝)、3时(脾)、12时(心)4个穴位时点针刺,肾穴重在调整水道,肝、脾穴重在调整谷道,心穴重在调整龙路。内服黄氏壮医温水补阳汤以温补水道、益肾暖宫。针药并用,恢复咪花肠功能,故能受孕。

病案四

蓝某,女,36岁,初诊日期:2017年5月27日。

主诉：夫妻同居不避孕 4 年未孕。

现病史：患者 4 年来夫妻同居不避孕未孕。初潮年龄 13 岁，月经经期 5～7 天，周期 28～34 天，末次月经 2017 年 5 月 15 日。平时感觉很疲劳，腰痛，背冷。上个月月经后 15 天测定无优势卵泡。2013 年 12 月曾怀孕，因孕酮偏低，于怀孕 41 天后自然流产。现要求治疗，希望能尽早生孩子。舌淡白，苔薄白，脉沉细。

中医诊断：不孕症。

壮医诊断：卟很裆（壮文：Mboujmizndang）。

治疗：壮医针刺联合壮药内服。

1. 壮医针刺　取穴：脐内环穴（心、肾、脾、肺、肝）、膻中、足三里、三阴交。方法：针脐内环穴用壮医天阴阳针法，留针 30 分钟，其他穴位进针后直接留针 30 分钟。3 天针刺 1 次，10 次为 1 个疗程。

2. 内服黄氏壮医温水补阳汤加减

处方：

生地 20g	熟地 20g	当归 20g	淫羊藿 15g
补骨脂 15g	紫河车 10g	鹿角胶 12g（烊化）	菟丝子 30g
枸杞子 30g	艾叶 5g	花椒 5g	巴戟天 15g

7 剂，日 1 剂，水煎分 2 次温服。

2018 年 1 月 3 日复诊：经治疗后，患者月经一直未至，经检查为妊娠状态，活胎，产检正常。最近 1 周感冒，鼻塞，流鼻涕，咽痛，睡眠不好。舌淡，苔薄白，脉滑数。

处方：

淡豆豉 10g	葱白 10 根

7 剂，日 1 剂，水煎服。

1 月 19 日随访：2018 年 1 月 17 日下午 3 时剖宫产，分娩 1 男婴，预产期 2018 年 2 月 22 日，早产 1 个月。恶露很少，腹胀腹痛。大便秘结，已 3 天不大便。处方：

当归 25g	川芎 10g	桃仁 10g	干姜 5g
生甘草 5g	太子参 20g	茯苓 15g	白术 10g
柴胡 10g	厚朴 10g	郁金 15g	火麻仁 15g
白芍 15g	郁李仁 15g	香附 10g	枳壳 10g

3剂,日1剂,水煎分2次温服。药后恶露干净,诸症消失。

按语:本案治疗针刺取脐内环穴通调全身气机、补虚,加针膻中调气通道路、足三里补虚、三阴交调肝脾肾。壮药内服黄氏壮医温水补阳汤温补水道、益肾补阳。针药并用,切中病机,故效如桴鼓,怀孕自然水到渠成。值得一提的是,黄瑾明教授对于孕期感冒,喜用药膳调之,以厨房常用的淡豆豉、葱白两味平淡的药食同源之品内服,小方虽药性平和,却能通阳发汗利窍、解表散寒而不伤母子,甚是妙哉。

病案五

李某,女,32岁,初诊日期:2011年12月11日。

主诉:夫妻同居不避孕2年余未孕。

现病史:患者2年多以来夫妻同居不避孕未孕。性激素六项正常,抗精子抗体(anti-sperm antibody,AsAb)(-),抗子宫内膜抗体(antiendometrium antibody,EMAb)(-)。初潮年龄13岁,月经经期4~5天,周期约30天,末次月经2011年11月25日。测定排卵期体温偏低。平时怕冷,手足常觉冰冷。经常发生口腔溃疡。舌红,苔薄白,脉细数。丈夫精液正常。

中医诊断:不孕症。

壮医诊断:卟很裆(壮文:Mboujmizndang)。

治疗:壮医针刺联合壮药内服。

1. **壮医针刺** 取穴:脐内环穴(肝、肾、脾)、足三里、三阴交、踝关内三穴。方法:针脐内环穴用壮医天阴阳针法,留针30分钟,其他穴位进针后直接留针30分钟。每周针4次,10次为1个疗程。

2. 内服黄氏壮医温水补阳汤加减

处方:

淫羊藿20g	补骨脂15g	鹿角胶20g(烊化)	紫河车10g
巴戟天15g	菟丝子15g	枸杞子15g	当归20g
熟地20g	花椒5g	艾叶5g	

7剂,日1剂,水煎分2次温服。

壮医针刺15次,服药21剂后,于2012年1月确诊已怀孕。2012年10月2日分娩1女婴,母女健康。

按语:平时怕冷、手足冰冷、排卵期体温偏低属水道阳虚,但患者经常口腔溃疡,又表现出水道阴虚之假象,实为三道两路不通、龙路"咪心头"(心)气血偏亢和天气不降所致,综合判断当以水道阳虚论治,予针刺脐内环等穴调气补虚通道路,内服黄氏壮医温水补阳汤以温补水道、益肾暖宫。

病案六

刘某,女,34岁,初诊日期:2014年4月19日。

主诉:夫妻同居不避孕4年余未孕。

现病史:患者4年多以来夫妻同居不避孕未孕。婚后曾于2009年12月怀孕3个月后胎儿停育,行人流手术。术后不避孕,但一直未能怀孕。从2013年4月~9月,在某三甲医院连续3次人工授精均未能怀孕。检查提示输卵管通畅,性激素正常,子宫小肌瘤(17mm×11mm)。初潮年龄13岁,月经经期3~4天,周期25~30天,末次月经2014年4月16日。平时出汗多,睡眠不好,时有耳鸣,夜尿1~3次,舌淡白,苔薄白,脉沉细。

中医诊断:不孕症。

壮医诊断:卟很裆(壮文:Mboujmizndang)。

治疗:壮医针刺联合壮药内服。

1. 壮医针刺 取穴:脐内环穴(肾、心、肝、脾、肺)、膻中、足三里、三阴交、复溜。方法:针脐内环穴用壮医天阴阳针法,留针30分钟,其他穴位进针后直接留针 30 分钟。每天针 1 次,10 次为 1 个疗程。

2. 内服黄氏壮医温水补阳汤加减

处方:

淫羊藿 15g	补骨脂 15g	紫河车 10g	鹿角胶 18g(烊化)
菟丝子 30g	枸杞子 30g	巴戟天 15g	当归 20g
生地 20g	熟地 20g	花椒 5g	艾叶 5g

30 剂,日 1 剂,水煎分 2 次温服。

5 月 20 日二诊:经上述治疗后,排卵期基础体温 36.7~37.0℃。余症均已消除。继续针刺 10 次,服上方 10 剂。

5 月 30 日三诊:经医院检查,确诊已早孕。半年后随访一切正常。

按语:本案为阳虚所致不孕,予针药结合治疗获得满意疗效。

病案七

潘某,女,26 岁,初诊日期:2015 年 4 月 6 日。

主诉:夫妻同居不避孕 3 年未孕。

现病史:患者 3 年以来夫妻同居不避孕未孕。初潮年龄 12 岁,月经经期约 7 天,周期 32~35 天,末次月经 2015 年 2 月 26 日,至今已 40 多天,仍淋漓不止,经量少,色黯。2015 年 3 月 B 超检查提示"多卵泡卵巢"。偶有痛经,经前白带较多。平时怕冷,出汗多,动则冒汗,手脚出汗较多,经常便稀,舌淡白,苔薄白,脉细数。

中医诊断:不孕症。

壮医诊断:卟很裆(壮文:Mboujmizndang)。

治疗:艾灸、壮医针刺联合壮药内服。

1. 艾灸 取穴:关元。灸法:用 7 年陈艾条温灸关元穴,每晚 30 分钟。

2. 壮医针刺 取穴:脐内环穴(肾、心、脾、肝、肺、大小肠)、膻中、足三里、梁丘、三阴交、踝关内三穴。方法:针脐内环穴用壮医天阴阳针法,留针 30 分钟, 其他穴位进针后直接留针 30 分钟。每天针 1 次, 7 次为 1 个疗程。

3. 内服黄氏壮医调气汤加减

处方:

五指毛桃 60g	白术 30g	陈皮 6g	升麻 10g
柴胡 10g	红参 10g	生甘草 10g	当归 15g
桔梗 10g	炒枳壳 25g	浮小麦 30g	红枣 10g

7 剂, 日 1 剂, 水煎分 2 次温服。

4 月 14 日二诊: 近两天白带多, 呈水样, 无异味。腹痛, 手脚出汗。舌脉同上。继续壮医针刺, 壮药内服改为: 山药 30g、白术 30g、党参 30g、车前子 10g、茯苓 15g、芡实 15g、薏苡仁 30g、荆芥 5g、生甘草 5g、白芍 15g、苍术 15g、柴胡 10g。7 剂。

4 月 22 日三诊: 白带已干净。其余脉症同上。继续上述方法针刺, 改服一诊方加: 麦芽 15g、山楂 15g、神曲 10g。7 剂。

5 月 2 日四诊: 4 月 28 日来月经, 色红量中等。其余症状同上。继续上述针刺治疗, 继服上方加补骨脂 15g, 7 剂。

5 月 12 日五诊: 病情同上。继续针刺及服药 7 剂。

5 月 25 日六诊: 同上。继续针刺及服药 7 剂。

5 月 31 日七诊: 经壮医针刺 30 次, 壮药内服 42 剂及坚持艾灸后, 检查确诊早孕。2016 年 2 月 7 日顺产一男婴。

按语: 本案患者体虚严重, 水道、谷道均有阳虚, 故针刺重取脐内环八穴以通调全身气机、补虚通道路。又取关元穴陈艾温灸, 壮医认为能强壮补益、温阳散寒、调理气血、通调三道两路。内服黄氏壮医调气汤益气提阳、健运谷道, 加浮小麦、红枣增强调气补谷道, 固表止汗之功效。二诊时水样白带多、手脚出汗, 此为谷道运化水湿功能不够, 水湿化浊下注所致, 故更方以健脾疏肝、化湿止带为主。三诊时白带已净, 故继予黄氏壮医调气汤加减以图治本。黄瑾明教授治疗谨守病机, 随证更方, 圆机活法,

第三章 妇科病证

疗效显著。

病案八

潘某,女,31 岁,初诊日期:2012 年 7 月 24 日。

主诉:夫妻同居不避孕 2 年未孕。

现病史:患者 2 年以来夫妻同居不避孕未孕。2 年前曾怀孕 2 次,一次是怀孕 3 个月后胎儿停育,一次是怀孕 2 个月后阴道见红流产。性激素检查提示催乳素升高,黄体生成素下降,AsAb(-),EMAb(-)。初潮年龄 13 岁,月经经期 8~9 天,周期 28~30 天,末次月经 2012 年 7 月 8 日。排卵期体温偏低。舌淡红,苔薄白,脉沉细。丈夫精液正常。

中医诊断:不孕症。

壮医诊断:卟很裆(壮文:Mboujmizndang)。

治疗:壮医针刺联合壮药内服。

1. **壮医针刺** 取穴:脐内环穴(肝、肾、脾、心、肺、大小肠)、膻中、足三里、三阴交、复溜、水泉。方法:针脐内环穴用壮医天阴阳针法,留针 30 分钟,其他穴位进针后直接留针 30 分钟。每周针 2~3 次,10 次为 1 个疗程。

2. **内服黄氏壮医温水补阳汤加减**

处方:

淫羊藿 15g	补骨脂 15g	鹿角胶 15g(烊化)	紫河车 10g
菟丝子 15g	枸杞子 15g	巴戟天 15g	当归 15g
熟地 15g	炒麦芽 60g	山楂 20g	神曲 30g

10 剂,日 1 剂,水煎服。

连续治疗两个月,针刺 25 次,服药 25 剂,2012 年 10 月月经未行,2012 年 10 月 20 日检查确诊已经怀孕。2013 年 6 月 23 日顺产一男婴,母子健康。

按语:本案为继发性不孕,曾两次怀孕出现胎停或流产,排卵期体温偏低,应为肾阳不足、水道虚寒。同样予针药结合治疗。患者催乳素升高,黄瑾明教授喜用炒麦芽、山楂、神曲助谷道运化以降之,其中炒麦芽用量独大,效果显著。

病案九

孙某,女,33岁,初诊日期:2012年7月10日。

主诉:同居未避孕3年余未孕。

现病史:患者3年多以来同居未避孕未孕。月经初潮年龄12岁,月经经期6天,周期30～45天,末次月经2012年7月1日。经量偏少,经前腹痛,经色先黯后鲜红。平时睡眠不好,入睡困难,冬天手脚冰冷。舌淡红,苔薄白,脉沉细。2012年7月检查提示抗精子抗体阳性。

中医诊断:不孕症。

壮医诊断:卟很裆(壮文:Mboujmizndang)。

治疗:壮医针刺联合壮药内服。

1. **壮医针刺** 取穴:脐内环穴(肾、肝、脾)、足三里、三阴交、踝关内三穴。方法:针脐内环穴用壮医天阴阳针法,留针30分钟,其他穴位进针后直接留针30分钟。每天针1次。

2. **内服黄氏壮医温水补阳汤加减**

处方:

淫羊藿15g	鹿角胶15g(烊化)	菟丝子15g	枸杞子15g
巴戟天15g	紫河车10g	当归15g	熟地15g
生地15g	花椒5g	艾叶5g	山萸肉30g
肉桂3g	广地龙10g	香附10g	黄芪30g
车前子10g	苍术10g		

14剂,日1剂,水煎服。

连续治疗1个月,先后针刺25次,服药14剂。2012年7月19日检查提示抗精子抗体转为阴性。同年9月21日,医院B超检查确诊为宫内早孕。2013 年 5 月 12 日,剖宫产诞生 1 名女婴,母女健康。

按语:水道肾阳不足、命门火衰,寒凝气滞于"咪花肠"(子宫),致咪花肠的龙路、火路网络不通,天气不降、地气不升,阴精与阳精不能相搏,以致受孕困难。犹如把种子暴露在冰天雪地里,种子又怎能发芽成长?黄瑾明教授认为,抗精子抗体阳性多与此有关。身体气血和顺、子宫龙路火路通畅,是受孕的先决条件,治宜温肾水、暖花肠,兼调气、祛瘀、祛寒湿。内服方酌加一味肉桂助益肾阳、温暖花肠、宣导血脉以化阴,肉桂还能引药直达病所,《医学衷中参西录》云:"诸药不能透达之处,有肉桂引之,则莫不透达也。"

病案十

王某,女,36 岁,初诊日期:2013 年 2 月 20 日。

主诉:夫妻同居不避孕 2 年余未孕。

现病史:患者 2 年多以来夫妻同居不避孕未孕。2010 年曾怀孕 1 次,3 个月后自然流产。自此之后一直不孕。检查发现子宫肌瘤,大小 33mm×26mm,2011 年 11 月在某医院微创切除。初潮年龄 13 岁,月经经期 7~8 天,周期 30 天,末次月经 2013 年 2 月 13 日。平时怕冷,脚冷甚。舌淡红,苔薄白,脉细数。丈夫精液正常。

中医诊断:不孕症。

壮医诊断:卟佷裆(壮文:Mboujmizndang)。

治疗:壮医针刺联合壮药内服。

1. **壮医针刺** 取穴:脐内环穴(肝、肾、脾)、足三里、三阴交、踝关内三穴。方法:针脐内环穴用壮医天阴阳针法,留针 30 分钟,其他穴位进针后直接留针 30 分钟。每周针 2~3 次,10 次为 1 个疗程。

2. **内服黄氏壮医温水补阳汤加减**

处方:

淫羊藿 15g　　补骨脂 15g　　　鹿角胶 20g(烊化)　紫河车 10g

菟丝子 15g	枸杞子 15g	巴戟天 15g	艾叶 5g
花椒 5g	当归 20g	熟地 20g	

7剂,日1剂,水煎服。

连续针刺 20 次,服药 21 剂后,2013 年 4 月 2 日检查,确诊已怀孕。

按语:子宫肌瘤应与水道阳虚有关,虽已切除,但体质没有改变。《素问·阴阳应象大论》云:"阳化气,阴成形。"子宫肌瘤应是寒毒、瘀毒阻滞"咪花肠"(子宫)的三道两路所致。仍以针药合用治疗。

病案十一

王某,女,29 岁,初诊日期:2011 年 11 月 3 日。

主诉:夫妻同居不避孕 4 年未孕。

现病史:患者诉 2005 年结婚无避孕,2007 年怀孕 1 次,两个月后不明诱因自然流产,流产后至今一直未孕。月经规律,末次月经 2011 年 10 月 5 日。余无明显不适。舌淡红,苔薄白,脉沉。

中医诊断:不孕症。

壮医诊断:卟很裆(壮文:Mboujmizndang)。

治疗:艾灸、壮医针刺联合壮药内服。

1. 每天早上起床时进行基础体温测定,并详细记录

2. 艾灸 取穴:关元。灸法:用 7 年陈艾条温灸关元穴,每晚 30 分钟。

3. 壮医针刺 取穴:脐内环穴(心、肾、肝、脾、肺)、足三里、三阴交、膻中、百会。方法:针脐内环穴用壮医天阴阳针法,留针 30 分钟,其他穴位进针后直接留针 30 分钟。

4. 内服黄氏壮医温水补阳汤加减

处方:

当归 30g	生地 30g	熟地 30g	淫羊藿 20g
鹿角胶 20g(烊化)	补骨脂 15g	紫河车 10g	菟丝子 30g

枸杞子 30g　　　　艾叶 5g　　　　巴戟天 10g　　　　花椒 5g

7剂,日1剂,水煎分2次温服。

按上法治疗5个月,2012年4月8日来月经后即停经,经检查确诊为早孕。2012年12月20日分娩一男婴,母子安康。

按语:本案患者曾流产1次,长期不易受孕,无其他不适,与气血虚不能荣养"咪花肠"(子宫),咪花肠道路不通、功能失常有关。身无不适不怀孕,温水补阳是法门。治宜调气补虚、通调道路、温暖子宫。《中国壮医针灸学》认为,关元能强壮补益、调理气血、温阳散寒、通调三道两路。该穴与子宫相近,局部治疗直捣病所。《广西本草选编》载,艾叶能理气行血、逐寒调经、安胎等,陈者为上品,以7年陈艾灸关元穴,其温通补益功效显著。壮医针刺仍以针脐内环穴为主,该穴为黄瑾明教授治疗不孕症的必取之穴。黄氏壮医温水补阳汤是黄瑾明教授治疗不孕症的常用验方,凡水道阳虚者均可加减运用,屡收奇功。

病案十二

王某,女,33岁,初诊日期:2012年5月27日。

主诉:夫妻同居不避孕2年未孕。

现病史:患者2010年4月以前曾2次怀孕,均在孕后1个多月流产。此后未能再孕。性激素六项检查提示卵泡刺激素升高。初潮年龄12岁,月经经期4~6天,周期30天,末次月经2012年5月13日。排卵期体温偏低。白带多。平时怕冷又怕热,久坐腰部酸胀,舌淡红,苔薄白,脉沉细。丈夫精液正常。

中医诊断:不孕症。

壮医诊断:卟很裆(壮文:Mboujmizndang)。

治疗:壮医针刺联合壮药内服。

1. **壮医针刺**　取穴:脐内环穴(肝、肾、脾)、足三里、三阴交、踝关内三穴。方法:针脐内环穴用壮医天阴阳针法,留针30分钟,其他穴位进针后直接留针30分钟。每2天针1次,10次为1个疗程。

2. 内服黄氏壮医温水补阳汤加减

处方:

淫羊藿20g	补骨脂20g	鹿角胶20g(烊化)	紫河车10g
巴戟天15g	菟丝子20g	枸杞子20g	当归20g
熟地30g	党参30g	白术30g	山药30g

7剂,日1剂,水煎服。

连续治疗1个月余,针刺23次,服药35剂后,于2012年7月22日确诊已怀孕。半年后回访一切正常。

按语:黄瑾明教授辨治不孕症重视观测患者排卵期体温,偏低者多责之水道阳虚。水道肾阳不足以致患者怕冷、排卵期体温偏低,水道阳虚致膀胱气化无力、谷道不能正常运化水湿以致白带增多。治宜温肾阳、暖"咪花肠"(子宫)、祛湿止带。内服黄氏壮医温水补阳汤配伍大剂量党参、白术、山药补气健谷道,燥湿止带。

病案十三

韦某,女,28岁,初诊日期:2013年7月13日。

主诉:夫妻同居不避孕2年未孕。

现病史:患者2年来夫妻同居不避孕未孕。近半年来月经不调,每月一般推迟15~20天,行经6~7天,量少,色黯,有血块。末次月经2013年6月7日。平时乏力,出汗多,手脚冰冷。白带多,有异味。舌淡白,苔薄白,脉细数。

中医诊断:不孕症。

壮医诊断:卟很裆(壮文:Mboujmizndang)。

治疗:壮针刺联合壮药内服。

1. **壮医针刺** 取穴:脐内环穴(脾、肝、肺、肾、心、大小肠)、膻中、足三里、梁丘、三阴交、复溜。方法:针脐内环穴用壮医天阴阳针法,留针

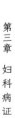

30 分钟,其他穴位进针后直接留针 30 分钟。每周针 2 次,10 次为 1 个疗程。

2. 内服黄氏壮医调气汤加减

处方:

五指毛桃 60g	白术 30g	陈皮 6g	升麻 10g
柴胡 10g	红参 10g	生甘草 10g	当归 15g
桔梗 10g	炒枳壳 25g	浮小麦 30g	红枣 10g
鹿角霜 15g	山药 30g	车前子 10g	

7 剂,日 1 剂,水煎分 2 次温服。

7 月 21 日二诊:月经未来潮,余症同上。继续上述治疗 1 周。

7 月 28 日三诊:7 月 23 日月经来潮,余症同上。继续上述治疗 1 周。

8 月 17 日四诊:症状同上。继续治疗 1 周。

9 月 13 日五诊:8 月 26 日月经来潮,继续治疗。

10 月 6 日月经来潮。10 月 7 日作性激素等检查。报告性激素六项正常,抗精子抗体及抗子宫内膜抗体均阴性。继上针刺治疗。内服方改为黄氏壮医温水补阳汤。处方:

淫羊藿 10g	补骨脂 10g	鹿角胶 12g(烊化)	紫河车 10g
菟丝子 30g	枸杞子 30g	巴戟天 15g	当归 15g
熟地 15g	生地 15g	艾叶 5g	花椒 5g

30 剂。日 1 剂,水煎分 2 次温服。

2014 年 3 月 11 日六诊:已怀孕 1 个月。停止治疗。

按语:本案水道、谷道均阳虚。先予黄氏壮医调气汤内服益气提阳、健运谷道,待谷道已和、气血已足,再以黄氏壮医温水补阳汤温水补阳以助孕,最终怀孕成功。

病案十四

肖某,女,30 岁,初诊日期:2013 年 3 月 17 日。

主诉:夫妻同居不避孕 3 年未孕。

现病史:患者 3 年来夫妻同居不避孕未孕。曾怀孕 1 次,1 个月后阴道见红流产,此后一直未孕。初潮年龄 13 岁,月经经期 3～5 天,周期 30～90 天,末次月经 2013 年 2 月 14 日。五年来患慢性荨麻疹,每天均发作,皮肤瘙痒难忍,同时患乳腺增生,乳房肿痛。平时神疲乏力,全身怕冷,经常腰痛,舌红,苔薄白,脉弦。丈夫精液正常。

中医诊断:不孕症。

壮医诊断:卟很裆(壮文:Mboujmizndang)。

治疗:壮医针刺联合壮药内服。

1. 壮医针刺　取穴:脐内环穴(心、肝、脾、肺、肾、大小肠)、关元、足三里、三阴交、水泉、血海、太冲、膻中。方法:针脐内环穴用壮医天阴阳针法,留针 30 分钟,其他穴位进针后直接留针 30 分钟。每天针 1 次,10 次为 1 个疗程。

2. 内服黄氏壮医解毒理肤汤

处方:

生地 25g	金银花 15g	佩兰 10g	金耳环 5g
防风 10g	牛蒡子 10g	钩藤 10g	黄芪 20g
三姐妹(三叶香茶菜)10g		茯苓 20g	白术 15g
紫草 10g	红花 5g	茜根 15g	

14 剂,日 1 剂,水煎服。

连续针刺 15 次,服药 14 剂后,于 2013 年 4 月 2 日月经来潮,经行 5 天,量较多。荨麻疹停止发作。继续针刺治疗,隔天 1 次。停服壮药。继续治疗至 2013 年 5 月 5 日,继续针 15 次后,经检查确诊已怀孕。

按语:本案患者体虚为本,毒阻道路为标实。毒邪阻滞龙路、火路,壅塞于肌表,导致气血失衡,三气不能同步。急则治其标,缓则治其本。故治疗以解毒理肤汤治其标,以壮医针刺调气通路、强壮补虚治其本。针药同用,毒解、路通、气调、宫暖,病因已除,自能成功怀孕。

病案十五

尤某,女,30岁,初诊日期:2012年1月2日。

主诉:夫妻同居不避孕3年未孕。

现病史:患者2009年初结婚,婚后一直未避孕未孕。初潮年龄13岁,月经经期3~5天,周期26~30天,末次月经2011年12月11日。每次月经第1天均出现下腹剧痛,12小时左右消失,月经颜色黯红,有血块。平时怕冷,手脚常冰冷,夜尿2~3次。舌红,苔薄白,脉滑。

中医诊断:不孕症。

壮医诊断:卟很裆(壮文:Mboujmizndang)。

治疗:壮医针刺联合壮药内服。

1. 壮医针刺 取穴:脐内环穴(肾、肝、心、脾)、膻中、三阴交、踝关内三穴。方法:针脐内环穴用壮医天阴阳针法,留针30分钟,其他穴位进针后直接留针30分钟。每周针2~3次,10次为1个疗程。

2. 内服黄氏壮医温水补阳汤加减

处方:

淫羊藿15g	补骨脂15g	鹿角胶15g(烊化)	紫河车10g
菟丝子15g	枸杞子15g	花椒5g	艾叶5g
当归15g	生地15g	熟地15g	

15剂,日1剂,水煎分2次温服。

经治疗2个月,针刺20次,服药15剂。2月份月经未来潮,经检查已怀孕。

按语:水道阳虚所致不孕,常规予针刺脐内环等穴联合黄氏壮医温水补阳汤内服治疗。

病案十六

张某,女,30岁,初诊日期:2012年11月24日。

主诉:夫妻同居不避孕2年余未孕。

现病史:患者 2 年多前曾怀孕两次,均在 1 个多月后停育,此后一直未孕。性激素检查孕酮偏低。排卵期体温偏低。初潮年龄 15 岁,月经经期 7～8 天,周期 30～40 天,末次月经 2012 年 11 月 23 日。平时汗多,特别怕冷,睡眠不好。舌淡红,苔薄白,脉沉细。丈夫精液液化时间 60 分钟,并且未完全液化。

中医诊断:不孕症。

壮医诊断:卟很裆(壮文:Mboujmizndang)。

治疗:壮医针刺联合壮药内服。

1. 壮医针刺　取穴:脐内环穴(肝、肾、脾)、足三里、三阴交、踝关内三穴。方法:针脐内环穴用壮医天阴阳针法,留针 30 分钟,其他穴位进针后直接留针 30 分钟。每周针刺 3 次,10 次为 1 个疗程。

2. 内服黄氏壮医温水补阳汤加减

处方:

淫羊藿 15g	补骨脂 15g	鹿角胶 15g(烊化)	紫河车 10g
巴戟天 15g	菟丝子 15g	枸杞子 15g	当归 20g
熟地 20g	艾叶 5g	花椒 5g	

7 剂,日 1 剂,水煎分 2 次温服。

丈夫内服黄氏壮医解毒化湿汤。处方:

三姐妹(三叶香茶菜)10g	金耳环 5g	黄柏 10g	
广陈皮 10g	白花蛇舌草 15g	半枝莲 15g	草薢 10g
泽泻 10g	赤芍 10g	丹皮 10g	王不留行 10g
车前子 15g	蒲公英 15g	生甘草 10g	

10 剂,日 1 剂,水煎分 2 次温服。

连续治疗 4 个月,针刺 50 次,服药 50 剂。其丈夫服药 30 剂。患者于 2013 年 4 月 9 日检查,确诊已经怀孕。2014 年 1 月 11 日,足月顺产 1 男婴,母子健康。

按语:本案患者孕酮偏低、排卵期体温偏低、汗多、怕冷,予针药结合治疗。怀孕是男女双方努力的结果,任何一方的健康问题都会影响受孕和胎儿的发育成长。本案患者丈夫精液异常,正常情况下,精液排出体外后30分钟左右由于前列腺液中纤维蛋白溶酶的作用,即自行液化。若超过60分钟不液化或不完全液化,则影响精子的活力,导致其在阴道酸性环境中停留时间过长而死亡率增高,此必然影响受孕。这也是导致患者不孕的重要原因。故须夫妻同治。

黄瑾明教授认为,精子液化时间长,多是由痰毒、湿毒藏于体内与精液互结所致。痰湿毒邪不清除,精子液化必受阻,治宜解毒化湿,予内服黄氏壮医解毒化湿汤。方中三姐妹、金耳环、白花蛇舌草、半枝莲、蒲公英解毒祛湿,黄柏、萆薢、泽泻、车前子化浊祛湿,赤芍、丹皮、王不留行活血通路化湿,陈皮、甘草化痰祛湿。全方以解毒为主,以祛湿相成,共奏解毒化湿之功。黄瑾明教授认为治疗不孕症关键在于找对病因,其立法匠心独运,方随法出,随证治之,针药并施,故有卓效。

病案十七

张某,女,32岁,初诊日期:2012年10月6日。

主诉:夫妻同居不避孕2年余未孕。

现病史:患者结婚2年多以来夫妻同居不避孕从未孕过。地中海贫血病史,性激素六项正常,AsAb(-),EMAb(-)。月经初潮年龄12岁,月经经期7~8天,周期30~40天,末次月经2012年9月26日,排卵期体温偏低。宫颈糜烂,白带多,体胖,手脚冰冷,常腰酸背痛,心烦易怒,经前经常口腔溃疡。舌体胖,舌淡红,苔薄白,脉弱无力。丈夫精液正常。

中医诊断:不孕症。

壮医诊断:卟很裆(壮文:Mboujmizndang)。

治疗:壮医针刺联合壮药内服。

1. **壮医针刺** 取穴:脐内环穴(肝、肾、脾、肺、心)、足三里、三阴交、内关、天突、合谷、踝关内三穴。方法:针脐内环穴用壮医天阴阳针法,留针

30 分钟,其他穴位进针后直接留针 30 分钟。每周针 2~3 次。10 次为 1
个疗程。

2. 内服黄氏壮医温水补阳汤加减

处方:

淫羊藿 15g	补骨脂 15g	鹿角胶 15g(烊化)	紫河车 10g
巴戟天 15g	菟丝子 20g	枸杞子 20g	当归 20g
熟地 20g	艾叶 5g	花椒 5g	沙参 15g
麦冬 5g	玉竹 15g	百合 15g	

7 剂,日 1 剂,水煎分 2 次温服。

连续治疗 2 个月,针刺 20 次,服药 28 剂后,于 2013 年 1 月 13 日确
诊已怀孕。

按语:不孕症一般与谷道、水道密切相关,肾为水道中枢脏腑。肾阳不
足,则肾水不温,机体失温,出现怕冷、排卵期体温偏低等症,肾水不足,则
不能上济心火,心火扰神则心烦易怒;心火上越,灼于口腔,以致在身体最
弱之时的月经前出现口腔溃疡。因此,不可因口腔溃疡而一味清热泻火,而
应重视温养水道、生发阳气。治宜温水补阳、温养咪花肠、兼滋阴降火。酌
伍沙参、麦冬、玉竹、百合滋阴生津,降火宁心。针药同施,切中肯綮,故疗
效显著。

病案十八

周某,女,41 岁,初诊日期:2013 年 1 月 31 日。

主诉:夫妻同居不避孕 2 年未孕。

现病史:患者 1999 年足月顺产 1 女婴,2011 年 1 月再次怀孕,3 个
月后因胚胎停育行人工流产术。此后不避孕一直未孕。右侧输卵管堵塞不
通,左侧通畅。月经初潮年龄 13 岁,月经经期 5~6 天,周期 30 天,末次
月经 2013 年 1 月 24 日。平时偶有遗尿,容易疲劳,手足冰凉麻木。舌淡
红,苔厚白,脉沉细。丈夫精液检查正常。

中医诊断：不孕症。

壮医诊断：卟很裆（壮文：Mboujmizndang）。

治疗：壮医针刺联合壮药内服。

1. 壮医针刺　取穴：脐内环穴（肝、肾、脾、肺）、足三里、三阴交、血海、踝关内三穴、太冲、中脘、膻中。方法：针脐内环穴用壮医天阴阳针法，留针30分钟，其他穴位进针后直接留针30分钟。每周针2～3次，10次为1个疗程。

2. 内服黄氏壮医温水补阳汤加减

处方：

淫羊藿 20g	补骨脂 20g	鹿角胶 20g（烊化）	紫河车 10g
巴戟天 20g	菟丝子 20g	枸杞子 20g	艾叶 5g
花椒 5g	当归 20g	路路通 15g	穿破石 15g
红花 3g			

7剂，日1剂，水煎服。

连续治疗3个月，共针刺30次，服药28剂后，于2013年4月30日检查，确诊已怀孕。

按语：本案患者水道虚寒，伴有输卵管堵塞，一般与体虚、毒阻咪花肠龙路相关。治宜温水补阳、温养咪花肠、畅通龙路。对于输卵管堵塞不通，黄瑾明教授喜用路路通、穿破石、红花以活血化瘀，通龙路，对疏通输卵管堵塞有奇效。

病案十九

陈某，女，31岁，初诊日期：2012年11月6日。

主诉：夫妻同居不避孕3年未孕。

现病史：近3年来，夫妻同居不避孕，一直未孕。月经初潮年龄13岁，月经经期约20天，周期30～90天，末次月经2012年8月12日。近3个月月经不来潮，体重增加，腹部肥胖，容易疲劳，大便常稀烂，里急后重感，手足冰冷,脸部黄褐斑,乳腺增生。舌淡红,苔薄白,脉弦数。丈夫精液正常。

中医诊断:不孕症。

壮医诊断:卟很裆(壮文:Mboujmizndang)。

治疗:壮医针刺联合壮药内服。

1. 壮医针刺　取穴:脐内环穴(肝、肾、脾、心、胃、大小肠)、血海、三阴交、复溜、水泉、足三里、里内庭、太冲、涌泉。方法:针脐内环穴用壮医天阴阳针法,留针 30 分钟,其他穴位进针后直接留针 30 分钟。每天针 1 次,10 次为 1 个疗程。

2. 内服黄氏壮医祛瘀通经汤加减

处方:

当归 30g	赤芍 15g	熟地 30g	桃仁 10g
红花 15g	茺蔚子 10g	泽兰叶 10g	怀牛膝 15g
柴胡 6g	香附 10g	枳壳 10g	柏子仁 20g
酸枣仁 15g	延胡索 15g	五味子 5g	

7 剂,日 1 剂水煎服。

经壮医针刺 10 次,服药 7 剂后,于 2012 年 11 月 16 日月经来潮,经量较多,色黯有血块,神疲乏力。继续按上法针刺,2 天 1 次。改服黄氏壮医补谷健胃汤。

处方:

| 党参 30g | 山药 30g | 白术 10g | 广陈皮 6g |
| 广西蜜枣 10g | 猪排骨 500g | | |

上药混合,加水适量,武火煮沸后,改文火慢炖 3 小时,拔去浮油,佐餐饮汤。日 1 剂。

共针刺 20 次,服用黄氏壮医祛瘀通经汤 7 剂,黄氏壮医补谷健胃汤 14 剂,于 2013 年 1 月 9 日检查,确诊已怀孕。于 2013 年 8 月 24 日,足月顺产 1 男婴,母子健康。

按语:本案阳气不足,道路瘀滞,予壮医针刺调气补虚通道路,黄氏壮医祛瘀通经汤内服调气理血通龙路，又以壮医补谷健胃汤作食疗调补谷道。先通瘀、再调补，以通为补，以补助通，先后顺序把握恰当，故效如桴鼓。

病案二十

柯某,女,31岁,初诊日期:2018年11月10日。

主诉:夫妻同居未避孕2年余未孕。

现病史:患者2年多以来夫妻同居未避孕未孕。月经不规律,末次月经2018年11月3日,淋漓不畅,11月10日干净。平素怕冷,易疲劳,寐差,舌淡,苔薄白,脉沉细。

中医诊断:不孕症。

壮医诊断:卟佷裆(壮文:Mboujmizndang)。

治疗:壮医针刺联合壮药内服。

1. **壮医针刺** 取穴:脐内环穴(心、肾、肺)、膻中、足三里、三阴交、复溜、神门、安眠三穴。方法:针脐内环穴用壮医天阴阳针法,留针30分钟,其他穴位进针后直接留针30分钟。每日针1次。

2. **内服黄氏壮医调气汤加减**

处方:

黄芪30g	白术15g	陈皮6g	升麻10g
柴胡10g	红参5g	生甘草10g	当归15g
桔梗10g	炒枳壳10g	柏子仁20g	酸枣仁15g
五味子10g	鹿角霜15g	补骨脂10g	

7剂,日1剂,水煎分2次温服。

11月26日二诊:针刺10次,服药7剂后,怕冷减轻,寐可,二便正常,继服治疗。

连续治疗6个月,共针刺50次,内服壮药28剂,于2019年7月6日确诊已怀孕。

按语：本案水道阳虚兼有谷道气虚，予壮医针刺联合黄氏壮医调气汤内服治疗。黄氏壮医调气汤可益气提阳、调气疏肝、健运谷道，配伍五味子、柏子仁、酸枣仁养心安神，鹿角霜、补骨脂补肾助阳，同样可达到温补谷道、水道，温养"咪花肠"（子宫）的作用。

第九节　滑胎（习惯性流产）

病案

陈某，女，27岁，初诊日期：2016年2月28日。

主诉：反复流产3次。

现病史：患者2013年流产2次，均于怀孕1个多月后流产，2014年怀孕2个多月后流产。月经初潮年龄12岁，3天干净，周期30天，末次月经2016年2月8日。月经量少色淡，唇色淡白，爪甲苍白。经常神疲乏力，手脚冰冷，舌淡白，苔薄白，脉沉细。2014年10月某医院诊断为HLA（封闭抗体）阴性。

中医诊断：滑胎；西医诊断：习惯性流产。

壮医诊断：滑胎（壮文：Daihraeuz）。

治疗：艾灸、壮医针刺联合壮药内服。

1. 艾灸　取穴：关元。灸法：用七年陈艾条温灸关元穴，每天1次，每次30分钟。

2. 壮医针刺　取穴：脐内环穴（心、肝、脾、肺、肾）、膻中、血海、足三里、三阴交、复溜。方法：针脐内环穴用壮医天阴阳针法，即进针前先嘱患者做腹式吐纳运动，调整呼吸、稳定情绪、消除杂念。然后采用无痛进针法进针，进针后不提插、不捻转、不运针、不强求酸麻胀针感，针毕医者右手掌心对准患者肚脐（距离15～30cm），做顺时针缓慢旋转运动3～5分钟。整个进针过程患者不要停止吐纳运动，直至进针后3～5分钟，留针30分钟，以脐部出现温暖感，并有冷气从手脚排出为佳。其他穴位进针后直接留针 30 分钟。每周针 2 次。

3. 内服黄氏壮医滋水补阴汤加减

处方:

生地 20g	熟地 20g	当归 20g	女贞子 15g
旱莲草 15g	山萸肉 15g	制首乌 15g	菟丝子 30g
枸杞子 30g			

日 1 剂,水煎分 2 次温服。

经针刺 50 次,服药 50 剂后,患者于 2017 年 5 月 20 日确诊怀孕。

2018 年 2 月 12 日足月顺产 1 女婴,母女健康。

按语:滑胎相当于西医学的习惯性流产,是"咪花肠"(子宫)失养、胎元不固引起的经常胎囊发育不良或胎囊不长或胎儿自然殒堕。一般把堕胎、小产连续发生 3 次或 3 次以上者,列入滑胎范畴。临床表现为妊娠反应逐渐消失,可有阴道流血和腹痛。血清 β-人绒毛膜促性腺激素(β-human chorionic gonadotropin, β-HCG)、孕酮和超声动态检查可明确诊断。

滑胎多因禀赋不足,素体水道虚损,肾虚不固;或气血不足,胎元失养;或孕后房事不节,损伤水道,使咪花肠失养,胎元不固所致。治疗当注意体质的调养,慎起居,调饮食,不熬夜,戒烟酒,远离辐射源。黄瑾明教授治疗本病常以针刺配合壮药分证而治。

本案患者表现为血虚失养之征,治宜滋阴养血,补水道、龙路。黄瑾明教授以陈艾温灸关元,强壮补益、温阳散寒、调理气血、通调三道两路,以壮医针刺调气补虚通道路,脐内环穴畅通天、人、地三部之气,并能补虚;膻中调理气血,足三里、血海调补气血,通龙路、火路;三阴交健脾和胃、益肾补肝、调和气血,复溜滋阴、通调水道。同时内服黄氏壮医滋水补阴汤,生地、熟地、当归、女贞子、旱莲草、山萸肉、制首乌、枸杞子、菟丝子滋阴养血,润养咪花肠,调理水道、龙路。诸法联用,相得益彰,则咪花肠气血充养,胎元可固。

第十节　数堕胎

病案一

郭某,女,30岁,初诊日期:2018年6月10日。

主诉:一年多来连续出现胚胎停育2次。

现病史:患者于2017年5月及2018年4月两次做试管婴儿,着床1个月余停止发育。2017年某医院诊断:两侧输卵管阻塞、多囊卵巢综合征。性激素六项正常,月经周期紊乱,间隔2~5个月来潮1次,末次月经2018年3月10日。怕冷,肥胖,舌淡红,苔薄白,脉沉细。丈夫精液检查正常。

中医诊断:数堕胎;西医诊断:复发性流产。

壮医诊断:若勒(壮文:Rodlwg)。

治疗:壮医针刺联合壮药内服。

1. **壮医针刺**　取穴:脐内环穴(心、肝、肾、脾、肺)、血海、三阴交、复溜、水泉。方法:针脐内环穴用壮医天阴阳针法,即进针前先嘱患者做腹式吐纳运动,调整呼吸、稳定情绪、消除杂念。然后采用无痛进针法进针,进针后不提插、不捻转、不运针、不强求酸麻胀针感,针毕医者右手掌心对准患者肚脐(距离15~30cm),做顺时针缓慢旋转运动3~5分钟。整个进针过程患者不要停止吐纳运动,直至进针后3~5分钟,留针30分钟,以脐部出现温暖感,并有冷气从手脚排出为佳。其他穴位进针后直接留针30分钟。每周针3次,10次为1个疗程。

2. **内服黄氏壮医滋水补阴汤加减**

处方:

山茱萸10g	女贞子10g	旱莲草10g	枸杞子15g
菟丝子15g	何首乌15g	当归15g	生地黄15g
熟地黄15g	紫河车10g	路路通15g	红花5g

桃仁5g

7剂,日1剂,水煎分2次温服。

连续治疗6个月后,服药60剂,针刺5个疗程,2019年1月做试管婴儿成功,于2019年9月分娩1男婴,母子健康。

按语:堕胎,类似于西医学的胚胎停育、早期流产,是"咪花肠"(子宫)失养,胎元不固引起的胎囊发育不良或胎囊不长,又称胚胎停育,一般发生在孕早期、妊娠12周内。是胚胎尚未成形的时候就停止发育,属流产的一个阶段,不同于孕中期和孕晚期的流产。临床上表现为妊娠反应消失,随后可有阴道流血和腹痛,部分患者无明显症状。血清β-HCG、孕酮和超声检查可明确诊断。

本案患者连续出现胚胎停育2次,可诊断为数堕胎。堕胎多因禀赋不足,素体水道虚损,肾虚不固,或龙路血虚,胎元失养,或孕后房事不节,损伤水道,致使咪花肠失养、胎元不固而发,其发生与水道、龙路密切相关。治疗常按壮医水道病分证治疗,多采用壮医针灸配合壮药内服综合治疗。生活起居及生活环境也需注意。

本案一派水道虚损之象,输卵管阻塞及多囊卵巢则为龙路瘀滞之征。治宜滋水道、养花肠、通道路,予针药结合治疗。针刺脐内环穴补益水道、龙路,调畅气血;三阴交、血海调理气血,复溜、水泉增强水道功能,通畅道路。内服黄氏壮医滋水补阴汤补肝肾、调经血、固胎元,伍紫河车温补水道肾阳,合"善补阴者,必于阳中求阴,则阴得阳升而源泉不竭"之意;伍路路通、红花、桃仁通龙路瘀滞,意在治疗输卵管阻塞及多囊卵巢。《本草纲目拾遗》指出,路路通能"通行十二经"。红花、桃仁化瘀通路,是化血中瘀滞的最佳拍档。针药并施,水道功能正常、气血化生有源、咪花肠龙路通畅,故能受孕。

【附】

郑某,女,30岁,初诊日期:2016年1月8日。

主诉:因胎停育行人工流产术后1个月要求调理以备孕。

现病史:患者于2015年12月11日怀孕9周后突发胎停育,胎音消失,不得不做人工流产术。现术后1个月,要求调理以能早日再次怀孕。近来腰累,久坐、久站时更甚,睡眠欠佳。舌淡白,苔薄白,脉沉细。

中医诊断:胎元不固;西医诊断:胚胎停育,人工流产术后。

壮医诊断:若勒(壮文:Rodlwg)。

治疗:壮医针刺联合壮药内服。

1. 壮医针刺　取穴:脐内环穴(肾、心、脾、肝)、膻中、足三里、三阴交、神门、内关。方法:针脐内环穴用壮医天阴阳针法,留针30分钟,其他穴位进针后直接留针30分钟。每3天针1次。

2. 内服黄氏壮医调气汤加减

处方:

五指毛桃60g	白术30g	陈皮6g	升麻10g
柴胡10g	当归15g	红参10g	生甘草10g
桔梗10g	炒枳壳25g	柏子仁20g	酸枣仁15g
五味子10g	鹿角霜20g	补骨脂15g	

7剂,日1剂,水煎分2次温服。

1月15日二诊:腰累减轻,睡眠好转。但腹部发胀,今天早上月经来潮,经色鲜红,量中等。脉舌同上。继续上法针刺,上方加厚朴10g、郁金15g、大腹皮10g,连服7剂。

1月22日三诊:出汗较多。继续针刺,上方加浮小麦30g、红枣10g,继服7剂。

1月29日四诊:夜间出汗减少,但睡眠不好,大便稀烂。继续针刺,上方去浮小麦、红枣,加麦芽15g、山楂15g、神曲10g,继服7剂。

2月18日五诊:脉舌同上。继续针刺,改服黄氏壮医温水补阳汤加减。处方:

生地20g	熟地20g	当归20g	淫羊藿15g

| 补骨脂 15g | 紫河车 10g | 鹿角胶 12g（烊化） | 菟丝子 30g |
| 枸杞子 30g | 巴戟天 15g | 艾叶 5g | 花椒 5g |

连服 28 剂。

3 月 28 日六诊：经上述治疗以后，月经过期不来，经检查，确诊已怀孕。9 月 8 日随访，胎儿发育良好。

按语：本案因体虚、胎元失养致胎停育。黄瑾明教授常言，谷道为气血生化之源，一切体虚皆可责于谷道。水道与谷道同源而分流，谷道虚，气血化源不足，水道也虚损，致使"咪花肠"（子宫）失养，胎元不固而停育。治疗当求本，本乎气，气在乎出入、升降。针刺取位于人部之脐内环穴以调三部之气、补虚，再取天部之膻中，地部之足三里、三阴交，配神门、内关助眠，三部同治，更好恢复人体三气的升降出入，从而三气同步、道路畅通、功能正常。内服黄氏壮医调气汤补益谷道、补气生血，加柏子仁、酸枣仁、五味子助眠安神，鹿角霜、补骨脂温养水道，厚朴、郁金、大腹皮行气消胀，浮小麦、红枣固表敛汗，麦芽、山楂、神曲助纳。待谷道气血充足，再改服温水补阳汤以助孕。针药并施，疗效卓著。

第十一节　孕期皮肤瘙痒症

病案

廖某，女，32 岁，初诊日期：2019 年 12 月 7 日。

主诉：皮肤瘙痒 20 天，加重 7 天。

现病史：患者怀孕 6 周，近 20 天四肢皮肤瘙痒。瘙痒部位分布在肘关节、膝关节、踝关节等，呈对称性，极痒，抓痕明显。舌淡红，苔薄白，脉细数。

中医诊断：孕期皮肤瘙痒症。

壮医诊断：能啥（壮文：Naenghumz）。

治疗：黄氏壮医排毒汤加减外洗。

处方：

| 金银花 30g | 蒲公英 30g | 黄芩 15g | 地榆 15g |
| 槐花 15g | 生姜 15g | 蛇床子 15g | |

上药加水浸泡 1 小时，煮沸 10 分钟后过滤去渣，加入红糖 500g 煮至溶解，再加入沸水至 1 桶，候温外洗患处，7 剂，日 1 次，连洗 7 天。

12 月 15 日二诊：皮肤瘙痒消除。

按语：孕期皮肤瘙痒症是妊娠期的一种皮肤感觉异常的神经功能障碍性疾病，常无原发性皮肤损害。壮医认为，女子以血为本，经、带、胎、产、乳均与血密切相关。

黄瑾明教授指出："疾患并非无中生，乃系气血不均衡。"孕妇皮肤瘙痒症是由于妊娠后气血虚衰或禀赋不足，龙路、火路功能不足，肌肤失养；或风毒、热毒、湿毒等毒邪阻滞肌肤龙路、火路，导致皮肤道路不畅，气血失衡；或胎体影响气机升降等因素致使三气不同步，道路不畅通，肌表失养而成。常虚实夹杂，尤以实者居多。临床以皮肤感觉异常，阵发性全身皮肤瘙痒或局部皮肤瘙痒为主要特征。常因皮肤瘙痒剧烈，反复搔抓后出现抓痕和血痂，也可见湿疹样变，甚则出现皮肤肥厚或苔藓样变及色素沉着等继发皮损。瘙痒以夜间为甚，每遇热刺激、情绪变化、饮酒或搔抓而发作或加重。严重者可出现失眠、精神不振、疲倦乏力、食欲下降等症状。治疗以调气血为主，时刻顾及阴血。在补血的基础上，或活血，或行血，或止血，或凉血，或调血。凡风毒、热毒或湿毒滞留明显者，以解毒为主；瘀滞明显者，兼以祛瘀，使龙路、火路通畅。黄瑾明教授多采用壮医针灸配合壮药内服、外洗的方法综合治疗。

本案热毒蕴结皮肤龙路火路网络，治宜清热解毒、通龙路火路。但黄瑾明教授对于孕妇用药非常谨慎，常能外用有效，就不加以内服干预；能小剂量有效，就不大剂量用药；能小方药解决，就不大方药治疗。本案患者怀孕 6 周，病程尚短，病情较轻，故以壮药外洗治疗。方中金银花清热解毒、解表透邪，蒲公英、黄芩清热解毒，燥湿止痒，黄芩还能凉血安胎；生姜温肤止痒,地榆、槐花凉血解毒,蛇床子祛风止痒、通龙路火路。诸药同用,清热解毒、燥湿止痒、气血均衡、毒祛路通,则瘙痒自止。

第十二节　缺乳

病案一

赵某,女,28岁,初诊日期:2013年7月14日。

主诉:产后乳汁分泌不足20天。

现病史:患者产后20天乳汁分泌不足,神疲乏力,腰膝酸软,出汗甚多。舌淡红,苔薄白,脉滑。

中医诊断:缺乳。

壮医诊断:产呱子耐(壮文:Canjgvaq Cijnoix)。

治疗:壮药内服。

1. 内服黄氏壮医调气汤加减

处方:

五指毛桃60g	白术30g	陈皮6g	升麻10g
柴胡10g	红参10g	当归15g	桔梗10g
炒枳壳25g	苏梗10g	香附10g	

7剂,日1剂,水煎分2次温服。

2. 壮医食疗

处方:

黄芪30g	当归15g	白芷15g	七孔猪蹄1对

将猪蹄切块,每次取500g,同以上药物炖汤,入盐适量,吃肉饮汤。日1剂,连服7天。

7月22日二诊,经上述治疗后,体力增加,乳汁分泌充足。

按语:产后缺乳是妇产科常见病,是产后气血虚少,乳汁不足;或乳房龙路瘀滞,乳汁不行所致的临床以哺乳期产妇乳汁分泌量少,或没有分泌,不能满足正常喂养婴儿需要为主要表现的一种病证。

　　壮医认为,产后缺乳有虚、实两端。虚者,因素体虚弱,复因胎产伤血,气血更虚;或因谷道、水道功能虚损,气血化生乏源;或产后营养乏源,气血亏虚,致使乳汁化生不足而乳少。实者,多因脏腑功能紊乱,气血瘀滞,龙路不畅;或痰湿毒邪瘀阻乳络,致使乳络不通,乳汁不行而乳少或无乳。主要病机是乳汁化生不足或乳房龙路不畅。治疗以补虚、祛瘀为主,辅以调气、解毒。以气血偏衰为主者,宜补虚;以瘀滞为主者,宜祛瘀;痰毒、湿毒为患者,配以解毒。黄瑾明教授多采用壮医针灸配合壮药内服的方法综合治疗。

　　本案患者表现为谷道功能不足之征。《景岳全书·妇人规》云:"经血为水谷之精气……其源源而来,生化于脾,总统于心,藏受于肝,宣布于肺,施泄于肾……妇人则上为乳汁,下归血海而为经脉。"经血、乳汁皆为水谷精气所化,产妇哺乳期一般无月经,因经血"上为乳汁"了。谷道气虚,不能把水谷精气化生成气血,气血亏虚,则乳汁化生不足而乳少。故治宜调补谷道虚损,予内服黄氏壮医调气汤调补谷道气血,气通则道路自通,道路通则气血自畅。方中重用五指毛桃,能补气健脾,活络通乳,行气化湿,具有很好的补虚损、止汗、通络下乳的功效。伍枳壳、紫苏梗、香附疏通乳络。更以壮医食疗补虚,方中重用黄芪大补脾肺之气,气旺则血生,化源充足;当归活血生血,血旺则气健;白芷芳香通络,化清中之浊,疏通乳络阻滞;七孔猪蹄为血肉有情之品,能和血脉、下乳汁。诸药合用,谷道功能增强,气血化源充足,乳汁分泌正常。

病案二

周某,女,35岁,初诊日期:2013年10月11日。

主诉:产后乳汁分泌不足36天。

现病史:患者9月6日剖宫产1名男婴,现产后36天,乳汁分泌不足以哺育婴儿。恶露已干净,剖宫产术口偶疼痛。舌淡红,苔薄白,脉沉细。

中医诊断：缺乳。

壮医诊断：产呱子耐（壮文：Canjgvaq Cijnoix）。

治疗：壮医针刺联合壮药内服。

1. 壮医针刺　取穴：脐内环穴（脾、肝、肾、心、肺）、膻中、足三里、三阴交。方法：针脐内环穴用壮医天阴阳针法，即进针前先嘱患者做腹式吐纳运动，调整呼吸、稳定情绪、消除杂念。然后采用无痛进针法进针，进针后不提插、不捻转、不运针、不强求酸麻胀针感，针毕医者右手掌心对准患者肚脐（距离15～30cm），做顺时针缓慢旋转运动3～5分钟。整个进针过程患者不要停止吐纳运动，直至进针后3～5分钟，留针30分钟，以脐部出现温暖感，并有冷气从手脚排出为佳。其他穴位进针后直接留针30分钟。每天针1次，7次为1个疗程。

2. 壮药内服

处方：

五指毛桃20g	太子参30g	麦冬10g	益母草15g
当归10g	炮山甲10g（可用王不留行15g代替）		通草10g
路路通10g	郁金10g	厚朴10g	佛手10g

7剂，日1剂，水煎分2次温服。

10月18日二诊：乳汁已分泌充足，满足哺育婴儿需要。

按语：本案乳汁分泌不足、脉沉细为谷道气虚之象，剖宫产术口疼痛提示有瘀毒。治宜调补谷道、通龙路瘀滞。予壮医针刺脐内环穴调气、补虚、祛瘀；膻中调理气血，通龙路、火路；足三里、三阴交健脾和胃，调理气血。内服壮药重在益气、养血、通道路。方中五指毛桃、太子参补气，健谷道，下乳汁；麦冬滋养阴液，益母草、郁金、当归活血通道路，厚朴、佛手行气化滞，通草、路路通、炮山甲疏通乳络，穿山甲走窜之性无微不至，能宣通脏腑，贯彻经络，透关达窍，凡血气凝滞之病皆能开之，故能引药直达病所。针药合用，谷道健旺，道路畅通，乳汁化生有源，乳汁分泌充足。

第十三节　阴痒

病案

钟某,女,23 岁,初诊日期:2013 年 9 月 23 日。

主诉:外阴红肿瘙痒 2 个月。

现病史:患者 2 个月以来外阴红肿瘙痒,心烦易怒,出汗较多,冬季常手足冰冷。舌红,苔薄白,脉弦。

中医诊断:阴痒。

壮医诊断:歇啥(壮文:Cedhaenz)。

治疗:壮医针刺联合壮药内服、外用。

1. **壮医针刺**　取穴:脐内环穴(心、肝、脾、肾、肺)、血海、膻中、内关、太冲。方法:针脐内环穴用壮医天阴阳针法,即进针前先嘱患者做腹式吐纳运动,调整呼吸、稳定情绪、消除杂念。然后无痛进针,进针后不提插、不捻转、不运针、不强求酸麻胀针感,针毕医者右手掌心对准患者肚脐(距离15～30cm),做顺时针缓慢旋转运动 3～5 分钟。整个进针过程患者不要停止吐纳运动,直至进针后 3～5 分钟,留针 30 分钟,以脐部出现温暖感,并有冷气从手脚排出为佳。其他穴位进针后直接留针 30 分钟。每天针 1次,10 次为 1 个疗程。

2. **壮药内服**

处方:

柴胡 6g	白芍 15g	香附 10g	枳壳 10g
太子参 15g	茯苓 10g	白术 10g	生甘草 6g
龙胆草 10g	山栀子 10g	黄芩 10g	生地 15g
车前子 10g	淡竹叶 10g	白茅根 15g	

7 剂,日 1 剂,水煎分 2 次温服。

3. 黄氏壮医排毒汤外用

处方:

茵陈 20g	金银花 30g	蒲公英 30g	三角泡 15g
生姜 10g			

上药加水浸泡 1 小时,煮沸 10 分钟后过滤去渣,加入红糖 500g 煮至溶解,再加入沸水至 1 桶,候温坐盆。3 剂,日 1 剂。

10 月 3 日二诊,经上述治疗后,外阴红肿及瘙痒消除,其余症状消失。

按语:阴痒是指由于外感或内生风毒、热毒、湿毒,使火路瘀阻,气血毒邪蕴积阴部导致的临床以女性外阴部或阴道内瘙痒,甚则痒痛难忍、外阴红肿、坐立不安为主症的一种疾病。阴痒是妇科常见病症。最常发生的部位是阴蒂及小阴唇区域,严重者大阴唇、整个阴道口、会阴部、肛门及肛门后部,甚至大腿内侧均可波及。可伴有白带量、色、质、气味异常等症状。

阴痒病因多为湿毒、热毒、风毒等毒邪侵犯火路,致火路瘀滞不畅,气血瘀阻于外阴;或谷道、水道功能失调,水湿、风毒、热毒聚积"咪花肠"(子宫),形成白带,下注外阴,长期刺激外阴而发痒发红;或不注意外阴卫生,直接感毒而入,阻于外阴部,使火路网络分支瘀滞,并因痒而搔抓而致红肿加重而发为本病。治疗以解毒、祛瘀为要,辅以调气,因虚致瘀者,加以补虚。在使用药物和壮医针灸治疗的同时,应注意阴部的清洁卫生,对本病的治疗和预防有重要意义。

本案患者表现为热毒蕴结火路之征,兼有谷道功能不足之象。治宜解热毒、健谷道、通路止痒。予针刺脐内环穴调畅全身气机、通调道路,膻中、内关调理气血,宁心安神,通调道路;血海调理气血,通龙路、火路;太冲调理气血、清肝利胆、宁心安神、通调道路。壮药内服重在清热、祛湿、健脾、止痒。方中柴胡、龙胆草、山栀子、黄芩、生地、车前子、白茅根、淡竹叶清泻肝胆湿热,太子参、白术、茯苓、甘草健脾益气调谷道,补虚以托毒;柴胡、白芍、枳壳、香附疏肝理脾,解郁透毒。配合壮医排毒汤外洗以清热散瘀、排毒止痒。针药并施,内外同调,标本兼治。

第十四节　癥瘕（卵巢囊肿）

病案

陆某,女,24岁,初诊日期:2009年4月16日。

主诉:体检发现左侧卵巢囊肿1天。

现病史:患者1天前行B超检查发现左侧卵巢囊性结构,大小2.4cm×2.5cm。自诉13岁月经初潮,18岁以后出现经前腹痛,经量正常,色黯,偶有血块。伴腰酸,小腹坠胀,口干,全身疲乏无力。食欲欠佳,睡眠不好。舌淡白,苔薄白,脉沉细。

中医诊断:癥瘕;西医诊断:卵巢囊肿。

壮医诊断:胴依傲坲(壮文:Dungxiq Ngauqfoeg)。

治疗:壮医针刺联合壮药内服。

1. **壮医针刺**　取穴:脐内环穴(肾、肝、肺、脾)、膻中、足三里、三阴交、水泉、复溜、太冲。方法:针脐内环穴用壮医天阴阳针法,即进针前先嘱患者做腹式吐纳运动,调整呼吸,稳定情绪,消除杂念。然后无痛进针,进针后不提插、不捻转、不运针、不强求酸麻胀针感,针毕医者右手掌心对准患者肚脐(距离15～30cm),做顺时针缓慢旋转运动3～5分钟。整个进针过程患者不要停止吐纳运动,直至进针后3～5分钟,留针30分钟,以脐部出现温暖感,并有冷气从手脚排出为佳。其他穴位进针后直接留针30分钟。每2～3天针刺1次,10次为1个疗程。

2. **内服黄氏壮医软坚散结汤**

处方:

麦冬15g	白芷10g	浙贝母10g	七叶一枝花6g
青皮6g	赤芍10g	玄参15g	金耳环5g

三姐妹(三叶香茶菜)15g   丹皮10g   古羊藤10g

7剂,日1剂,水煎分2次温服。

7月10日二诊:针刺10次、服药7剂后,感觉心情舒畅,诸症改善。停止服药,继续针刺20次。

8月14日三诊:针刺20次后,B超复查左卵巢囊肿已完全消失。

按语:卵巢囊肿属中医癥瘕范畴,是由于毒滞龙路、火路,气血瘀滞导致的,临床以妇女下腹部出现包块为主症的一类疾病。癥瘕相当于西医学的女性生殖系统肿瘤、盆腔炎性包块、子宫肌瘤、卵巢囊肿,是妇科临床常见病。

壮医认为,本病病因多为实证、阳证。多因热毒、湿毒从口侵入谷道,或饮食、情绪等影响,使热毒、湿毒、痰毒等毒邪内生,传变至龙路、火路,与气血相搏结,使两路功能失职,气血运行瘀滞不畅,聚积于"咪花肠"(子宫)等生殖系统,致道路不通,气血瘀毒渐积而发为本病。病机以毒滞两路,气血瘀滞不通为主。临床以下腹部包块,或胀,或满,或痛,可伴月经过多或月经不调、白带增多、腰酸、下腹坠胀、腹痛、贫血、不孕、高雄激素表现(多毛、高雄激素性痤疮、女性雄激素性脱发、皮脂溢出、男性化表现)和卵巢多囊样改变等症状为特征,多数患者无明显自觉症状,常于妇科检查时发现。治疗以祛瘀、解毒、调气为主。不祛瘀则气血难均衡,不解毒则毒滞难消,不调气则道路难通,调气还可增强祛瘀、解毒的能力。伴气血不足者,配以补虚,提高机体抗病能力。黄瑾明教授喜用壮医针灸配合壮药内服的方法综合治疗。

本案患者表现为卵巢龙路火路瘀滞之征,治宜利水消肿,解毒祛瘀。予壮医针刺脐内环穴调气、补虚、祛瘀,膻中调理气血,通龙路、火路;足三里、三阴交健脾和胃,调理气血;水泉、复溜滋阴利水,通三道两路;太冲调理气血,通路止痛。予壮医软坚散结汤内服,方中白芷、浙贝母、七叶一枝花化痰散结,消肿止痛,共为主药。青皮行气疏肝、破气消积,金耳环通络止痛,赤芍、丹皮清热凉血散瘀,古羊藤、三姐妹解毒消肿;玄参、麦冬养阴生津,《神农本草经》谓此二药能主腹中积聚,共为帮药。针药相合,共奏散结通滞、软坚消肿、解毒止痛之效。

第十五节　性交痛

病案一

吴某,女,30岁,初诊日期:2016年11月17日。

主诉:反复出现性交后腹痛4年。

现病史:患者近4年以来反复出现性交后腹痛。有不孕症病史,月经经期7～8天,周期30～50天,末次月经2016年10月11日。每次性交后下腹疼痛。痛经多年,行经后半小时开始出现下腹剧痛,不能动弹。经前两天呕吐。怕冷,舌淡红,苔薄白,脉沉细。

中医诊断:性交痛。

壮医诊断:性交痛(壮文:Doxejin)。

治疗:壮医针刺联合壮药内服。

1. **壮医针刺**　取穴:脐内环穴(心、肝、脾、肺、肾)、膻中、三阴交、复溜、踝关内三穴。方法:针脐内环穴用壮医天阴阳针法,即进针前先嘱患者做腹式吐纳运动,调整呼吸、稳定情绪、消除杂念。然后无痛进针,进针后不提插、不捻转、不运针、不强求酸麻胀针感,针毕医者右手掌心对准患者肚脐(距离15～30cm),做顺时针缓慢旋转运动3～5分钟。整个进针过程患者不要停止吐纳运动,直至进针后3～5分钟,留针30分钟,以脐部出现温暖感,并有冷气从手脚排出为佳。其他穴位进针后直接留针30分钟。

2. **内服黄氏壮医温水补阳汤加减**

处方:

当归20g	生地20g	熟地20g	淫羊藿15g
补骨脂15g	紫河车10g	鹿角胶12g(烊化)	艾叶5g

花椒 5g   巴戟天 15g

3剂,日1剂,水煎分2次温服。

11月21日二诊:服上方3剂、针刺3次后,性交后腹已不痛,性欲增强。但夜间发热,盖被则皮肤瘙痒。继续针刺3次,上方加金银花15g、连翘10g,4剂内服,诸症消失。

按语:性交痛多因水道虚损,龙路、火路功能失调,临床以性交阴茎向阴道内插入时,或在阴道内抽动,或在性交后女方出现的外阴、阴道局部或下腹部轻重不等的疼痛为特征的一种女性性功能障碍疾病。壮医认为,本病病因多为"咪腰"(肾)之肾气不足,肾阳虚损,水道津液分布不均,使阴道干涩,致阴茎插入阴道或在阴道内抽动时出现疼痛;或仪器外物介入阴道的手术或检查,导致阴道外伤,致使阴道龙路、火路网络分支瘀滞不通,性交时刺激出现疼痛;或情志不遂,则"咪叠"(肝)气郁结,导致气滞血瘀,日久则肾气不足,肾阳虚损及功能失调,气血无以荣养阴道,出现性交疼痛的症状。性交痛与咪腰、"咪花肠"(子宫)的关系最密切。其病机为肾气不足、气滞血瘀,或外伤受损、气滞血瘀。治疗重在补虚,增强水道功能。可据兼症配以调气、祛瘀。黄瑾明教授多采用壮医针灸联合壮药内服综合治疗。

本案患者表现为肾阴、肾阳虚损不足之象,治宜调水道、补水道虚损,予针药结合治疗。壮医针刺脐内环穴调气、补虚、通道路,膻中、三阴交调气血通道路,复溜、踝关内三穴滋阴通路。内服壮医温水补阳汤温补水道、益肾补阳。方中淫羊藿、补骨脂、紫河车、鹿角胶、巴戟天、艾叶、花椒温补水道,生地、熟地、当归滋阴补血以"阴中求阳"而达阴阳平衡。针药并用,大补水道,恢复咪花肠功能。

病案二

郑某,女,39岁,初诊日期:2013年12月5日。

主诉:阴道干涩、性交疼痛1个月余。

现病史:患者 1 个多月以来阴道干涩,性交疼痛。反复咳嗽,咽痒不适,痰色清稀,素来手脚冰冷,夏天出汗较多。长期腰痛腰酸,性欲冷淡。磁共振检查有胸椎、腰椎增生。舌体胖,舌淡白,苔薄白,脉滑数。

中医诊断:性交痛。

壮医诊断:性交痛(壮文:Doxejin)。

治疗:壮医针刺联合壮药内服。

1. 壮医针刺　取穴:脐内环穴(肾、心、肝、脾、肺)、足三里、三阴交、复溜、踝关内三穴。方法:针脐内环穴用壮医天阴阳针法,留针 30 分钟,其他穴位进针后直接留针 30 分钟。每天针 1 次,7 次为 1 个疗程。

2. 壮药内服

处方:

地肤子 15g	土茯苓 30g	木通 10g	车前子 10g
白茅根 15g	泽泻 10g	萹蓄 10g	荆芥 10g
红花 10g	炒黄连 5g	生甘草 10g	石韦 10g
太子参 15g	沙参 15g	茯苓 15g	紫菀 10g
法半夏 10g	海浮石 6g	枳壳 6g	山萸肉 10g

7 剂,日 1 剂,水煎分 2 次温服。

12 月 15 日二诊:阴道干涩明显减轻,性交不再疼痛。继续针刺及服药 7 天,巩固疗效。

按语:本案患者表现为肾阴、肾阳虚损不足之征,又兼见风寒侵袭气道之象。治宜调水道、通气道、解毒邪。壮医针刺重在调气、补虚、通道路,壮药内服重在清利湿毒、补益气血、润燥止咳。

第十六节　阴挺(子宫脱垂)

病案一

黄某,女,28 岁,初诊日期:2018 年 3 月 10 日。

主诉：反复小腹坠胀4个月余。

现病史：患者诉去年11月9日产子后，出现小腹坠胀，产后40天到某医院复查，提示子宫轻度下垂，宫颈外口达坐骨棘水平以下。产后月经正常来潮，周期28~30日。目前为哺乳期。诉经期、排卵期及休息不好时小腹坠胀明显。体倦乏力，怕冷。舌淡红，苔薄白，脉沉。

中医诊断：阴挺；西医诊断：子宫脱垂。

壮医诊断：耷寸（壮文：Ndagconh）。

治疗：壮医针刺、壮医药线点灸联合壮药内服。

1. **壮医针刺**　取穴：脐内环穴（肝、肾）、下脐行穴、乳行穴、发旋、足三里、三阴交、复溜、水泉。方法：针脐内环穴用壮医天阴阳针法，即进针前先嘱患者做腹式吐纳运动，调整呼吸、稳定情绪、消除杂念。然后无痛进针，进针后不提插、不捻转、不运针、不强求酸麻胀针感，针毕医者右手掌心对准患者肚脐（距离15~30cm），做顺时针缓慢旋转运动3~5分钟。整个进针过程患者不要停止吐纳运动，直至进针后3~5分钟，留针30分钟，以脐部出现温暖感，并有冷气从手脚排出为佳。其他穴位进针后直接留针30分钟。每日针1次。

2. **壮医药线点灸**　取穴：肾俞、脾俞、八髎。方法：每穴点灸3壮，每天点灸1次。

3. **内服黄氏壮医调气汤**

处方：

黄芪60g	白术30g	陈皮6g	升麻10g
柴胡10g	红参10g	生甘草10g	当归15g
桔梗10g	炒枳壳25g		

10剂，日1剂，水煎，分2次温服。

3月29日二诊：针灸5次，服药10剂，仅经期轻微小腹坠胀感，继予上法治疗。

5月10日复诊，诸症消失，子宫复归原位。

按语:子宫脱垂是由于气血亏虚、"咪花肠"(子宫)不固导致的,临床以咪花肠从正常位置沿阴道移位下垂,甚至完全脱出于阴道口外为主症的一种疾病。本病是目前较为常见的妇科疾病,多发生于产后女性及劳动中老年女性。

子宫脱垂的病因多虚,多因产子用力太过,或产后劳累过度,损伤咪花肠,使之不固向下脱出;或素体虚弱,咪花肠失养,系胞无力所致;或先天不足,房劳多产,损伤咪花肠;或年老体弱,加之胎产,使咪花肠更伤,固摄无权而脱出。病机以气血偏衰、咪花肠不固为主。治疗以补虚为要,并配以调气,使道路畅通,气血易复。黄瑾明教授多采用壮医针刺、壮医药线点灸联合壮药内服的方法综合治疗。

本案患者阳气虚弱,为谷道气虚,化源不足,使咪花肠龙路气血不充,咪花肠虚损失养所致。治宜补益谷道、调气温水。予壮医针刺脐内环穴补益谷道、调畅三部之气,下脐行穴通路除胀、调理气血、健谷温水,乳行穴宽胸散结、行气通路止痛,发旋位于"巧坞"(大脑)之颠,用之意在提阳,足三里温补谷道,三阴交健脾和胃、益肾补肝,复溜、水泉温补水道。又予壮医药线点灸脾俞健运谷道,肾俞、八髎为近部取穴,点灸时利用药线的药效、火星对穴位的温热刺激,达到补肾壮阳、温补咪花肠的作用。黄氏壮医调气汤内服以强健谷道中气、益气提阳,方中以大剂量黄芪和白术伍以红参、当归、甘草大补谷道气血,使咪花肠龙路气血充盛,咪花肠虚损得养,故能获愈。

病案二

农某,女,47岁,初诊日期:2019年5月3日。

主诉:下腹坠胀不适1年余。

现病史:患者1年多以来反复出现下腹部坠胀不适,以脐周及下腹部为主,伴腰骶部酸胀。偶有头晕耳鸣,全身乏力,剧烈咳嗽、哭笑及体力劳动时会尿失禁,怕冷。寐欠佳。舌淡,苔薄,脉细弱。2018年6月于当地医院行盆底＋阴式三维彩超检查提示：①Ⅱ度子宫脱垂。②子宫增大，肌层回声欠均，考虑子宫腺肌病。③膀胱颈活动度明显增加，膀胱后壁Ⅱ度膨出。

中医诊断：阴挺；西医诊断：子宫脱垂。

壮医诊断：耷寸（壮文：Ndagconh）。

治疗：壮医针刺联合壮药内服。

1. **壮医针刺** 取穴：脐内环穴、下脐行穴、内关、足三里、三阴交、复溜、水泉、发旋、肾俞。方法：针脐内环穴用壮医天阴阳针法，留针30分钟，其他穴位进针后直接留针30分钟。每天针刺1次，15次为1个疗程。

2. **内服黄氏壮医调气汤**

处方：

五指毛桃60g	红参10g	党参15g	白术10g
升麻10g	柴胡10g	陈皮10g	桔梗15g
炒枳壳10g	当归15g	炙甘草6g	

15剂，日1剂，水煎分2次内服。

5月20日二诊：针刺15次、服药15剂，患者自觉下腹部坠胀不适感减轻，腰骶部酸胀感、全身乏力减轻，睡眠好转，偶有头晕耳鸣，剧烈咳嗽、大笑及体力劳动时仍会尿失禁。继续原方案治疗。

6月10日二诊：腹部坠胀不适感、腰骶部酸胀感及全身乏力明显改善，更惊喜于剧烈咳嗽及劳动时已无尿失禁。

按语：本案患者一派谷道、水道阳气虚损之征象，治宜调气补虚。予壮医针刺及黄氏壮医调气汤内服获效。黄瑾明教授指出，健运谷道、益气提阳可使气机升提，则能使脏腑、肌肉不下垂。

病案三

覃某，女，32岁，初诊日期：2019年12月10日。

主诉：小腹、外阴坠胀3个月余。

现病史：患者3个多月以来小腹、外阴坠胀，有异物感。长期站立、腹压增加或剧烈运动后加剧，平躺时好转。外院检查提示：子宫脱垂Ⅰ度重型，宫颈已达处女膜缘，阴道口可见宫颈，白带量多，色白，质稀。会阴部辣痛感，神疲乏力，懒言，言语过多即觉头晕，无眼花，腰部及双下肢酸软，面色不华，饮食不规律，饱食后腹胀，时有心慌，夜寐多梦，易感冒，自汗，畏寒，无发热，口干不欲饮，喜热饮，大便溏烂、臭秽，小便频数。舌淡，苔薄白，脉弱。生育史：孕3产3。

中医诊断：阴挺；西医诊断：子宫脱垂。

壮医诊断：奋寸（壮文：Ndagconh）。

治疗：壮医针刺、艾灸联合壮药内服。

1. **壮医针刺**　取穴：脐内环穴（脾、肝、肾）、足三里、维胞。方法：针脐内环穴用壮医天阴阳针法，留针30分钟，其他穴位进针后直接留针30分钟。每日针1次。

2. **艾灸**　取穴：气海、关元、百会。方法：每穴灸30分钟，每日1次。

3. **内服黄氏壮医调气汤加减**

处方：

黄芪30g	炙甘草9g	红参6g	当归3g
陈皮6g	升麻6g	柴胡6g	白术15g
盐杜仲9g	牛膝9g		

7剂，日1剂，开水冲开分2次服。

12月18日复诊：诉症状明显缓解，外阴坠胀、异物感较前明显减轻，长期站立、腹压增加或剧烈运动后加剧，平躺时好转。会阴已无辣痛感，饱食已无腹胀。余症减轻。妇科检查提示脱垂之宫颈距处女膜缘2cm，白带量少色白。继予上法治疗1个月痊愈。

按语：本病症状虽多，但均与谷道气虚相关。故重在调补谷道、益气升阳、补虚固摄。予针刺、艾灸及壮药内服治疗。针刺脐内环穴采用壮医天阴阳针法,重在调气补益、通道路;足三里补谷道,维胞属经外奇穴,主治"咪花肠"(子宫)脱垂。内服黄氏壮医调气汤加杜仲、牛膝温补水道中枢"咪腰"(肾),加强咪花肠的功能。

第十七节 乳癖(乳腺增生)

病案

徐某,女,43岁,初诊日期:2019年4月14日。

主诉:反复右侧乳房疼痛3年。

现病史:患者3年前因情志不舒出现右侧乳房疼痛,外院B超提示乳腺增生。经服中药症状缓解,但反复发作,复查B超乳腺增生无变化。刻诊:右侧乳房胀痛,以第1、4象限为主,经前及情志不舒时加重。末次月经2019年3月13日。平素月经推迟3~5天,经量较少,色黯红,有血块。舌红,苔白,脉弦。

中医诊断:乳癖;西医诊断:乳腺增生。

壮医诊断:嘻坲尹(壮文:Cijfoegin)。

治法:壮医针刺联合壮医药线点灸。

1. **壮医针刺** 取穴:脐内环穴、梅花穴、曲池、外关、合谷、足三里、太冲。方法:针脐内环穴用壮医天阴阳针法,即进针前先嘱患者做腹式吐纳运动,调整呼吸,稳定情绪,消除杂念。然后采用无痛进针法进针,进针后不提插、不捻转、不运针、不强求酸麻胀针感,针毕医者右手掌心对准患者肚脐(距离15~30cm),做顺时针缓慢旋转运动3~5分钟。整个进针过程患者不要停止吐纳运动,直至进针后3~5分钟,留针30分钟,以脐部出现温暖感,并有冷气从手脚排出为佳。其他穴位进针后直接留针30分钟。梅花穴在结节局部取之。

2. **壮医药线点灸** 取穴:莲花穴。方法:在结节周围及中间取一组穴位,分别点灸。

经 3 次壮医针刺及药线点灸,患者月经来潮,疼痛消失。后每周针刺及药线点灸 2 次。次月月经前无明显乳房疼痛,经过 3 个月治疗,患者症状完全消失,复查 B 超示:乳腺增生较前明显减轻。半年后患者因其他问题就诊,诉半年来乳房未再疼痛。

按语:西医学之乳腺增生、乳腺小叶增生、乳房囊性增生,中医称乳癖,壮医称嘻埳尹,是由于龙路、火路阻塞不通,气血瘀阻乳房日久导致的,临床以女性乳房单侧或双侧疼痛并出现大小不等、形态不一、边界不清、质地不硬、活动度好的肿块,与月经周期及情志变化密切相关的一种疾病。好发于 25～45 岁女性,其发病率占乳房疾患的 75%,是临床上最常见的乳房疾病,为乳腺组织非炎症性、非肿瘤的良性增生性疾病,但有癌变倾向。部分患者无症状,无意中发现或体检发现而就医。伴有月经不调,心烦易怒等症。

乳腺增生的病因多为忧思郁怒等情绪异常,引起脏腑道路功能紊乱,龙路、火路阻滞不畅,气血不行,瘀阻于乳房,日久蕴结而成;或感受各种毒邪,阻滞龙路、火路,聚积于乳房,乳络不通,日久成疾。乳络及龙路、火路网络分支不通,龙路不通则疼痛,气血不行,蕴结日久则成结块,发为本病。治疗以祛瘀、调气为主。气血偏衰者辅以补虚;热毒、痰毒等邪毒明显者,辅以解毒。黄瑾明教授多以壮医针灸联合壮药内服治疗。

本案患者乳腺龙路火路网络瘀滞,治宜祛瘀、通龙路火路,予壮医针灸治疗。采用壮医天阴阳针法针刺脐内环穴重在调气、通道路,天阴阳针法以调气、调神为本;梅花穴消肿止痛、软坚散结、通龙路火路,曲池、外关、合谷、太冲通路镇痛,调和气血,足三里健脾和胃、调理气血。又予壮医药线点灸,在增生局部取莲花穴点灸,通过药线的药力和施灸时火星的温热对穴位的刺激,能较好地祛瘀通路、温阳散结。针线结合,标本同治,疗效满意。

第十八节　乳房瘙痒

病案

梁某,女,32岁,初诊日期:2018年10月31日。

主诉:右侧乳头及乳晕瘙痒1周。

现病史:患者1周前右侧乳头及乳晕不明诱因出现瘙痒难忍。现为产后7个月,睡眠不足,大便稠黏不成形,舌红,无苔,脉滑。

中医诊断:乳房瘙痒。

壮医诊断:嘻啥(壮文:Cijhumz)。

治疗:壮医针刺联合壮药内服、外洗。

1. **壮医针刺**　取穴:脐内环八穴、膻中、曲池、内关、血海、太冲。方法:针脐内环穴用壮医天阴阳针法,即进针前先嘱患者做腹式吐纳运动,调整呼吸,稳定情绪,消除杂念。然后无痛进针,进针后不提插、不捻转、不运针、不强求酸麻胀针感,针毕医者右手掌心对准患者肚脐(距离15~30cm),做顺时针缓慢旋转运动3~5分钟。整个进针过程患者不要停止吐纳运动,直至进针后3~5分钟,留针30分钟,以脐部出现温暖感,并有冷气从手脚排出为佳。其他穴位进针后直接留针30分钟。每天针1次,连针3天。

2. **内服黄氏壮医解毒理肤汤加减**

处方:

生地25g	金银花15g	佩兰10g	钩藤10g
防风10g	牛蒡子10g	黄芪20g	茯神15g
白术10g	红花5g	紫草10g	茜根15g
鸡血藤15g	白花蛇舌草15g	白蒺藜15g	金耳环5g
三姐妹(三叶香茶菜)10g			

7剂,日1剂,水煎分两次温服。

3. 壮药外洗　壮医排毒汤加减

处方：

| 金银花 30g | 蒲公英 30g | 黄芩 15g | 地榆 15g |
| 槐花 15g | 生姜 15g | 蛇床子 15g | |

7剂,日1剂。用法:加水浸泡30分钟后,加热煮沸10分钟,过滤去渣,加入红糖500g,煮令糖块溶解,加沸开水满1桶,候温外洗患处,每天1次,连洗7天。

11月10日二诊:针刺3次、外洗3次、内服7剂,乳头及乳晕瘙痒消除。

按语：乳房瘙痒是以乳晕、乳头及其周围皮肤感觉异常,瘙痒难忍为特征的一种神经功能障碍性疾病。壮医认为,本病的病因有虚实之分。虚者多因素体禀赋不足或气血虚弱,道路及脏腑功能不足,龙路、火路不充,乳房肌表失于濡养;实者多因饮食不节,热毒、湿毒内生或偶遇风毒、热毒、湿毒,使毒邪阻滞龙路火路,壅塞乳房的龙路、火路网络分支,导致皮肤道路不畅,气血失衡,三气不能同步运行而发为本病。临床以乳晕、乳头及其周围皮肤感觉异常,瘙痒难忍为主要特征,或可见湿疹样变,甚则出现乳头、乳晕皮肤增厚、粗糙,乳头皲裂,色素沉着等继发皮损,是多种乳房疾病的临床表现之一,需引起重视和及时鉴别。治疗以调畅气血、通路止痒为主。风毒、热毒、湿毒明显者,兼以解毒祛瘀。黄瑾明教授多采用壮医针灸联合壮药内服、外洗的方法综合治疗。

本案患者湿热毒邪蕴结乳房龙路、火路网络,治宜清热除湿、通路止痒,予针药结合治疗。壮医针刺脐内环八穴调全身气机、畅通三道两路,膻中增强调气,内关、血海调气血,太冲、曲池清热祛湿。内服黄氏壮医解毒理肤汤重在解毒凉血、祛湿止痒,加鸡血藤活血补血,疏通龙路火路,含"血行风自灭"之义;白花蛇舌草清热除湿散瘀,白蒺藜疏肝祛风止痒。外洗黄氏壮医排毒汤直达病所,能清热散瘀、排毒止痒。

第十九节 乳痈（急性乳腺炎）

病案

陈某,女,32岁,初诊日期:2013年8月29日。

主诉:产后乳房肿硬剧痛5天。

现病史:患者素患乳腺增生病,一直未愈。2013年8月24日足月顺产1男婴,产后一直乳汁不通畅。因婴儿吸不出乳汁,以致右侧乳头被咬破。使用吸乳器也吸不出乳汁,以致双乳肿硬剧痛,双侧腋下淋巴结肿大疼痛,苦不堪言。便秘,舌红,苔黄厚,脉滑数。

中医诊断:乳痈;西医诊断:急性乳腺炎。

壮医诊断:呗子(壮文:Baezcij)。

治疗:壮医药线点灸联合壮药内服。

1. **壮医药线点灸** 取穴:葵花穴(乳房肿硬处)、结顶穴(淋巴结肿大处)、膻中、大椎、肩井。方法:每穴点灸3壮,每天点灸1次。

2. **内服黄氏壮医软坚散结汤加减**

处方:

麦冬15g	白芷10g	浙贝母10g	七叶一枝花6g
青皮6g	赤芍10g	玄参15g	金耳环5g
三姐妹(三叶香茶菜)15g		丹皮10g	古羊藤10g
生地15g	通草5g	金银花15g	蒲公英15g
路路通15g	郁金15g	厚朴10g	火麻仁10g

7剂,日1剂,水煎分2次温服。

治疗1次后,乳汁分泌明显改善。治疗3天后,乳汁分泌基本恢复正常。为了巩固疗效,继续点灸6天。前后服药7剂,乳汁分泌正常,其他症状完全消除。

按语:乳痈相当于西医学的急性乳腺炎,壮医称呗子,是由于阳毒瘀阻乳房龙路、火路网络分支而引起的，临床以妇女乳房局部结块、红肿热痛为主症的一种疾病。多发于产后哺乳期的妇女，尤以初产妇女为多见。乳头损伤或乳汁郁滞者，可加重乳房龙路、火路的壅塞，更易发生。

壮医认为，本病常由热毒、火毒、瘀毒等阳毒外感或内生，阻滞龙路、火路，使气血不畅，瘀积于乳房乳络，阳毒性热，灼伤乳房，发而为病；或乳络不通，乳汁瘀积于内，积久化热，灼伤乳房，发为本病；或因乳头外伤，乳络破损，复感外毒、热毒、湿毒等而直接犯及乳房的龙路、火路分支，发为乳痛。治疗宜解毒、祛瘀，使热毒得去，瘀滞得消。同时需时时注意调气通路，使乳络通畅，瘀毒易于消散。乳房、乳头卫生也是防治本病的重要措施。黄瑾明教授多采用壮医针灸配合壮药内服综合治疗。

本案为乳汁瘀积乳房乳络所致，治宜清热解毒、祛瘀通路。予壮医药线点灸清热解毒、散结止痛，在乳房肿痛处取葵花穴、肿大淋巴结处取结顶穴，能清热解毒、消肿止痛、软坚散结、通调龙路火路；膻中宽胸利气、调理气血、通龙路火路，大椎疏风清热止痛，肩井疏通道路、调理气血、清热化痰，对乳腺炎、乳汁不通等疗效较好。予黄氏壮医软坚散结汤内服，重在解毒散结、清热滋阴。方中白芷、浙贝母、七叶一枝花、蒲公英散结消肿止痛，赤芍、丹皮清热凉血，古羊藤、三姐妹、金银花、金耳环清热解毒，消肿止痛；青皮、厚朴行气疏肝，破气消积；生地、玄参、麦冬滋阴清热，火麻仁润燥通便，更伍通草、路路通、郁金通路止痛。灸药同用，清热解毒、散结通滞、化痰软坚、祛瘀止痛。

第二十节　妇人腹痛

病案

黄某，女，36岁，初诊日期：2019年5月21日。

主诉：下腹部及腰骶部疼痛反复半年余。

现病史：患者半年前，月经后出现小腹隐隐作痛，未予重视。疼痛时轻

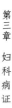

时重,严重时,小腹两侧及腰骶部坠胀痛,拒按,喜热敷,伴有肛门坠胀,带下量多,色白质黏。月经量少,色黯有块。胸闷,食少。舌淡,苔白腻,脉缓滑。

中医诊断:妇人腹痛。

壮医诊断:慢性盆腔炎(壮文:Menhsingq Bunzhangyiemz)。

治疗:壮医药线点灸。取穴:阴交、气海、石门、中极、关元、下关元、子宫穴(双侧)、阿是穴、肾俞(双侧)、腰眼(双侧)、足三里(双侧)、三阴交(双侧)。方法:挟持药线一端,露出线头约1.5cm,将线头点燃,明火须吹灭,只留线头珠状火星,将珠火星对准穴位点按,一按火灭即起为1壮,每穴灸1壮,每天点灸1次,7天为1个疗程,连用2~3个疗程,每疗程间隔3天。

6月1日二诊,药线点灸治疗5天后月经来潮,量较前增多,色红,血块减少,小腹疼痛减轻,带下减少。仍感腰骶部酸冷坠胀,舌淡苔微腻,脉缓。继续点灸治疗。

6月11日三诊:月经基本干净,诸症明显减轻。间隔三天后继续原方案治疗。

连用3个疗程后,症状基本消失。

按语:壮医认为,盆腔炎是"咪花肠"(子宫)空虚,或素体虚弱,感受湿毒、寒毒、热毒等毒邪,乘虚内侵咪花肠,阻滞龙路、火路,导致龙路、火路不通或不畅,或三气不同步,脏腑功能失常,气机不利,毒邪瘀积咪花肠所引起的生殖器官炎症,包括子宫炎、输卵管炎、卵巢炎、盆腔结缔组织炎及盆腔腹膜炎,为妇科常见病多发病之一。一般分为急性盆腔炎、慢性盆腔炎和结核性盆腔炎三种。慢性盆腔炎多由急性盆腔炎治疗不当迁延而来,但也有急性期并不明显,待发现时已属慢性。慢性盆腔炎临床以阴道分泌物明显增多、少腹胀痛、月经不调、腰骶酸痛为主症。

壮医认为,慢性盆腔炎主要是因为人体正气不足,天、地、人三气不能同步,道路功能不强,气血偏衰,抗病力低下,加之外感寒毒、湿毒、热毒,或气血偏衰,内生毒邪,瘀阻咪花肠龙路、火路网络分支所致。治疗宜调气通路、解毒祛瘀。黄瑾明教授一般采用壮医针灸和壮药内服综合治疗。

本案为寒毒湿毒瘀阻咪花肠所致。治宜温阳祛湿、调气补虚、通路止痛。壮医药线点灸是通过药线的药效及点灸时火星的温热对人体体表龙路火路网结(即穴位)的刺激,通过道路传导,调节通畅人体三道两路,调气解毒,平衡气血而达到治疗目的。阴交调理气血、温肾助阳、疏通道路,气海、关元、下关元强壮补益,调理气血,温阳散寒,疏通道路;石门温肾助阳、调理气血、通路止痛,中极滋阴补肾、清热利湿、通路止痛,子宫穴滋阴补肾、清热调经、通龙路火路,阿是穴通路止痛,腰眼、肾俞壮腰补肾,强健腰膝,通路止痛,利水消肿;足三里健脾和胃、调理气血、疏通道路,三阴交健脾和胃、益肾补肝、疏通道路、调和气血。通过药线点灸上穴,具有较好的通路止痛、祛瘀解毒功效。

第二十一节　绝经前后诸证(围绝经期综合征)

病案

陈某,女,54岁,初诊日期:2019年11月15日。

主诉:全身麻痛反复10年。

现病史:患者10年来自觉全身麻痛,颈部常感发紧、发硬,自觉身热。汗少,咳嗽,喉间有痰难以咯出,胸闷,全身乏力,口干。舌淡,苔薄白,脉弦数。甲状腺肿大,既往有甲状腺结节病史。

中医诊断:绝经前后诸证;西医诊断:围绝经期综合征。

壮医诊断:病竞断(壮文:Binghgingduenh)。

治疗:壮药内服联合壮医食疗。

1. 内服黄氏壮医止咳汤加减

处方:

玄参15g	麦冬15g	桔梗10g	生甘草6g
白芷10g	天花粉10g	浙贝母10g	杏仁10g
乌梅10g	沙参15g	玉竹10g	百合10g
茯苓15g	党参15g	法半夏10g	紫菀10g
枳壳6g	山萸肉10g		

3剂,日1剂,水煎分2次饭后温服。

2. 食疗　黄氏壮医补谷健胃汤加减

处方:

党参15g	茯苓20g	白术10g	陈皮6g
蜜枣1个	猪排骨500g		

7剂,小火慢炖3小时,入盐少许,饮汤。

11月24日复诊,患者自诉壮药内服后,症状稍改善,继续壮医食疗后,症状进一步改善,继服上方,巩固疗效。

按语:绝经前后诸证相当于西医学之围绝经期综合征,壮医称为病竟断,认为是由于气血失衡、脏腑道路功能失调导致的临床以在围绝经期间(女性45~55岁)出现的一系列自主神经功能紊乱证候群,包括绝经前期、绝经期和绝经后期。围绝经期女性约有1/3能通过机体自身调节,使气血恢复调畅,天、地、人三气复归同步协调运行,从而无自觉症状;有2/3由于自身无法调节至正常状态而发为本病。

壮医认为,本病病因多虚,女性每到绝经期前后气血更虚,龙路不充,机体失养,气血失衡,道路脏腑功能紊乱,天、地、人三气不能同步运行,临床以龙路、火路气血偏衰,道路脏腑功能失养失调引起的诸症为主要症状,如头晕眼花、潮热盗汗、心悸失眠、抑郁焦虑、心烦易怒、轻度浮肿、四肢麻木、月经紊乱、纳呆、便溏、外阴及阴道瘙痒等,常症状不一。气血畅达是健康的前提,气血畅达有赖于天、地、人三部之气的通应同步,而三气同步主要靠道路的沟通调节来实现。因此，三道两路必须保持通畅，要以通为用、以通为要、以通为顺、以通为治。黄瑾明教授认为，本病应以调气补虚、疏通道路为主，兼顾解毒、祛瘀，常应用壮医针灸结合壮药内服综合治疗。

　　本案病因复杂，症状甚多，气阴两虚，道路瘀滞，治宜调气通路、养阴生津、化痰散结，予壮药内服及食疗。内服黄氏壮医止咳汤止咳化痰、降气通道路，加玄参、麦冬养阴生津，杏仁宣肺止咳，天花粉、乌梅生津止渴，甘草祛痰止咳、补气健谷道、调和诸药，桔梗、浙贝母、白芷散结消积。黄氏壮医补谷健胃汤是黄瑾明教授著名的食疗验方，口感较好，既能食补，又能药补，功能补气消滞、健脾生血、调补谷道。汤药与食疗相合，使气调路通、痰消结散，疼痛等诸症自消。

第四章　男科病证

第一节　男性不育症

病案一

邓某,男,28岁,初诊日期:2012年5月7日。

主诉:夫妻同居不避孕2年余妻子未孕。

现病史:患者近2年多以来夫妻同居不避孕妻子一直未孕,妻子生殖系统正常。医院检查提示:①双侧睾丸内点状小强回声,考虑钙化灶。②右侧附睾头部囊肿。③左侧精索静脉扩张。④精液检查:快速向前运动精子(A级)为2.2%,慢速向前运动精子(B级)为17.7%,将向前运动精子(C级)为16.1%,极慢或不运动精子(D级)为64%,镜检正常形态精子4%,头部畸形73%,混合畸形23%。平时常觉睾丸疼痛,神疲乏力,排尿频繁,饮水必须立即小便,性欲冷淡,阴茎勃起无力,一触即泄,射精后大汗淋漓,气喘如牛,当晚无法再正常性交。舌淡白,苔薄白,脉弱无力。

中医诊断:男性不育症。

壮医诊断:病扪(壮文:Binghmaen)。

治疗:壮医针刺联合壮药内服。

1. **壮医针刺**　取穴:脐内环穴(心、肾、脾、肝、肺)、足三里、三阴交、水泉。方法:针脐内环穴用壮医天阴阳针法,进针前先嘱患者做腹式吐纳运动,调整呼吸,稳定情绪,消除杂念。然后采用无痛进针法进针,进针后不提插、不捻转、不运针、不强求酸麻胀针感,针毕医者右手掌心对准患者肚脐(距离15~30cm),做顺时针缓慢旋转运动3~5分钟。整个进针过程患者不要停止吐纳运动,直至进针后3~5分钟,留针30分钟,以脐部出现温暖感,并有冷气从手脚排出为佳。其他穴位进针后直接留针30分钟。每天针刺1次,10次为1个疗程。

2. 内服黄氏壮医温水补阳汤加减

处方:

淫羊藿15g	补骨脂15g	紫河车10g	鹿角霜15g
菟丝子15g	枸杞子15g	巴戟天15g	黄芪60g
红参10g	生地15g	熟地15g	当归15g
路路通15g	穿破石15g		

7剂,日1剂,水煎服。治疗期间妻子不避孕。

连续治疗1个月,针刺3个疗程、服药21剂后,性功能明显改善,完全解决一触即泄的问题,能够完成性生活。

7月5日确诊妻子已怀孕。2013年3月18日分娩,产下1名女婴,母女健康。

按语:男性不育症是指婚后夫妻同居1年以上,未采取任何避孕措施,由于男方的原因造成女方不孕的病症,是男科临床常见病。壮医认为,本病病因复杂,有先天禀赋父母之精不足,致肾精虚少而不育;或恣情纵欲房劳过度,手淫频繁致命门火衰,肾精虚冷致不育;或痰湿之毒内蕴,致精道阻塞,精液不能射出而不育;或毒阻龙路,使龙路阻塞不畅,"咪麻"(睾丸)气血瘀滞不畅;或情志不疏,肝郁血瘀,致性欲冷淡、阳痿不用而不育;或久病劳倦,气血两虚,肾精化源不足精亏而不育。病机以虚、瘀、毒为主,治疗重在补虚,因本病与水道的中枢"咪腰"(肾)密切相关,水道顺畅、中枢功能正常,则不育可愈,故补虚多补水道,着眼水道之中枢肾,从补益肾阴或肾阳入手。可据兼证配以调气、解毒、祛瘀。黄瑾明教授治疗本病多采用壮医针灸联合壮药内服治疗。

《素问·刺法论》曰:"肾者,作强之官,伎巧出焉。"黄瑾明教授认为,水道之中枢肾是人体发挥动能的动力机,谷道则是动力机的燃料源泉。气虚阳不兴,肾阳不充,则动力不强,阴茎自然痿软无力。肾气健旺,自能"作强"精足,故本案治宜补水道、益肾阳、补谷道。予壮医针刺脐内环穴调气、补虚、健谷道,足三里调补谷道,三阴交健脾和胃、调理气血,水泉滋补水道。内服黄氏壮医温水补阳汤温补水道、益肾补阳,淫羊藿、补骨脂、紫河车、鹿角霜、菟丝子、巴戟天补益水道,温肾壮阳;生地、熟地、当归、枸杞子补血养阴,正合前贤"善补阳者,必于阴中求阳,则阳得阴助而生化无穷"之明训。黄芪、红参大补谷道气血,路路通、穿破石疏通道路,畅通精道。针药结合,水道得温、肾精得补、道路得通、不育得愈。

病案二

杨某,男,39岁,初诊日期:2013年1月20日。

主诉:不避孕7年妻子未孕。

现病史:患者7年来不避孕而妻子未孕。平时阴茎举而不坚、坚而不久。精液检查提示液化时间50分钟,向前运动精子占26%。平时多梦,舌红,苔少,脉细数。

中医诊断:男性不育症。

壮医诊断:病扪(壮文:Binghmaen)。

治疗:壮医针刺联合壮药内服。

1. 壮医针刺　取穴:脐内环穴(肾、心、肝、脾、肺)、膻中、内关、足三里、三阴交、踝关内三穴。方法:针脐内环穴用壮医天阴阳针法,留针30分钟,其他穴位进针后直接留针30分钟。每天针1次,7次为1个疗程。

2. 内服黄氏壮医滋水补阴汤加减

处方:

生地15g	熟地15g	枸杞子15g	肉苁蓉10g
菟丝子15g	鹿角胶15g(烊化)	沙苑子10g	仙茅10g
山茱萸10g	淫羊藿10g	蛇床子10g	肉桂3g
女贞子15g	龟甲15g		

7剂,日1剂,水煎分2次温服。

2月3日二诊：病情同上。继续上法针刺，内服方改为：

枸杞子20g	菟丝子20g	怀牛膝10g	淫羊藿10g
黄芪30g	当归15g	制首乌15g	山药15g
川断12g	白术12g	车前子10g	女贞子15g
知母10g			

7剂，日1剂，水煎分2次温服。

经上述治疗后，性功能明显改善，随访妻子已经怀孕。

按语：本案阴阳两虚，治宜温水补阳和滋水补阴同用。针刺取脐内环穴调气、补虚、通道路，膻中调气，内关安神助眠，足三里补虚，三阴交调肝肾，踝关内三穴补益水道。内服不离补肾阴、肾阳，一诊以黄氏壮医滋水补阴汤加温阳药，重在温补水道、滋阴补肾，二诊除了兼顾水道肾阴、肾阳，又予黄芪、当归、山药、白术调补谷道气血，车前子利尿渗湿化浊助精液液化。

病案三

刘某，男34岁，初诊日期：2019年4月10日。

主诉：夫妻同居不避孕而未孕3年。

现病史：患者3年来夫妻同居不避孕而妻子未孕。精液检查提示：A级精子11%，B级精子20%，前列腺液正常。勃起功能欠佳，射精快，行房后自觉劳累、腰酸。平素怕冷，手脚不温，睡眠欠佳。舌淡白，苔薄白，脉细弱。

中医诊断：男性不育症。

壮医诊断：病扪（壮文：Binghmaen）。

治法：壮医针刺、艾灸联合壮药内服。

1. 壮医针刺　取穴：脐内环穴（肝、肾、脾胃、心）、百会、膻中、中脘、关元、内关、足三里、三阴交、太冲。方法：针脐内环穴用壮医天阴阳针法，留针30分钟，其他穴位进针后直接留针30分钟。每周针2～3次，10次为1个疗程。2个疗程之间无需间隔。

2. 艾灸 取穴：关元。方法：嘱患者用艾条温灸关元穴，每晚 30 分钟。

3. 内服黄氏壮医温水补阳汤加减

处方：

淫羊藿 15g	补骨脂 15g	巴戟天 15g	紫河车 10g
鹿角胶 15g(烊化)		菟丝子 15g	枸杞子 15g
当归 15g	熟地 15g	花椒 5g	艾叶 5g
麦冬 15g	白芷 10g	青皮 10g	浙贝母 10g
金耳环 5g	三姐妹(三叶香茶菜)10g		

7 剂，日 1 剂水煎服。

连续治疗 6 个月，共针刺 50 次、服药 28 剂，其妻于 2019 年 11 月 8 日检查确诊已怀孕。

按语：本案患者一派肾阳虚征象，治宜温水道、补肾阳。壮医针刺脐内环穴调气、补虚、通道路，关元强壮补益、温阳散寒、疏通道路，加之每晚艾灸，温通之力更强；中脘、足三里健谷道，补气血；百会强壮补益、提阳安神，膻中、内关、太冲安神，三阴交健脾和胃、益肾补肝、疏通道路。内服壮医温水补阳汤温补水道、益肾壮阳，加当归、熟地、麦冬养阴润燥，防温药过燥。患者 A 级、B 级精子不足，系水道虚损不能温养精室，寒湿痰浊之毒困扰精室故也，一味温补，湿浊不除，终难奏效，故以白芷、浙贝母相伍，祛痰化浊、排脓散结，甚是妙哉。青皮疏肝破气、消积化滞，金耳环散寒行气止痛，三姐妹祛湿止痛。诸药合用，补而不滞、温而不燥。针、灸、药结合，水道得补，气血得调，道路得通，故能得子。

第二节　阳痿

病案

李某，男，50 岁，初诊日期：2013 年 10 月 16 日。

主诉：阴茎不能勃起 2 个月余。

现病史：患者性交时早泄，继续发展到阴茎完全无法勃起，不能完成性交，平时工作压力较大，睡眠不好，颈部出汗多，手足欠温，常咳嗽，大便烂，舌淡红，苔白腻，脉沉细。

中医诊断：阳痿。

壮医诊断：委哟（壮文：Viznyoj）。

治疗：壮医针刺联合壮药内服。

1. 壮医针刺　取穴：脐内环穴（肾、肝、心、肺、脾）、发旋、膻中、踝关内三穴。方法：针脐内环穴用壮医天阴阳针法，即进针前先嘱患者做腹式吐纳运动，调整呼吸，稳定情绪，消除杂念。然后无痛进针，进针后不提插、不捻转、不运针、不强求酸麻胀针感，针毕医者右手掌心对准患者肚脐（距离15～30cm），做顺时针缓慢旋转运动 3～5 分钟。整个进针过程患者不要停止吐纳运动，直至进针后 3～5 分钟，留针 30 分钟，以脐部出现温暖感，并有冷气从手脚排出为佳。其他穴位进针后直接留针 30 分钟。每周 2 次，10 次为 1 个疗程。

2. 内服黄氏壮医温水补阳汤加减

处方：

菟丝子 15g	枸杞子 15g	花椒 5g	艾叶 5g
巴戟天 15g	补骨脂 15g	鹿角胶 15g（烊化）	紫河车 10g
女贞子 15g	山药 15g	龟甲 15g	阳起石 30g
五味子 10g	淫羊藿 30g	当归 15g	生地 15g
熟地 15g			

10 剂，日 1 剂水煎服。

11 月 6 日二诊：连续针刺 5 次、服药 20 剂后，阴茎勃起功能改善，晨勃功能明显。但因勃起硬度不足，尚无法完成性交。

11 月 12 日三诊：连续针刺 5 次、服药 5 剂后，阴茎勃起硬度提高，可以完成性交，并能维持 3～5 分钟。

11月19日四诊：继续针刺5次、服药5剂后，阴茎勃起功能明显提高，性交可以维持12～15分钟。

随访2个月，性功能良好，每次均能持续12～15分钟，疗效稳定。

按语：阳痿是男科临床常见病，壮医称之委哟，是由于三道两路功能虚损或毒邪阻滞道路导致的临床以房事时阴茎不能勃起，或举而不坚、坚而不久，不能进行正常性交为主症的一种病症。壮医认为，阳痿病因多虚，尤以水道"咪腰"（肾）阳虚多见。多因先天禀赋不足，或少年手淫，或房劳过度，屡竭其精，或大病久病暗耗气血，使气血衰少，龙路不充，引起阳事不举，发为本病；或因压力大，思虑忧郁过度，损伤谷道、水道、气道，使三道功能不足，气血化生乏源，气血不足，阴茎失养，发为本病；或热毒、湿毒、酒毒、痰毒阻滞龙路、火路，气血不行，壅塞于阴茎，或滥用壮阳兴势之品，使气血偏亢，阴茎功能过度，久之则损伤阴茎，致其功能低下，发为本病。本病还与环境及情绪密切相关。治疗重在补虚、调气。补虚是首要治则，一则滋补气血，使气血充盛；二则滋补谷道、水道、气道，使三道功能正常协调，气血化生有源，则龙路、火路功能正常，水道司其职。调气也是重要治则，调气能使道路通畅，气血布达阴茎，还可调畅情志，使心情舒畅，促进疾病痊愈。根据病情需要配以解毒、祛瘀。

本案一派肾阳虚之象，加之平素工作压力大，环境与情绪对本病也有负面影响。《素问·灵兰秘典论》云"肾者，作强之官，伎巧出焉。"若咪腰之精充足，则肾气必旺，"作强"自能自如，反之"作强"力不从心。故治宜温补水道、调气壮阳，予针药结合治疗。针刺首取脐内环穴，采用壮医天阴阳针法，重在调气、补虚、通道路；发旋壮阳降天部之气，并能安神；膻中加强调气，并能减缓紧张之情绪；踝关内三穴通调水道、温水壮阳。内服壮医温水补阳汤温肾壮阳。方中淫羊藿、补骨脂、紫河车、鹿角胶、菟丝子、巴戟天、阳起石、艾叶、花椒大补水道、温肾壮阳。然"善补阳者，当阴中求阳，则阳得阴助而生化无穷"，故又配枸杞子、生地、熟地、当归、五味子、女贞子、龟甲补血填精,此乃阴中求阳也。山药补益谷道、水道。针药同用,肾阳健旺、水道调畅、气血均衡,故疗效显著。

第三节 淋证(前列腺炎)

病案

葛某,男,34岁,初诊日期:2019年5月11日。

主诉:尿频、尿不尽、尿滴白半年。

现病史:患者近半年来出现尿频、尿不尽、尿滴白,伴会阴、腰骶胀痛,自服"前列康胶囊"未见好转。前列腺液检查:白细胞(+++),红细胞(+),卵磷脂细胞消失。舌红,苔黄腻,脉沉滑。

中医诊断:淋证;西医诊断:前列腺炎。

壮医诊断:幽堆(Nyouhdeih)。

治疗:壮药内服。

处方:

龙葵 30g	猪殃殃 30g	水牛草 15g	丝子藤 15g
五叶藤 15g	草薢 10g	三妹木 15g	金线风根 15g

14剂,日1剂,水煎分3次服。14日为1个疗程,每个疗程间隔3天。

5月28日二诊,药后已无尿不尽、尿滴白等症状,时有尿频,仍觉会阴、腰骶部胀痛,舌淡红,苔略腻,脉滑。继续原方14剂。

6月15日三诊,药后已无尿频,会阴、腰骶胀痛减轻。继续原方14剂。9月20日回访,患者已无明显不适。

按语:壮医认为,前列腺炎是由于热毒、湿毒、火毒等邪毒入侵,或饮食不节,嗜食肥甘,内生湿热毒邪,或水道虚损,不能清利体内湿毒、热毒,滞留于水道及其相关枢纽脏腑"咪腰"(肾)和"咪小肚"(膀胱),致水道气机受阻,道路不通,功能失调,临床表现以小便频数、尿后余沥、小便挟精(白浊)、尿痛等为主要症状的一种常见疾病。中老年人多见。其病因有虚实之分，虚证尤以水道阳虚为多；实证多因湿热毒邪蕴结膀胱或扰动精室发为本病；或因情志失调，肝气郁结导致气机不畅，累及水道膀胱发为本病。治疗以补虚、解毒为原则，道路瘀滞者加以祛瘀，气机不顺者加以调气，黄瑾明教授多采用壮医针灸联合壮药内服综合治疗。

本案为水道湿热下注所致。《医学入门》云："或尿后余沥，皆火盛水不得宁。"《类证治裁·淋浊》云："有浊在精者，由相火妄动，精离其位，不能闭藏，与溺并出，或移热膀胱，溺孔涩痛，皆白浊之因于热也。"故治疗宜清热毒、湿毒，通水道。予壮药内服治疗。方中龙葵活血解毒、清热利尿，猪殃殃清热解毒、利尿消肿、散瘀止痛，水牛草清热利湿、活血解毒，丝子藤滋补肝肾、固精缩尿，五叶藤为壮药，载于《广西壮族自治区壮药质量标准：第一卷》，又称五爪龙，功能清热解毒、利水通淋；萆薢利湿去浊，三妹木调气道、利水道、清热毒、除湿毒、消肿痛，金线风为壮药，载于《广西壮族自治区壮药质量标准：第一卷》，根清热毒、镇痛、通火路。诸药合用，祛湿解毒、通利水道、调理气机，从而天、人、地三部之气复归同步，恢复前列腺功能。

第五章 皮肤科病证

第一节 风瘙痒（皮肤瘙痒症）

病案一

梁某,女,6岁,初诊日期:2018年1月28日。

主诉:脸部丘疹2周。

现病史:患者2周前于野外摘果后,脸部、手部出现米粒大红色丘疹,局部渗液,瘙痒难忍,经久不退。余无明显不适。

中医诊断:风瘙痒;西医诊断:皮肤瘙痒症。

壮医诊断:能啥(壮文:Naenghumz)。

治疗:壮医药线点灸联合壮药内服。

1. **壮医药线点灸** 取穴:脐内环穴(心、肾、肺、大小肠、肝)、长子穴、血海、内关。方法:每穴点灸3壮,用轻手法,每天点灸1次,7天为1个疗程。

2. **内服黄氏壮医解毒理肤汤加减**

处方:

生地6g	金银花5g	佩兰3g	牛蒡子3g
钩藤3g	防风3g	黄芪6g	茯苓3g
白术3g	红花1g	紫草3g	茜根5g
鸡血藤5g	白蒺藜3g	白鲜皮3g	白花蛇舌草6g

7剂,日1剂,水煎分2次温服。

2月3日二诊:皮疹明显消退,但晚上仍有瘙痒。继续上述治疗1周。

2月10日三诊:皮疹及瘙痒均已全部消除,继续上述治疗1周,巩固疗效。

按语：风瘙痒是一种皮肤感觉异常的神经功能障碍性疾病，临床以皮肤感觉异常，阵发性全身皮肤瘙痒或局部皮肤瘙痒为主要特征，常无原发性皮肤损害。瘙痒以夜间为甚，每遇热刺激、情绪变化、饮酒或搔抓而发作或加重。严重者可出现失眠、精神不振、疲倦乏力、食欲下降等症状。本病多发于成年人，尤以老年人多见，是临床常见病和多发病，相当于西医学的皮肤瘙痒症。壮医认为，本病病因有虚实之分，常虚实夹杂，尤以实者居多。虚者多为禀赋不足，年老体弱，道路及脏腑功能不足，气血偏衰，龙路、火路不充，功能不足，肌表失于濡养，使三气不同步、气血失衡而发为本病。实者每因感染风毒、热毒、湿毒或饮食不节，热毒、湿毒内生，使毒邪阻滞于龙路、火路，壅塞于肌表的龙路、火路网络分支，导致皮肤道路不畅，三气不能同步运行，气血失衡而发为本病。治疗以调气血、通路止痒为主。凡风毒、热毒或湿毒滞留明显者，兼以解毒；气血偏衰明显者，兼以补虚，使气血充盛调和，龙路、火路功能正常，则易于康复；瘀滞明显者，兼以祛瘀。黄瑾明教授多采用壮医针灸联合壮药内服、外洗综合治疗。

本案为热毒、湿毒蕴结皮肤龙路火路网络所致，治宜解热毒、调气血、通火路，予灸药结合治疗。壮医药线点灸是壮医特色治病技术，以温热及药效对穴位的刺激，通过龙路、火路的传导，疏通道路，祛毒外出，调整道路功能，具有较好的解毒、祛风、止痒作用，甚至能立竿见影。取脐内环穴调全身气机、调理气血、疏通道路，长子穴祛风止痒，血海调理气血、祛风除湿、通龙路火路，内关调理气血、宁心安神、通三道两路。内服壮医解毒理肤汤利湿解毒、消疹止痒、通调道路。方中生地、金银花、白花蛇舌草清解热毒，共为主药。黄芪、白术、茯苓、鸡血藤健运谷道，补益气血；防风、紫草、佩兰、白鲜皮、钩藤、牛蒡子、白蒺藜祛风止痒，茜根、红花活血祛瘀，开通龙路、火路，共为帮药。内服外治并施，毒去、路通、气血调，瘙痒自止。

病案二

黄某,男,3岁1个月,初诊日期:2019年11月15日。

主诉:背部瘙痒3个月。

现病史:患者3个月前自觉背部瘙痒,检查无皮疹,有抓瘙痕,天气热时瘙痒加重,夜间不痒,舌淡红,苔薄白,脉沉细。

中医诊断:风瘙痒;西医诊断:皮肤瘙痒症。

壮医诊断:能啥(壮文:Naenghumz)。

治疗:壮药内服联合壮药外洗。

1.壮药内服　黄氏壮医解毒理肤汤加减

处方:

生地5g	金银花5g	佩兰3g	牛蒡子3g
防风3g	钩藤3g	红花1g	紫草3g
茜根6g	赤芍2g	白花蛇舌草6g	白鲜皮3g
鸡血藤2g	半边莲3g		

7剂(免煎颗粒剂),日1剂,分2次冲服。

2.壮药　黄氏壮医排毒汤加减

处方:

金银花15g	蒲公英15g	半边莲15g	红糖250g
生姜15g			

5剂,日1剂。上药加水煮沸10分钟,过滤去渣,加入红糖,加热令溶解,加入开水半桶候温冲洗患处。

11月22日复诊,诉治疗2天后背部瘙痒稍减轻,天气炎热时仍加重。继续用药至第5天,背部瘙痒减轻,天气炎热时症状也有减轻。继续内服、外洗3剂,巩固疗效。

按语:本案为热毒滞留皮肤龙路、火路网络而致皮肤瘙痒,治宜解毒、通路、止痒。内服黄瑾明教授之经验方黄氏解毒理肤汤以解毒透疹、通路止痒,因患者年龄幼小,剂量宜小。外洗采用黄氏排毒汤,直接作用于患处,清热利湿、排毒止痒效果较好。内调外治，毒邪解、道路通、气血衡，则瘙痒自止。

第二节　湿疮（湿疹）

病案一

邓某，男，52岁。初诊日期：2019年5月25日。

主诉：全身皮肤瘙痒反复发作7年余。

现病史：患者7年多以来出现全身皮疹瘙痒，时轻时重，反复发作。刻症：全身多处瘙痒明显，呈对称分布，无渗液。有糖尿病及高血压病史，均规律服药，血糖、血压水平控制尚可。查体见瘙痒部位皮肤干燥、增厚。舌淡红，苔黄腻，脉滑。

中医诊断：湿疮；西医诊断：湿疹。

壮医诊断：能唅累（壮文：Naenghumzloij）。

治疗：壮医针刺、壮医莲花针拔罐逐瘀、壮医药线点灸联合壮药内服、外洗。

1. **壮医针刺**　取穴：脐内环穴（心、肺、肾）、膻中、太冲、膈俞、血海、足三里、三阴交。方法：针脐内环穴用壮医天阴阳针法，即进针前先嘱患者做腹式吐纳运动，调整呼吸、稳定情绪、消除杂念。然后无痛进针，进针后不提插、不捻转、不运针、不强求酸麻胀针感，针毕医者右手掌心对准患者肚脐（距离15～30cm），做顺时针缓慢旋转运动3～5分钟。整个进针过程患者不要停止吐纳运动，直至进针后3～5分钟，留针30分钟，以脐部出现温暖感，并有冷气从手脚排出为佳。其他穴位进针后直接留针30分钟。

2. **壮医莲花针拔罐逐瘀疗法**　取穴：壮医背廊穴。方法：穴位消毒，用壮医莲花针均匀叩刺直至轻微出血，然后迅速在叩刺部位拔罐，留罐15分钟，起罐，局部清洁、消毒。

3. 壮医药线点灸　取穴：莲花穴、长子穴、风门、曲池、合谷、内关、血海、复溜。方法：每穴点灸3壮。

4. 壮药内服　黄氏壮医解毒理肤汤加减

处方：

生地25g	金银花15g	佩兰10g	牛蒡子10g
防风10g	钩藤10g	黄芪20g	白术10g
茯苓15g	紫草10g	红花5g	茜根15g
皂角刺10g	白蒺藜10g	白花蛇舌草15g	七叶一枝花10g
半枝莲15g	猫爪草15g	丹参12g	露蜂房3g

7剂（免煎颗粒剂），日1剂，分2次开水冲服。

5. 壮药外洗　黄氏壮医排毒汤加减

处方：

金银花80g	蒲公英80g	生姜80g

上药加水浸泡1小时，煮沸10分钟后过滤去渣，加入红糖500g煮至溶解，再加入沸水至1桶，候温洗澡。10剂，日1次。

6月8日二诊：瘙痒缓解明显，效不更方，继内服7剂，外洗10剂，并配合壮医莲花针拔罐逐瘀、壮医药线点灸各1次。

6月22日三诊：经治疗一个月，皮疹瘙痒消失，二便、睡眠、饮食均正常。患者要求继续内服上方5剂、外洗7剂以巩固疗效。随诊至今，未见复发。

按语：湿疮即西医学之湿疹，是指毒滞肌表，或肌表失养所致的临床以皮损呈多种形态、发无定位、易湿烂渗液为主症的瘙痒性渗出性皮肤病。是皮肤科常见、多发的一种过敏性、炎症性疾病，易复发和慢性化。男女老少均有发病，无明显季节性，临床特点为皮损多形性，奇痒难忍，局部潮红、丘疹、痂皮、抓痕、渗出，常因瘙痒难忍而影响睡眠、工作和学习。壮医认为，湿疮的病因主要为湿毒、热毒、风毒蕴阻肌肤，使肌肤龙路、火路网络受阻不通畅，导致肌表皮肤气血不通或失养而发病，久之正气亏虚、机体羸弱，毒虚相因为病,故而患者症状反复,病势缠绵。治疗原则为解毒祛瘀、调气通路,虚损明显者兼顾补虚养血。黄瑾明教授多采用壮医针灸联合壮药内服、外洗综合治疗。

本案患者为湿毒蕴结肌表龙路火路网络所致,治宜解毒祛湿、通路止痒。因患病日久、反复发作,久病多虚,故还应兼以补虚养血,宜予针、灸、药综合治疗。脐内环穴为调气要穴,采用壮医天阴阳针法针刺可调畅全身之气、疏通三道两路,膻中、太冲增强调气作用,膈俞、血海养血活血,润燥止痒,取"治风先治血,血行风自灭"之义;足三里、三阴交健脾化湿,除肌肤之湿热。

壮医药线点灸是壮医的一种独特医疗保健方法,入选国家级非物质文化遗产名录,止痒效果显著。治疗皮肤病的原则是"痒疾抓长子",即治疗皮肤病,宜选取长子穴(最大或最先出现的皮疹为穴)进行点灸,又在皮疹处取莲花穴,长子穴和莲花穴均为壮医针灸特定穴位,可祛风止痒、消肿散结;合谷、曲池、风门祛风止痒,内关、血海活血通路,调理气血;复溜通利水道。

壮医莲花针拔罐逐瘀疗法是壮医最常用的祛瘀之法,以泻为主,可较好祛除体内道路中瘀滞之气血,畅通三道两路。背廊穴为壮医针灸特定穴位,包括龙脊穴、夹脊穴,通过莲花针叩刺,可将局部龙路、火路的网结及毛孔打开,再结合拔罐吸拔,能将体内瘀滞之毒邪直接从体表吸出,以达祛瘀解毒之功。

内服黄氏解毒理肤汤,方中金银花、牛蒡子、佩兰、白花蛇舌草、七叶一枝花、半枝莲清热毒,防风、钩藤、白蒺藜、露蜂房祛风毒,黄芪、白术、茯苓健脾除湿毒,生地、紫草、茜根、丹参、红花凉血祛瘀毒,皂角刺、猫爪草消肿解毒。全方共奏清热毒、祛风毒、除湿毒、散瘀毒之效。外洗壮医排毒汤,以金银花、蒲公英清热解毒,生姜发汗散寒、温中除湿、解毒透表,红糖为甘蔗汁加入少量石灰而制成,能补血活血、排毒通瘀、生津润燥,其天然成分对皮肤有独特的功效,能有效改善皮肤功能,减轻皮肤干燥、瘙痒症状,与生姜合用解毒补虚。

病案二

覃某,男,17岁,初诊日期:2019年2月12日。

主诉:全身皮疹反复发作3年余。

现病史:患者3年多以来反复出现全身散在皮疹,伴瘙痒、渗出、潮红。神疲乏力,大便秘结。舌淡红,苔白腻,脉弦数。

中医诊断:湿疮;西医诊断:湿疹。

壮医诊断:能啥累(壮文:Naenghumzloij)。

治疗:壮医针刺联合壮药内服。

1. **壮医针刺**　取穴:脐内环穴(脾、肾)、曲池、手三里、血海、足三里。方法:针脐内环穴用壮医天阴阳针法,留针30分钟,其他穴位进针后直接留针30分钟。每日针1次。

2. **壮药内服**　黄氏壮医解毒理肤汤加减

处方:

生地20g	金银花10g	牛蒡子10g	佩兰10g
钩藤10g	防风10g	黄芪15g	茯苓10g
白术10g	红花3g	紫草8g	茜根10g
白花蛇舌草10g	猫抓草10g		

7剂,日1剂,水煎分2次温服。

2月23日二诊:针刺10次、服药7剂,瘙痒较前减轻,乏力改善,二便正常,继予上法治疗一周,巩固疗效。

按语:本案予壮医针刺联合壮药内服治疗湿疮。针刺取脐内环穴调气、通路、补虚,曲池、手三里祛风清热止痒,血海、足三里调理气血;内服黄氏解毒理肤汤祛风清热止痒、散瘀除湿通路。黄瑾明教授指出,根据壮医毒虚致病理论,毒是外因,虚是内因,两者相因为病。虽辨为龙路湿毒,但皮疹反复发作,神疲乏力,故须注意顾护正气,予黄芪、白术益气健谷道,托毒外出。

病案三

李某,男,38 岁,初诊日期:2019 年 11 月 24 日。

主诉:反复阴囊瘙痒 3 年。

现病史:患者 3 年来反复出现阴囊瘙痒,皮肤粗糙,无明显渗出。曾于多家医院就诊,予激素类药膏外涂,使用后瘙痒可缓解,停药即复发。纳可,易胃脘部疼痛,伴呃逆及嗳气。大便溏烂。舌黯红,苔黄,脉沉细。

中医诊断:湿疮;西医诊断:湿疹。

壮医诊断:能啥累(壮文:Naenghumzloij)。

治疗:壮医针刺、壮药熏洗坐浴联合壮药内服。

1. **壮医针刺** 取穴:脐内环穴(肺、脾胃、肾)、膻中、内关、神门、血海、三阴交、太冲。方法:针脐内环穴用壮医天阴阳针法,留针 30 分钟,其他穴位进针后直接留针 30 分钟。

2. **壮药熏洗坐浴**

处方:

苍术 25g	苦参 25g	黄芩 25g	五倍子 15g
槐花 15g	地榆 20g	蛇床子 20g	冰片 2g

15 剂,日 1 剂,水煎过滤后,先熏后坐浴,每日 1 次,每次 20 分钟。

3. **壮药内服** 黄氏壮医解毒理肤汤加减

处方:

生地 25g	金银花 15g	佩兰 10g	钩藤 10g
防风 10g	牛蒡子 10g	黄芪 20g	茯苓 15g
白术 10g	红花 5g	茜草 15g	猫爪草 15g
七叶一枝花 15g	怀牛膝 10g	白茅根 15g	金钱草 15g

15 剂,日 1 剂,水煎分 2 次温服。

电话随访,患者已痊愈,未再复发。

按语:本案患者湿疮反复发作,因患者平素易胃脘疼痛、呃逆嗳气、大便溏烂,此为谷道气虚征象,故又需兼顾健运谷道气血。予壮医针刺调气、补虚、通道路,壮药熏洗坐浴祛湿止痒、直达病所,内服黄氏解毒理肤汤补虚、祛瘀、解毒,方中黄芪、白术、茯苓健运谷道,顾护正气;牛膝、茅根、金钱草利尿祛湿解毒;七叶一枝花清热解毒,猫爪草解毒、通火路、散肿结。

病案四

司马某,男,59岁,初诊日期:2018年11月12日。

主诉:颈、腰部反复出现瘙痒4年余。

现病史:患者4年多以来反复出现颈部、腰部瘙痒,呈阵发性,入夜尤甚,遇气候干燥及刺激物、进食海鲜等食物后,瘙痒尤甚。局部可见散在红斑、丘疹,部分结痂,有色素沉着,有搔抓痕,肛周瘙痒,皮肤无渗液。寐差。舌红,苔黄腻,脉弦滑。

中医诊断:湿疮;西医诊断:湿疹。

壮医诊断:能啥累(壮文:Naenghumzloij)。

治疗:壮医针刺、壮医药线点灸联合壮药内服。

1. **壮医针刺** 取穴:脐内环穴(心、脾、肺)、关元、血海、足三里、侠溪、丰隆、阳陵泉、皮损局部。方法:针脐内环穴用壮医天阴阳针法,留针30分钟,其他穴位进针后直接留针30分钟。每日针1次。

2. **壮医药线点灸** 取穴:长子穴、皮损部位。方法:每穴点灸3壮,每天点灸1次,10天为1个疗程。

3. **壮药内服**

处方:

金银花15g	连翘10g	生地15g	玄参15g
皂角刺15g	白蒺藜15g	蝉蜕6g	土茯苓20g
白花蛇舌草15g			

10剂,日1剂,水煎分早晚饭后温服。

11月27日二诊:针刺、药线点灸15次,服药10剂后,瘙痒明显改善，局部无明显红斑、丘疹，无明显抓痕，无皮肤渗液，见少许色素沉着，肛周见少许卵圆形淡红色皮损，伴少许皮屑。继续服上方7剂，巩固疗效。

按语：本案为热盛夹湿之象，治宜解热毒、祛湿毒、通火路。予壮医针刺调气祛湿、通道路。壮医药线点灸是治疗湿疹的有效方法，在长子穴、皮损部位点灸可直接作用于皮损局部，达到祛风止痒、通路排毒等作用，疗效显著。内服壮药以清热解毒、除湿止痒为主，金银花、连翘、白花蛇舌草清热毒，生地、玄参凉血解毒润燥，土茯苓除湿毒，白蒺藜、蝉蜕祛风毒，皂角刺消肿托毒。针、灸、药并施，解毒通路、生津润燥、祛风止痒，则湿疹自愈。

第三节　痒疹（结节性痒疹）

病案

黄某，男，31岁，初诊日期：2018年6月12日。

主诉：头项部及四肢丘疱疹伴瘙痒反复7年，加重1周。

现病史：患者7年以来头项、四肢可见散在黯红色丘疱疹，部分渗液、结痂及抓痕，明显瘙痒，夜寐痒甚，近1周症状加重。偶腹胀、嗳气。偶头晕头痛，熬夜后尤甚。纳可，常年饮酒。寐欠佳，多梦。舌黯，边有齿痕，苔白腻，脉弦滑。

中医诊断：痒疹　西医诊断：结节性痒疹。

壮医诊断：结节性痒疹（壮文：Gezcezsing Yangjcinj）。

治疗：壮医针刺联合壮药内服、外洗。

1. **壮医针刺**　取穴：龙脊穴、膈俞、脾俞、肾俞、曲池、内关、合谷、委中、阴陵泉、地机、血海、足三里、三阴交、太冲、百会、印堂、风池。方法：进针前先嘱患者调整呼吸、稳定情绪、消除杂念，然后采用无痛进针法进针，进针后不提插、不捻转、不运针、不强求酸麻胀针感，直接留针30分钟，每天针 1 次。

2. 壮药内服

处方：

金银花 15g	连翘 10g	牛膝 10g	丹参 20g
野菊花 15g	白花蛇舌草 15g	白蒺藜 15g	生甘草 10g
黄芪 30g	水牛角 15g	蜈蚣 3g	土茯苓 20g
胆南星 6g	肉桂 10g		

7 剂，水煎早晚各 1 次温服。

3. 壮药外洗

处方：

千里光 30g	苦参 20g	白芷 20g	冰片 5g
马齿苋 10g	白花蛇舌草 15g	薄荷 5g	炒僵蚕 5g
白鲜皮 15g			

7 剂，水煎外洗，早晚各 1 次。

6 月 25 日二诊：针刺 12 次、服药 13 剂、外洗 13 剂后，皮疹明显减轻，继予上法内服外洗 3 周，每周针刺 1 次。

按语：壮医认为，结节性痒疹是由体内蕴湿，禀赋不耐，再外感风毒、湿毒或昆虫叮咬之毒，聚结肌肤，瘀滞肌肤龙路、火路网络分支，或肌肤失养而引起的慢性疣状结节损害的一种皮肤病。临床表现为皮疹豌豆至蚕豆大小，圆锥形或半球形的坚实结节，表面光滑，颜色灰褐色，瘙痒激烈，抓之起痕，伴有渗液，好发于四肢，尤其是小腿伸侧面。多见于成年妇女。

本病病因复杂，壮医认为多因生活起居不慎，饮食不节，外感风毒、湿毒，或昆虫叮咬之毒，聚结肌肤，瘀滞肌肤龙路、火路网络分支，导致道路不通，气血瘀滞，发而为病。主要为毒邪滞留肌肤形成顽固性、慢性结节病变，壮医治疗以解毒、散结、止痒为基本原则，黄瑾明教授多采用壮医针灸联合壮药内服、外洗治疗。

本案为湿热毒邪滞留肌肤龙路火路网络所致，治宜解毒、散结、止痒，予针刺、药物内服及外洗治疗。针刺取壮医特定穴龙脊穴（颈椎至尾椎，每个椎骨棘突下凹陷中为 1 穴）通畅三道两路，百会、印堂、风池安神，止头晕痛；曲池、合谷清热祛风，足三里健脾化湿，三阴交、阴陵泉化湿止痒，膈俞、血海、地机活血通路止痒，内关安神止痒，太冲调理气血、宁心安神；因患者又有腹胀、嗳气，故又配脾俞、肾俞温补脾肾，委中壮腰通路。内服壮药重在清热解毒、散结止痒，予金银花、连翘、野菊花、白花蛇舌草、水牛角、土茯苓清热毒，除湿毒；丹参清热凉血，白蒺藜祛风止痒，蜈蚣祛风止痒、攻毒散结，胆南星清热化痰散结，牛膝益肝肾祛风湿，黄芪补虚托毒，肉桂温阳，甘草清热解毒。壮药外洗直达病所，以马齿苋、千里光、白花蛇舌草清热解毒，苦参、白鲜皮燥湿止痒，冰片解毒敛湿，白芷、僵蚕散结，薄荷辛凉解表。

第四节　瘾疹（慢性荨麻疹）

病案一

苏某，女，56 岁，初诊日期：2019 年 6 月 1 日。

主诉：躯干部反复出现皮疹伴瘙痒 15 年余。

现病史：患者 15 多年前因工作繁忙、生活压力大，躯干部皮肤出现风团，自觉瘙痒，时起时消，夜间多发。曾在多家医院皮肤科就诊，诊断为"荨麻疹"，予氯雷他定、西替利嗪、中成药及中草药等口服，症状稍有缓解，但风团时隐时现，每于工作劳累、加班或熬夜后发作或加重，影响患者情绪，降低患者生活质量。平素出汗较多、动则汗出，大便溏烂，睡眠较差，舌淡红，苔薄白，脉沉细。

中医诊断：瘾疹；西医诊断：慢性荨麻疹。

壮医诊断：麦蛮（壮文：Maekmanq）。

治疗：壮医针刺联合壮药内服及外洗。

1. **壮医针刺**　取穴：脐内环穴（心、肺、肾）、膻中、血海、内关、安眠三穴、足三里、三阴交、太冲。方法：针脐内环穴用壮医天阴阳针法，即进针前先嘱患者做腹式吐纳运动，调整呼吸、稳定情绪、消除杂念。然后无痛进针，进针后不提插、不捻转、不运针、不强求酸麻胀针感，针毕医者右手掌心对准患者肚脐（距离15～30cm），做顺时针缓慢旋转运动3～5分钟。整个进针过程患者不要停止吐纳运动，直至进针后3～5分钟，留针30分钟，以脐部出现温暖感，并有冷气从手脚排出为佳。其他穴位进针后直接留针30分钟。

2. 壮药内服 黄氏壮医解毒理肤汤加减

处方：

生地25g	金银花15g	佩兰10g	牛蒡子10g
防风10g	钩藤10g	黄芪20g	白术10g
茯苓15g	紫草10g	红花5g	茜根15g
丹参12g	露蜂房3g	皂角刺10g	白蒺藜10g
白花蛇舌草15g	半枝莲15g	猫爪草15g	

免煎颗粒剂7剂，日1剂，分2次开水冲服。

3. 壮药外洗 黄氏壮医排毒汤加减

处方：

金银花50g	蒲公英50g	生姜50g

上药加水浸泡1小时，煮沸10分钟后过滤去渣，加入红糖500g煮至溶解，再加入沸水至1桶，候温洗澡，7剂，日1次。

6月8日二诊：瘙痒明显缓解，夜间未发，睡眠改善，无其他不适。效不更方，继予上法内服、外洗7剂，壮医针刺1次。

6月15日三诊：诉左上肢偶发1次，但瘙痒不明显，消退较快，时有口干口苦，睡眠一般，饮食可，二便正常，舌红，苔黄厚腻，脉滑。继予前法针刺、外洗，内服方改为：

生地25g	丹皮15g	赤芍15g	知母10g
生石膏20g	金银花15g	连翘15g	淡竹叶10g

生甘草 6g	白花蛇舌草 15g	半枝莲 15g	七叶一枝花 15g
猫爪草 15g	露蜂房 3g	丹参 12g	白蒺藜 10g
皂角刺 10g			

免煎颗粒剂 7 剂，日 1 剂。

6 月 29 日四诊：未见再发皮疹，纳可寐安二便调。停用前法，改予黄氏壮医调气汤加味内服以巩固疗效。处方：

黄芪 60g	白术 30g	陈皮 6g	升麻 10g
柴胡 10g	红参 10g	生甘草 10g	当归 10g
桔梗 10g	炒枳壳 10g	炒麦芽 30g	焦山楂 15g
焦神曲 15g			

免煎颗粒剂 10 剂，日 1 剂。

按语：瘾疹即西医学之荨麻疹，壮医称麦蛮，是指由于禀赋不耐，毒滞肌表或肌表失养而导致的临床以皮损大小不等、形态不一的水肿性风团为主要表现的一种常见皮肤病。风团多为红色或苍白色，边界清晰，瘙痒剧烈，发无定处，骤起骤退，且消后不遗痕迹。瘙痒严重者可影响睡眠，出现失眠、精神不振、疲倦乏力、食欲下降等症状。皮疹 3 个月以上不愈或反复间断发作者称为慢性瘾疹。

壮医认为，瘾疹每因感受风毒、热毒、湿毒，或饮食不节，热毒、湿毒内生，毒邪阻滞龙路、火路，壅塞于肌表，导致天、地、人三部之气不能同步运行，气血失衡而发为本病；或禀赋不耐，年老体弱，道路及脏腑功能不足，气血偏衰，龙路、火路不充，无力充养肌表而发病。治疗以解毒、补虚、调气为治则，黄瑾明教授多采用壮医针灸联合壮药内服及外洗治疗。

本案为毒虚夹杂之证，治宜祛风解毒、补虚通路。予壮医针刺脐内环穴调气、补虚、通道路，膻中、太冲、足三里、三阴交调理气血，血海活血润燥止痒，取"治风先治血，血行风自灭"之义；内关、安眠三穴宁心安神助眠。

内服黄氏解毒理肤汤解毒、止痒、通道路，方中金银花、牛蒡子、白花蛇舌草、半枝莲清热解毒,防风、钩藤、白蒺藜、露蜂房祛风止痒,佩兰化湿止痒,生地、紫草清热凉血,皂角刺透毒,黄芪、茯苓、白术益气健谷道,红花、茜根、丹参、猫爪草活血通道路,血畅毒自解。同时,予黄氏排毒汤外洗清热排毒、祛风止痒。内外同治,相得益彰。

三诊患者湿热明显,故予石膏、知母、淡竹叶、连翘、七叶一枝花、丹皮、赤芍等加强清热解毒。四诊皮疹已退,缓则治其本,故改服黄氏壮医调气汤善后以图治本。

黄瑾明教授在诊治慢性瘾疹尤其是顽固性慢性瘾疹时,推崇"毒虚致病"病因理论,认为虚是重要内因,因而重视调补谷道、扶助正气。常予黄氏壮医调气汤内服或黄氏壮医补谷健胃汤食疗,以巩固疗效、既病防变、病愈防复。黄瑾明教授还指出,皮肤病治疗和恢复期间,需严苛"忌口"。忌食海鲜、牛肉、马肉、公鸡肉、鱼、虾和生冷、辣椒、烟酒等腥发动风、辛辣刺激性食物,忌食香菇、竹笋、南瓜苗、韭菜,避免诱发因素。

病案二

罗某,男,35岁,初诊日期:2019年12月6日。

主诉:双手反复出现皮疹6个月余。

现病史:患者6个多月以来双手反复出现皮疹,大小不一,伴瘙痒,皮肤干燥。曾口服氯雷他定片未见好转。对鱼、牛肉、蛋类过敏。牙齿痛,偶感胃痛。舌红,苔黄,脉弦细。

中医诊断:瘾疹;西医诊断:慢性荨麻疹。

壮医诊断:麦蛮(壮文:Maekmanq)。

治疗:内服黄氏壮医解毒理肤汤加减。

处方:

生地 25g	金银花 15g	佩兰 15g	牛蒡子 10g
防风 10g	钩藤 10g	黄芪 20g	茯神 15g

白术 10g	红花 5g	茜草 15g	紫草 10g
白花蛇舌草 15g	半枝莲 15g	猫爪草 15g	重楼 10g
露蜂房 5g	丹参 12g	白蒺藜 10g	

7剂,日1剂,水煎分2次饭后温服。

12月15日复诊,诉服药3剂皮肤瘙痒稍减轻,服完7剂皮疹基本消退,皮肤干燥症状减轻,继服上方7剂巩固疗效。

按语:荨麻疹病因虽多,但感受风毒、热毒、湿毒或血虚龙路不通为常见。本案一派火路热盛征象,治宜清热解毒、通路止痒。予黄氏壮医解毒理肤汤内服解毒透疹、利湿止痒,切中病机,故疗效显著。

病案三

谭某,男,26岁,初诊日期:2019年4月19日。

主诉:反复全身皮肤风团伴瘙痒反复发作10个月。

现病史:患者近10个月以来反复出现全身皮肤风团伴瘙痒,色鲜红,夜间症状明显,持续数小时后消退,无渗液,反复发作。神疲乏力,寐差。舌红,苔薄黄,脉滑数。

中医诊断:瘾疹;西医诊断:慢性荨麻疹。

壮医诊断:麦蛮(壮文:Maekmanq)。

治疗:壮医针刺联合壮药内服。

1. 壮医针刺　取穴:脐内环穴(心、肾、肝、肺、大小肠)、大椎、风池、膻中、曲池、内关、神门、血海、足三里、三阴交。方法:针脐内环穴用壮医天阴阳针法,留针30分钟,其他穴位进针后直接留针30分钟。每日针1次。

2. 壮药内服　黄氏壮医解毒理肤汤加减

处方:

| 金银花 15g | 连翘 6g | 生地 10g | 玄参 10g |
| 半枝莲 15g | 两面针 10g | 乌梢蛇 15g | 野菊花 15g |

黄芪 30g   三七 3g   白花蛇舌草 15g   生甘草 6g

白蒺藜 15g

7剂,日1剂,水煎分2次早晚温服。

4月26日二诊:经治疗,白天已无皮疹,但夜间仍有风团瘙痒,病情较前轻。继予上法治疗。

5月31日三诊:针刺30次、服药21剂后,荨麻疹未再发作。随访3个月,未见复发。

按语:本案因热毒瘀滞全身皮肤火路网络所致,予壮医针刺外治结合黄氏解毒理肤汤内服。患者神疲乏力明显,须注意补虚、调谷道,虚补则正复、解毒则邪消、路通则气顺,荨麻疹自除。

第五节　牛皮癣（银屑病）

病案一

肖某,男,35岁。初诊日期:2019年11月11日。

主诉:全身皮疹反复发作10年,加重1个月。

现病史:患者近10年来反复出现全身皮疹,伴瘙痒,冬重夏轻。外院诊为银屑病,予复方氟米松软膏、卡泊三醇软膏等外用,异维A酸、氨甲蝶呤等口服,病情可控,因副作用明显未能坚持。今年10月病情加重,情绪郁闷,睡眠质量差,头昏乏力,食欲不振,腹胀,便秘。双下肢疼痛、活动时明显,自服布洛芬止痛。诊见头部、躯干、四肢大量红斑,覆有银白色鳞屑,刮除鳞屑可见点状出血,双手掌紫红,全部趾、指甲增厚变形。体型较胖,双足踝轻度肿胀。血检提示尿酸高。舌黯红,边有瘀点,苔黄厚腻,脉滑数。

中医诊断:牛皮癣;西医诊断:银屑病。

壮医诊断:痂怀(壮文:Gyakvaiz)。

治疗:壮药泡浴联合壮药内服。

1. 壮药泡浴

处方:

救必应 30g	一点红 30g	杠板归 30g	虎杖 30g
海桐皮 30g	白鲜皮 30g	黄柏 30g	蒲公英 30g
苦参 30g	夏枯草 30g	地榆 20g	蒸黄精 15g
生甘草 15g			

14 剂,水煎,取液 4000ml 兑入 40℃水,全身泡浴,每次半小时(按个体的耐受度,中途可出浴休息、饮水,注意保暖),隔日 1 剂,每剂泡浴 1 次。

2. 壮药内服

处方:

黄芪 30g	桂枝 10g	赤芍 10g	白芍 10g
大枣 10g	姜半夏 10g	生姜 10g	陈皮 10g
麸炒枳壳 10g	竹茹 10g	茯苓 20g	石菖蒲 15g
制远志 10g	黄芩 10g	土茯苓 30g	半枝莲 15g
白鲜皮 30g	独活 15g	羌活 15g	

14 剂,日 1 剂,水煎分 2 次饭后温服。

11 月 30 日二诊:双下肢疼痛明显缓解,停服止痛西药,睡眠好转,饮食、二便正常,皮疹消退不明显,无新发皮疹。泡浴同前,内服方改为:

桃仁 10	红花 10g	当归 15g	生地 30g
赤芍 15g	丹参 15g	丹皮 15g	白鲜皮 15g
半枝莲 15g	夏枯草 15g	紫草 15g	酒黄精 15g
黄芪 15g	茯苓 10g	桂枝 9g	炙甘草 10g

14 剂,日 1 剂,水煎分 2 次饭后温服。

12 月 14 日三诊:全身红斑鳞屑基本消退,留有痕迹,无新发皮疹,走路灵活,无明显关节疼痛。按上方维持用药,巩固疗效。

按语：牛皮癣即西医学之银屑病，壮医称之为痂怀。本病多因风毒、湿毒、热毒等邪毒入侵，滞留肌肤龙路、火路分支，蕴结不散，肌表出现红斑、鳞屑而成；或因病久耗伤气血，肌肤失养，致使鳞屑增厚、瘙痒剧烈，病程迁延，反复发作；或因衣物刺激引起皮肤慢性损害而发；或因恣食辛辣肥甘，损伤"咪隆"（脾）、"咪腰"（肾），湿毒、热毒内生，蕴积龙路、火路，致两路不通而发病。初起多为有聚集倾向的扁平丘疹，干燥结实，皮色正常或褐色，表面光亮，日久丘疹融合成片，并逐渐增大，皮肤增厚、干燥脱屑，皮损多为圆形或多角形，苔藓化，常伴阵发性奇痒，入夜更甚，搔之不知痛楚。好发于腿弯、臂弯、大腿内侧、上眼睑等部位。根据病发部位属壮医龙路病、火路病范畴，常迁延日久、缠绵难愈、极易复发。

牛皮癣病因复杂，但不离虚、毒、瘀。治疗原则以解毒、祛瘀为主，体虚加以补虚。黄瑾明教授常用壮医针灸联合壮药内服及外洗治疗。

本案患者表现为热毒瘀积肌表火路网络之征，兼有谷道气虚之象，治宜通路祛瘀、解毒补虚、润燥止痒。予壮药泡浴，方中救必应、杠板归、虎杖、一点红、地榆、蒲公英、白鲜皮、黄柏、苦参清热毒，除湿毒，救必应尚可消肿止痛，一点红、海桐皮、白鲜皮尚可祛风止痒，夏枯草通路散结，蒸黄精补虚，甘草补脾益气、清热解毒、调和诸药。又予壮药内服调补谷道、清热祛湿，同时兼顾安神及祛风湿、止痹痛。服药2周后，诸症改善，故内服方药改以祛瘀通路、解毒润燥、补虚理血。

牛皮癣属于慢性疑难疾病，一旦有效，当坚持用药，直至彻底治愈。黄瑾明教授认为好的疗效总是离不开医患双方的积极努力，因此总是耐心向患者讲解疾病的特点、治疗措施、饮食忌宜等，争取患者积极配合、坚持治疗。

病案二

蒋某，女，34岁，初诊日期：2018年8月15日。

主诉：反复四肢躯干红色斑疹5年。

现病史：患者5年前出现四肢躯干红色斑疹伴瘙痒，诊断为"银屑病"，症状反复，每月发作1次，冬春季节较严重。症见：全身鳞屑性斑块，伴瘙痒，食辛辣湿热之品易发。体胖，怕冷，舌淡，苔薄白，脉细。

中医诊断：牛皮癣；西医诊断：银屑病。

壮医诊断：痂怀（壮文：Gyakvaiz）。

治疗：壮医莲花针拔罐逐瘀联合壮医穴位埋线疗法。

1. 壮医莲花针拔罐逐瘀疗法　取穴：背廊穴、曲池、血海、大椎、肺俞、至阳。方法：穴位消毒，用壮医莲花针均匀叩刺穴位至轻微出血，然后迅速在叩刺部位拔罐，留罐15分钟。

2. 壮医穴位埋线疗法　穴位：天枢、中脘、关元、气海、滑肉门、足三里、丰隆、血海、梁门、局部阿是穴、曲池、臂臑。

8月20日二诊：患者皮疹减少、瘙痒减轻，继予上法治疗。

8月30日三诊：瘙痒消失，全身鳞屑红斑基本消失，继予上法治疗。

患者连续治疗3个月，埋线4次、莲花针拔罐逐瘀10次，体重减轻10kg，皮疹未见再发。

2019年10月16日再次来诊：皮肤瘙痒，四肢躯干未见明显皮损，舌黯苔厚白，脉沉。继予原方案治疗。

按语：本案患者体胖明显，故以线易针，取补虚通路、调和气血的穴位，通过埋线留驻的持续刺激，激发全身正气进而促进功能恢复。另予壮医莲花针拔罐逐瘀疗法直接排出瘀血毒邪，通畅龙路、火路，该疗法以泻为主，祛瘀效果极好。

第六节　足癣

病案

韦某，女，35岁，初诊日期：2012年3月12日。

主诉:反复双足皮疹伴瘙痒3年,再发2个月。

现病史:患者3年以来反复双足脚趾缝、足跟部红色或白色皮疹,部分米粒大水泡样,瘙痒明显,抓破后有清水样分泌物流出。曾予"达克宁"(硝酸咪康唑乳膏)外用及中药内服、外洗治疗,症状反复发作。2个月前皮疹再发,双足趾缝、足跟部白色米粒大皮疹,部分破损,瘙痒明显。舌红,苔白腻,脉弦。

中医诊断:足癣。

壮医诊断:痂(壮文:Gyak)。

治疗:壮医药线点灸。取穴:梅花穴、行间、内庭、阳陵泉、曲池。方法:每穴点灸3壮,每天点灸1次,10次为1个疗程。

连续药线点灸20余次,皮疹基本消失,后改为每周点灸1～2次以巩固疗效。经2个月的治疗未见再发。随访1年未见复发。

按语:足癣是发生在体表表皮、毛发、指(趾)甲的浅部真菌皮肤病。多因风毒、湿毒、热毒等毒邪交结,郁阻于手足部腠理龙路、火路网络,临床以指(趾)缝水泡、痒烂为主要症状的一种疾病。发于手掌者称手癣,发于足趾者称足癣。本病具有较强的传染性且易反复发作。

足癣的发生与生活起居密切相关,多因生活起居不慎,菌毒、风毒、湿毒、热毒趁机侵入皮肤浅部,交结、瘀阻于足部皮肤腠理的龙路、火路网络分支,导致道路不通,气血瘀滞,从而出现脚趾、足跟、足底等部位瘙痒、起疱、糜烂、渗液。若抓破水疱伴发感染,则湿热毒盛浸渍趾间,可见局部红肿疼痛、臭水淋漓,俗称"臭田螺"。久之还可郁热化燥,出现足趾皮肤粗糙、脱屑、皲裂。治疗以解毒、祛瘀为主,兼调气、补虚。实则解毒祛瘀,虚则补虚养血调气。黄瑾明教授常以壮医针灸,壮药内服、外洗综合治疗。还应注重预防和调摄,注意个人、集体及公共卫生,保持足部干爽。

本案一派火路湿热征象,治宜清热祛湿、通路止痒,予壮医药线点灸治疗。壮医药线点灸治疗简单、方便、价廉、止痒效果极佳,对本病疗效显著,甚则立竿见影。首取梅花穴(疹子处取之)祛风止痒、消肿止痛、软坚散结、通龙路火路,行间、内庭、曲池疏风清热,通龙路火路;阳陵泉清热利湿、通龙路火路。由于本病极易复发,疗程宜长,以 1～2 个月为宜,以便彻底治愈。

第七节　蛇串疮（带状疱疹）

病案一

周某,男,64 岁,初诊日期:2019 年 11 月 2 日。

主诉:右面额部反复持续性刺痛 1 年余,加重 1 周。

现病史:2018 年 7 月患者右额部出现水疱,在当地卫生室行抗病毒等治疗后,水疱消失,但其后出现右侧三叉神经痛,呈针刺样疼痛难忍,夜间明显,常须服用止痛药,近一周来疼痛加剧。患处皮肤色素沉着明显。口干、口臭明显,睡眠较差,食欲一般。舌淡红,苔薄黄,脉沉细无力。

中医诊断:蛇串疮;西医诊断:带状疱疹。

壮医诊断:奔呗啷(壮文:Baenzbaezlangh)。

治疗:壮医针刺、壮医药线点灸、壮医莲花针拔罐逐瘀联合壮药内服、外洗。

1. **壮医针刺**　取穴:脐内环穴(心、肺、肾)、膻中、膈俞、血海、足三里、三阴交、太冲。方法:针脐内环穴用壮医天阴阳针法,进针前先嘱患者做腹式吐纳运动,调整呼吸、稳定情绪、消除杂念。然后采用无痛进针法进针,进针后不提插、不捻转、不运针、不强求酸麻胀针感,针毕医者右手掌心对准患者肚脐(距离 15～30cm),做顺时针缓慢旋转运动 3～5 分钟。整个进针过程患者不要停止吐纳运动,直至进针后 3～5 分钟,留针 30 分钟,以脐部出现温暖感,并有冷气从手脚排出为佳。其他穴位进针后直接留针 30 分钟。

2. 壮医药线点灸 取穴：长子穴、莲花穴、颊车、攒竹、曲池、合谷、内关。方法：每穴点灸3壮。

3. 壮医莲花针拔罐逐瘀疗法 取穴：颈龙脊穴、颈近夹脊穴、颊车（双侧）。方法：穴位消毒，用壮医莲花针均匀叩刺穴位直至轻微出血，然后迅速在叩刺部位拔罐，留罐15分钟。

4. 壮药内服 黄氏壮医解毒理肤汤加减

处方：

生地黄25g	金银花15g	佩兰10g	牛蒡子10g
防风10g	钩藤10g	黄芪20g	白术10g
茯苓15g	紫草10g	红花5g	茜根15g
皂角刺10g	白蒺藜10g	白花蛇舌草15g	七叶一枝花10g
半枝莲15g	猫爪草15g	丹参12g	露蜂房3g

免煎颗粒剂7剂，日1剂，开水冲开分2次服。

5. 壮药外洗 黄氏壮医排毒汤加减

处方：

金银花20g	蒲公英20g	半枝莲20g	生姜20g

上药加水浸泡1小时，煮沸10分钟后过滤去渣，加入红糖500g煮至溶解，再加入沸水至1桶，候温外洗及热敷患处，10剂，日1次。

经壮医针刺、药线点灸治疗各2次，壮医莲花针拔罐逐瘀疗法治疗2次，服药7剂、外洗10剂后，疼痛明显减轻。继续针刺、药线点灸各4次，莲花针拔罐逐瘀4次，服药14剂，外洗20剂后，患处皮肤色素沉着变淡，疼痛消失。随访半年，除劳累时局部尚有轻微不适外，疗效稳定。

按语：带状疱疹，壮医称奔呗嘟，是指由水痘—带状疱疹病毒（varicella-zoster virus，VZV）引起的，临床以皮肤集簇疱疹，累累如串珠状，伴局部剧烈疼痛为主症的一种常见皮肤疾病。带状疱疹后遗神经痛（postherpetic neuralgia，PHN）是带状疱疹皮损消退后，皮损局部遗留迁延不愈的神经痛，常因初起症状不典型被误诊误治而成，病程长，可持续

第五章　皮肤科病证

数月至数年，顽固难除，疼痛较为剧烈，患者常苦不堪言，严重影响生活质量，是带状疱疹最常见的并发症之一。发病部位以一侧胸背或腰部为多见，头面部亦常发生，其他部位也可发生。

壮医认为，本病的病因多为感受热毒、火毒、湿毒，滞留于龙路、火路，随气血流动蕴积肌表，使皮肤龙路、火路网络分支阻滞不通，甚则引起火路调节中枢"巧坞"（大脑）功能失调，终致三气不同步、气血失衡而发病。病机以毒滞皮肤道路、气血瘀滞为主。治疗以解毒、祛瘀为主要原则，强调"治早、治小、治了"，即在刚发病的时候彻底治愈，若失治误治，出现后遗神经痛，则迁延难愈。黄瑾明教授治疗本病效果显著，主张针、灸、罐、药综合治疗，力求以最好的疗效、最快的速度治愈疾病。

本案为PHN，为火路热毒夹瘀所致，予壮医针灸联合壮药内服、外洗治疗。壮医针灸主要包括三大特色疗法：壮医针刺、壮医药线点灸和壮医莲花针拔罐逐瘀疗法。其中壮医针刺重在调气，壮医莲花针拔罐逐瘀重在祛瘀，药线点灸重在通道路而止痛痒，黄氏解毒理肤汤内服结合排毒汤外洗旨在排毒祛瘀。内外兼施，协同治疗。

病案二

黄某，女，69岁，初诊日期：2019年10月21日。

主诉：右侧头面、颈部水疱伴疼痛3天。

现病史：患者3天前右侧头面、颈部出现水疱伴疼痛，涂抹阿昔洛韦乳膏、口服布洛芬缓释片未见缓解。现右侧头面、耳部、鼻部、嘴唇、颈部水疱，带状排列，簇状分布，皮肤呈鲜红色，伴持续性刺痛，时有放射样痛，瘙痒。头痛，右眼睑浮肿。听力下降，偶有耳鸣。纳寐欠佳，舌红，苔白厚腻，脉濡。VAS疼痛评分8分。

中医诊断：蛇串疮；西医诊断：带状疱疹。

壮医诊断：奔呗啷（壮文：Baenzbaezlangh）。

治疗：壮医针刺、壮医药线点灸联合壮药内服、外洗。

1. **壮医针刺** 取穴:脐内环穴(心、肾)、下脐行穴、内关、神门、曲池、腕关、血海、足三里。方法:针脐内环穴用壮医天阴阳针法,留针 30 分钟,其他穴位进针后直接留针 30 分钟。每日针 1 次。

2. **壮医药线点灸** 取穴:长子穴、葵花穴、曲池、血海。方法:每穴点灸 3 壮,每天点灸 1 次。

3. **壮药内服** 黄氏壮医解毒理肤汤加减

处方:

三姐妹(三叶香茶菜)10g	金耳环 10g	生地 25g
金银花 15g	栀子 10g	黄芩 10g	川楝子 10g
连翘 15g	土茯苓 30g	蒲公英 15g	板蓝根 30g
白花蛇舌草 15g	龙胆草 15g	柴胡 10g	延胡索 10g
细辛 3g	全蝎 3g		

7 剂,日 1 剂,水煎分 2 次温服。

4. **壮药外洗** 黄氏壮医排毒汤加减

处方:

茵陈 20g	金银花 20g	蒲公英 30g	三角泡 15g
白花蛇舌草 30g	七叶莲 20g	水杨梅 20g	两面针 20g
野菊花 20g	冰片 3g		

7 剂,日 1 剂,水煎外洗疱疹处。

治疗 10 天后,疼痛减轻,VAS 疼痛评分 6 分,疱疹结痂,部分脱落。眼睑浮肿好转。

治疗 20 天后,VAS 疼痛评分 4 分,已无眼睑浮肿,疱疹已完全消退。

治疗 1 个月后,VAS 疼痛评分 1 分,疼痛可忽略不计。

按语:本案火路热毒夹瘀明显,黄瑾明教授认为"诸病疼痛,皆属于瘀",治宜解毒、祛瘀、通路止痛。予壮医针刺脐内环穴调气补虚、通道路,内关、神门安神,腕关通路止痛,下脐行穴、曲池、血海、足三里调气血,并能扶正补虚。予壮医药线点灸理气通路止痛，取较大的疹子为长子穴，再在疹子局部取葵花穴，镇痛止痒效果极好；取曲池、血海祛风利湿，调和气血，通龙路、火路。同时予黄氏壮医解毒理肤汤内服及排毒汤外洗加强解毒、祛瘀、止痛的作用。黄瑾明教授在治疗顽固性疱疹疼痛时，强调解毒，常酌配全蝎、蜈蚣等虫类药物以加强止痛效果。

病案三

王某，男，54 岁，初诊日期：2019 年 10 月 29 日。

主诉：右侧耳后、颈项部水疱伴疼痛 4 天。

现病史：患者 4 天前出现右侧耳后、颈项部红斑、水疱，簇状分布，呈阵发性辣痛，表面有淡黄色渗液。舌淡，苔薄黄，脉浮滑。

中医诊断：蛇串疮；西医诊断：带状疱疹。

壮医诊断：奔呗啷（壮文：Baenzbaezlangh）。

治疗：壮医针刺、壮医药线点灸联合壮药外洗。

1. 壮医针刺、壮医药线点灸　取穴：脐内环穴（肺、大肠、肝、脾）、长子穴、莲花穴、颈近夹脊穴、翳风、风池、合谷、曲池、外关、血海。方法：针脐内环穴用壮医天阴阳针法，留针 30 分钟，其他穴位进针后直接留针 30 分钟。出针后各穴行壮医药线点灸治疗，每穴点灸 3 壮，每天 1 次。

2. 壮药外洗

处方：

白花蛇舌草 30g	野菊花 20g	两面针 20g	六棱菊 30g
蒲公英 30g	七叶莲 20g	金耳环 30g	路路通 20g
茵陈 20g			

7 剂，日 1 剂，水煎分早晚 2 次外洗患处。

11 月 10 日复诊，经综合治疗 1 周，患处红斑、疱疹已全部吸收并结痂，部分结痂脱落，遗留色素沉着，辣痛感明显减轻，轻微瘙痒感，继予上法治疗 1 周。

按语：本案为发病早期，病情轻浅，以火路热毒为主，予壮医针、灸结合及壮药外洗治疗，重在解毒祛瘀、通路止痛。

病案四

李某，男，66 岁，初诊日期：2018 年 3 月 27 日。

主诉：左前胸、左手臂、左背水疱疼痛反复 3 个月余。

现病史：患者 2017 年 12 月始出现左前胸、左手臂、左背疼痛、丘疹、水疱。外院诊为带状疱疹，予住院治疗，出院后遗留左前胸、左手臂、左背疼痛。手麻，夜间汗多，神疲乏力，大便稀，2～3 次 /d，舌红，苔薄黄，脉细。

中医诊断：蛇串疮；西医诊断：带状疱疹。

壮医诊断：奔呗啷（壮文：Baenzbaezlangh）。

治疗：壮医针刺、壮医莲花针拔罐逐瘀联合壮药内服、外洗。

1. **壮医针刺**　取穴：脐内环穴（肝、肾、心、肺）、膻中、血海、曲池、内关、太冲。方法：针脐内环穴用壮医天阴阳针法，留针 30 分钟，其他穴位进针后直接留针 30 分钟。每日针 1 次。

2. **壮医莲花针拔罐逐瘀疗法**　部位：左前胸、左手臂、左背患处。方法：局部消毒，用一次性无菌莲花针叩击患处，至局部皮肤潮红有出血点，再在叩刺部位用抽气罐拔罐，留罐 15 分钟。3 日 1 次。

3. **壮药内服**

处方：

当归 15g	生地 15g	连翘 15g	延胡索 15g
川楝子 10g	沙参 15g	板蓝根 15g	大青叶 15g
金银花 10g	赤芍 10g	丹参 10g	鸡血藤 15g
白花蛇舌草 15g	半枝莲 10g	白蒺藜 10g。	

7 剂，日 1 剂，水煎分 2 次温服。

4. 壮药外洗　黄氏壮医排毒汤加减

处方:

金银花 20g	蒲公英 20g	金耳环 5g	生姜 15g

红糖 500g

煮法同本节病案一,候温外洗患处。7剂,日1次。

4月3日复诊:经壮医针刺5次、莲花针拔罐逐瘀2次,服药及外洗7剂后,疼痛明显好转,继续治疗3天巩固疗效。

按语:本案属带状疱疹后遗神经痛,为热毒、瘀毒蕴积龙路、火路所致,予壮医针刺调气理血、通路止痛、清热祛湿,再予壮医莲花针拔罐逐瘀,通过叩刺体表龙路、火路网络,直接将局部瘀滞之毒邪、气血吸拔出来,迅速疏通龙路、火路,恢复气血均衡。壮医莲花针拔罐逐瘀疗法是壮医最常用的祛瘀方法。内服予金银花、连翘、川楝子、板蓝根、大青叶清热解毒,丹参、当归、鸡血藤活血通路,半枝莲、白花蛇舌草清热利湿解毒,生地、赤芍、沙参凉血,延胡索活血行气止痛,白蒺藜祛风止痒。再配合黄氏壮医排毒汤增强清热散瘀排毒之功。

病案五

李某,女,48岁,初诊日期:2018年11月16日。

主诉:右侧腹部皮肤疼痛反复1个月余。

现病史:患者1个多月前出现右侧腹部水疱伴疼痛。病初水疱呈带状、集簇样分布,有鸡啄样疼痛,治疗后水疱消退,但疼痛仍间歇发作,呈电击样,疼痛难忍,夜间常痛醒。纳寐欠佳。舌黯,苔薄白,脉弦涩。

中医诊断:蛇串疮;西医诊断:带状疱疹。

壮医诊断:奔呗啷(壮文:Baenzbaezlangh)。

治疗:壮医针刺、壮医莲花针拔罐逐瘀联合壮医通路酒外敷及壮药内服。

1. 壮医针刺　取穴:脐内环穴、安眠三穴、足三里、三阴交、阿是穴。

方法:针脐内环穴用壮医天阴阳针法,留针30分钟,其他穴位进针后直接留针30分钟。每日针1次,10次为1个疗程。

2. **壮医莲花针拔罐逐瘀疗法**　取穴:莲花穴。方法:在痛处用莲花针叩刺,以微微渗血为度,再在叩刺部位拔罐,留罐15分钟。每周2次,4次为1个疗程。

3. **壮医通路酒外敷**　方法:莲花针拔罐逐瘀治疗结束后,用壮医通路酒(院内制剂,由金银花、蒲公英、过塘蛇、金耳环等壮药制成)外敷患处30分钟。每周2次,4次为1个疗程。

4. **壮药内服**

处方:

黄花倒水莲20g	鸡血藤30g	丹参15g	何首乌15g
当归15g	生地15g	连翘15g	枸杞子10g
川楝子10g	沙参15g	延胡索15g	板蓝根30g
土茯苓30g	大青叶15g		

10剂,日1剂,水煎分2次温服。

治疗1个疗程后,症状明显缓解,VAS疼痛评分4分。

按语:对于后遗神经痛,黄瑾明教授指出:"诸病疼痛,皆属于瘀。"带状疱疹后遗神经痛之瘀多由毒滞而成,故解毒、祛瘀始终贯穿治疗过程。取穴尤其重视疼痛局部,无论是阿是穴还是莲花穴,均于疼痛处取之。

病案六

陈某,男,64岁。初诊日期:2019年1月19日。

主诉:左肩胸背部皮肤疼痛6个月。

现病史:患者半年前出现左肩胸背部持续性疼痛,随后痛处出现簇状水疱,外院诊为带状疱疹,予抗病毒治疗后水疱消失,但疼痛并未缓解。现局部呈持续性刺痛,衣服摩擦及劳累后疼痛加剧,因疼痛影响睡眠。易疲劳,大便硬。舌淡,苔白厚,脉滑。

中医诊断:蛇串疮;西医诊断:带状疱疹。

壮医诊断：奔呗嘟（壮文：Baenzbaezlangh）。

治疗：壮医莲花针拔罐逐瘀联合壮药内服、外洗。

1. 壮医莲花针拔罐逐瘀疗法　取穴：莲花穴（疼痛处）。方法：消毒，用一次性无菌莲花针叩击穴位，至皮肤潮红有出血点，拔罐，留罐15分钟。每3天治疗1次。

2. 壮药内服　黄氏壮医解毒理肤汤加减

处方：

生地黄25g	金银花15g	佩兰10g	钩藤10g
防风10g	牛蒡子10g	黄芪20g	茯苓15g
白术10g	红花5g	茜草15g	紫草10g
赤芍15g	丹参20g	鸡血藤15g	白花蛇舌草15g
皂角刺10g	白蒺藜10g		

7剂，日1剂，水煎分2次温服。

3. 壮药外洗　黄氏壮医排毒汤加减

处方：

金银花50g	蒲公英50g	茵陈15g	野菊花15g
生姜50g	红糖500g		

煮法同本节病案一，洗浴及热敷患处。7剂，日1剂，每天洗1～2次。

1月26日复诊：疼痛较前减轻，睡眠较前改善，乏力减轻，大便稍干，饮食可。继予前法治疗，内服方改为黄氏壮医调气汤加减：

黄芪60g	白术30g	陈皮6g	升麻10g
柴胡10g	红参10g	生甘草10g	当归15g
桔梗10g	炒枳壳25g	白花蛇舌草15g	白蒺藜10g
半枝莲15g	皂角刺10g	鸡血藤15g	露蜂房3g

7剂，日1剂。

继续治疗3个月，患者疼痛明显缓解。

按语：本案属PHN，病机为热毒瘀阻火路、道路不通。黄瑾明教授治疗 PHN 喜用壮医莲花针拔罐逐瘀疗法,尤其是毒滞瘀阻明显者最宜。故此法贯穿治疗始终。因患者年龄较大,且乏力明显,故复诊改予黄氏壮医调气汤加减补益谷道、调气补虚。

病案七

宾某,女,65岁,初诊日期:2019年7月5日。

主诉:左上肢簇状水疱伴疼痛10余日。

现病史:患者10多天前出现左上肢簇状水疱伴疼痛,经治疗水疱全部结痂,但仍有剧烈疼痛,入夜尤甚,左手不能握拳。彻夜难眠,大便黏烂,舌红,苔黄腻,脉滑数。

中医诊断:蛇串疮;西医诊断:带状疱疹。

壮医诊断:奔呗嘟(壮文:Baenzbaezlangh)。

治疗:壮医针刺、壮医药线点灸联合壮药内服。

1. 壮医针刺、壮医药线点灸 处方:脐内环穴(心、肾)、长子穴、葵花穴、下脐行穴、内关、神门、曲池、腕关、血海。方法:针脐内环穴用壮医天阴阳针法,留针30分钟,其他穴位进针后直接留针30分钟。起针后予壮医药线点灸,每穴灸3壮,每天1次。

2. 壮药内服

处方:

金银花15g	茜根炭15g	淡竹叶10g	生甘草6g
白花蛇舌草15g	半枝莲15g	七叶一枝花10g	丹参15g
露蜂房5g	猫爪草15g	白蒺藜10g	紫草10g

7剂,日1剂,水煎分早晚2次温服。

7月12日二诊:针灸5次、服药7剂,疼痛较前缓解,睡眠较前改善,但仍有疼痛,继续原方案治疗。

7月22日三诊:针灸10次、服药14剂,疼痛明显缓解,继续治疗1周巩固疗效。

按语：本案属疾病早期，予针、灸、药合用。黄瑾明教授在行壮医针灸合用时，均先针刺后线灸。针刺以调气通路、祛瘀止痛为主，药线点灸重在通路镇痛，疼痛部位大而多者，不必全部点灸，只需在疼痛明显处取长子穴，再在痛处取葵花穴进行局部围点，手法宜重。

病案八

卢某，女，64岁。初诊日期：2019年11月15日。

主诉：左侧上胸部、颈部、肩胛部水疱、刺痛5天。

现病史：患者5天前出现左侧上胸部、颈部、肩胛部布满水疱，刺痛难忍，疼痛难眠。舌红，苔少，脉细数。

中医诊断：蛇串疮；西医诊断：带状疱疹。

壮医诊断：奔呗啷（壮文：Baenzbaezlangh）。

治疗：壮医针刺联合壮药内服、外洗。

1. **壮医针刺**　取穴：脐内环八穴、膻中、安眠三穴、神门、内关、足三里、血海、三阴交。方法：针脐内环穴用壮医天阴阳针法，留针30分钟，其他穴位进针后直接留针30分钟。每天针1次。

2. **壮药内服**　黄氏壮医解毒汤加减

处方：

金耳环5g	三姐妹（三叶香茶菜）10g	生地15g
金银花15g	连翘15g	川楝子10g　蒲公英15g
板蓝根30g	大青叶15g	白花蛇舌草15g　七叶一枝花10g
半枝莲15g	沙参15g	丹参12g　露蜂房3g
白蒺藜10g		

7剂，日1剂，水煎分2次饭后温服。

3. **壮药外洗**　黄氏壮医排毒汤加减：外洗方组成详见本节病案一。水煎外洗，每次泡洗30分钟。7剂，日1次。

11月22日二诊：刺痛减轻，发作次数减少，现为阵发性疼痛，睡眠不佳。继予上法治疗 1 周。加用壮医药线点灸,取长子穴,每 3 天 1 次。

11 月 29 日三诊:疱疹已干爽,逐步结痂脱落。局部仍有阵发性牵拉痛。继续治疗。

12 月 5 日四诊:结痂全部脱落,疼痛消失,夜间患部微痒,睡眠改善。手心出汗,脚底冰冷。继予针、灸、洗 7 天。内服改用黄氏壮医解毒理肤汤加减:

生地 25g	金银花 15g	佩兰 10g	防风 10g
钩藤 10g	牛蒡子 10g	黄芪 20g	茯神 15g
白术 10g	红花 5g	紫草 10g	茜根 15g
白花蛇舌草 15g	七叶一枝花 10g	半枝莲 15g	猫爪草 15g
露蜂房 3g	丹参 12g	白蒺藜 10g	
三姐妹(三叶香茶菜)10g		金耳环 5g	

7 剂,日 1 剂。

12 月 12 日五诊:患处疼痛基本消除。继续治疗 1 周巩固疗效。

按语:二诊加用壮医药线点灸,取长子穴,虽说"唯有痒疾抓长子",但皮疹引发的疼痛,皮损较多者,同样应"抓长子"点灸治疗,手法宜重。针灸、药物综合治疗效果显著。治疗前后对比如图 5-1 所示。

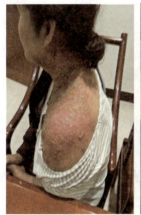
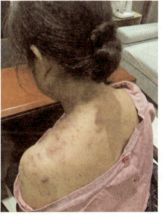

图 5-1　治疗前及四诊治疗后

病案九

罗某,女,70岁,初诊日期:2019年5月6日。

主诉:左侧头面部水疱、刺痛3天。

现病史:患者3天前出现左侧头面部水疱、刺痛,门诊以"带状疱疹"收入院治疗。症见:头面部水疱,呈粉红色,带状排列,簇状分布,刺痛,以左侧面部及左耳部疼痛为主,持续性发作。VSA评分6分。舌红,苔黄,脉弦数。

中医诊断:蛇串疮;西医诊断:带状疱疹。

壮医诊断:奔呗啷(壮文:Baenzbaezlangh)。

治疗:壮医针刺、壮医药线点灸联合壮药内服。

1. **壮医针刺** 取穴:长子穴、莲花穴、血海、足三里、三阴交、太冲。方法:无痛进针后直接留针30分钟,每日1次。

2. **壮医药线点灸** 取穴:长子穴、莲花穴。方法:每穴点灸3壮,每天1次。

3. **壮药内服** 黄氏壮医解毒理肤汤加减

处方:

生地25g	金银花25g	佩兰10g	牛蒡子10g
防风10g	钩藤10g	黄芪10g	茯苓15g
白术10g	紫草10g	红花10g	茜根10g
白鲜皮10g	白蒺藜10g	白花蛇舌草30g	鸡血藤10g
金耳环5g	三姐妹(三叶香茶菜)10g		

7剂,日1剂,水煎内服。

治疗1周,患者疱疹已完全结痂,VAS评分2分,再治疗1周,结痂完全脱落,疼痛消失,稍有面部不适。

按语:黄瑾明教授指出,头面部带状疱疹病情多重,容易遗留神经痛,主张一开始就要针、灸、药综合治疗,以最快的速度将病治愈。

病案十

林某,男,73岁,初诊日期:2019年9月20日。

主诉:右上肢水疱伴疼痛25天。

现病史:患者25天前出现右上肢内侧及后缘红斑、簇状水疱,持续性刺痛,外涂抗病毒乳膏,水疱较前消退,部分结痂,但疼痛未见明显改善,严重影响睡眠,伴口干口苦,大便干,小便黄,舌红,苔黄腻,脉弦滑。

中医诊断:蛇串疮;西医诊断:带状疱疹。

壮医诊断:奔呗啷(壮文:Baenzbaezlangh)。

治疗:壮医针刺、壮医药线点灸联合壮药内服。

1. **壮医针刺、壮医药线点灸**　取穴:脐内环穴(心、肺、大肠、肝、脾)、长子穴、葵花穴、曲池、内关、神门、血海、阳陵泉、阴陵泉、三阴交、太冲。方法:针脐内环穴用壮医天阴阳针法,留针30分钟,其他穴位进针后直接留针30分钟。出针后上穴行药线点灸,每穴点灸3壮。日1次。

2. **壮药内服**　黄氏壮医解毒汤加减

处方:

三姐妹(三叶香茶菜)15g	金耳环15g	生地25g
六棱菊15g	白花蛇舌草15g	蒲公英15g	金银花15g
土茯苓15g	柴胡10g	龙胆草10g	黄芩10g
川楝子10g	金钱草15g		

7剂,日1剂,水煎早晚温服。

9月30日二诊,已无红斑、水疱,遗留色素沉着,疼痛较前改善,夜间可入睡,伴口干,已无口苦。继续上法治疗。

10月12日三诊,无明显疼痛,夜间安然入睡,偶有瘙痒。继续治疗1周巩固治疗。

按语:本案患者年龄虽大,但火路热毒、瘀毒明显,故予针、灸、药三结合治疗,急则解其毒,令毒去正安。

病案十一

杨某,女,64岁,初诊日期:2018年11月16日。

主诉:左臀部及大腿皮肤辣痛2个月余。

现病史:患者2个多月前出现左臀及大腿红斑、簇状水疱、辣痛,当地卫生院予抗病毒及营养神经等治疗,现水疱已退,但疼痛未减反剧,呈持续性辣痛,夜间甚,局部遗留色素沉着。头晕乏力,纳寐差,舌黯淡,苔薄,脉弦细。

中医诊断:蛇串疮;西医诊断:带状疱疹。

壮医诊断:奔呗啷(壮文:Baenzbaezlangh)。

治疗:壮医针刺、壮医药线点灸联合壮医莲花针拔罐逐瘀。

1. **壮医针刺、壮医药线点灸** 取穴:脐内环穴(心、肾、肝、脾)、阿是穴、内关、神门、血海、气海、关元、足三里、三阴交、复溜。方法:针脐内环穴用壮医天阴阳针法,留针30分钟,其他穴位进针后直接留针30分钟。出针后,上穴行壮医药线点灸治疗,每穴点灸3壮。

2. **壮医莲花针拔罐逐瘀疗法** 取穴:阿是穴、近夹脊穴、血海、委中。方法:消毒,用壮医莲花针叩刺,再在叩刺部位拔罐,留罐15分钟。

壮医针、灸1周5次,莲花针拔罐逐瘀1周2次,2周为1个疗程。

12月5日二诊:辣痛较前减轻,夜间可入睡,偶有夜间疼痛发作,无头晕乏力,继续治疗1个疗程。

12月30日三诊:辣痛明显减轻,夜间无发作,眠安。

按语:带状疱疹及其后遗神经痛多较棘手,黄瑾明教授治疗时喜针、灸、药联用,灵活应用黄氏壮医针灸三大特色疗法(壮医针刺、壮医药线点灸、壮医莲花针拔罐逐瘀疗法),或单用或联用。针刺必取脐内环穴,可选取环线上部分穴位点,常取脐内环八穴,手法均用壮医天阴阳针法,强调调气、通道路。药线点灸及莲花针拔罐则主张以患处为穴,重取长子穴、莲花穴。

病案十二

吕某,男,54岁,初诊日期:2018年6月5日。

主诉:前额、左眼疼痛3个月。

现病史:患者3个月前额部印堂穴上方出现水疱,剧痛难忍。随后出现左眼结膜充血,剧痛,怕光,见风流泪,眼内异物感,不敢睁眼。当地医院予阿昔洛韦片内服及更昔洛韦软膏外用,水疱消失,但左眼疼痛未见改善,余症依然存在,多方治疗均未见缓解。舌黯红,苔厚腻微黄,脉滑数。

中医诊断:蛇串疮;西医诊断:带状疱疹。

壮医诊断:奔呗啷(壮文:Baenzbaezlangh)。

治疗:壮医莲花针拔罐逐瘀联合壮药外用。

1. **壮医莲花针拔罐逐瘀疗法** 取穴:额部两侧。方法:局部消毒,用壮医莲花针叩刺,再用抽气罐拔罐,留罐15分钟。每2天1次,连拔3次。

2. **壮医櫚香液清目醒脑疗法** 用法:用精制提取的思櫚古檀香眼液喷患眼和痛处,每天2次。

治疗8天后,左眼疼痛完全消除,其他症状逐渐缓解。

按语:本案为带状疱疹后遗神经痛,治宜清热解毒、祛瘀止痛。壮医莲花针拔罐逐瘀疗法是莲花针叩刺与拔罐相结合使用的一种治疗方法,以泻为主,活血化瘀之法,可快速有效祛除体内道路网络中瘀滞之毒邪气血,进而畅通三道两路。壮医思櫚古檀香眼液是由著名思櫚木古檀收藏家黄福邱先生在朴素的天阴阳医术基础上,采用思櫚木精制而成,喷眼能解毒通路止痛。壮医思櫚木香疗2023年入选广西自治区级非物质文化遗产名录。双管齐下,毒邪得祛,瘀滞得化,故疗效显著。

第八节　粉刺(痤疮)

病案一

黄某,女,25岁,初诊日期:2019年12月3日。

第五章 皮肤科病证

主诉：面部丘疹反复 3 年余。

现病史：患者 3 年多以来面部丘疹反复发作，饮食作息不规律时加重，分布两侧脸颊部居多，部分见脓点，有轻微色素沉着。平素未忌口，大便难解，2～3 日 1 次，小便少，舌尖红，苔薄黄，脉弦数。

中医诊断：粉刺；西医诊断：痤疮。

壮医诊断：叻仇（壮文：Lwgcouz）。

治疗：内服黄氏壮医祛痘汤加减。

处方：

水牛角 15g	生地 25g	赤芍 10g	金银花 30g
连翘 15g	黄芩 10g	黄连 5g	柴胡 6g
生甘草 6g	丹参 15g	当归 15g	升麻 6g
生白附子 3g	土茯苓 30g	白花蛇舌草 15g	

10 剂，每 3 日 1 剂，水煎分 2 次饭后温服。

服药 10 剂，面部粉刺全部消退，诸症消除。

按语：粉刺即西医学之痤疮，壮医称叻仇，是由毒滞肌肤、阻塞肌表道路而导致的临床以颜面、胸、背等处出现粟粒样丘疹，或融合成片，红肿或有脓头，可挤出白色或黄白色碎米样粉汁为主要表现，可伴有轻微瘙痒或疼痛或患处出现色素沉着的一种病证。病程较长，常此起彼伏，但青春期后可逐渐痊愈。部分患者病情较重，整个颜面布满丘疹，皮肤增厚，色素沉着，甚则形成瘢痕，常因影响美观而给生活带来不便。

壮医认为，粉刺实者居多，主要由湿毒、痰毒、热毒、火毒、风毒侵入体内，或饮食不节，过食肥甘、油腻、辛辣食物，三道两路功能失调，湿毒、痰毒、热毒、火毒内生，阻滞龙路、火路，蕴积于肌肤龙路、火路网络分支，使道路阻塞，气血运行输布及排泄失常而发为本病。另因青春期之体气血充盛，阳热上升，复感风湿热毒之邪，侵入龙路、火路，与气血相搏，瘀阻肌肤道路而发为粉刺。治宜解毒、祛瘀、调气通道路，使瘀滞之气血复归通畅，毒邪易于化解。兼气血偏衰者，需调补气血。

本案为热毒瘀积于面部龙路火路网络分支所致,治宜清热解毒、祛瘀通路,予黄氏壮医祛痘汤内服治疗,方中水牛角、生地、赤芍清热解毒,凉血散瘀通路;金银花、连翘、柴胡、升麻清热解毒,轻宣透表;黄连、黄芩泻火解毒,土茯苓解毒除湿,白花蛇舌草解毒消痈、利湿通淋,白附子解毒散结,丹参、当归活血化瘀通路,甘草清热解毒、调和诸药。诸药合用,共奏清热解毒、散瘀通路祛痘之功。

病案二

蒋某,女,22岁,初诊日期:2018年6月26日。

主诉:面部丘疹反复发作多年。

现病史:患者多年来额头、下颌、面颊处反复出现散在红色丘疹、粉刺、结节,部分挤压后已形成瘢痕,平素夜寐欠佳,月经有血块,偶痛经。舌淡红,苔薄白,脉滑数。

中医诊断:粉刺;西医诊断:痤疮。

壮医诊断:呗仇(壮文:Lwgcouz)。

治疗:壮医针刺联合壮药内服。

1. 壮医针刺 取穴:脐内环穴(心、肝、脾、肺、肾)、膻中、内关、血海、三阴交、太冲。方法:针脐内环穴用壮医天阴阳针法,即进针前先嘱患者做腹式吐纳运动,调整呼吸,稳定情绪,消除杂念。然后无痛进针,进针后不提插、不捻转、不运针、不强求酸麻胀针感,针毕医者右手掌心对准患者肚脐(距离15~30cm),做顺时针缓慢旋转运动3~5分钟。整个进针过程患者不要停止吐纳运动,直至进针后3~5分钟,留针30分钟,以脐部出现温暖感,并有冷气从手脚排出为佳。其他穴位进针后直接留针30分钟。日1次。

2. 壮药内服

处方:

生地15g	赤芍10g	丹皮15g	金银花15g

第五章　皮肤科病证

白花蛇舌草15g	茯苓10g	生甘草6g	紫花地丁20g
桑白皮15g	白芷6g	蒲公英15g	连翘15g
栀子10g	苦参10g	红花5g	浙贝母10g
夏枯草10g			

7剂,日1剂,水煎分3次温服。

7月3日二诊:粉刺减少。继续治疗。

7月10日三诊:粉刺明显减退,瘥可。续予上法治疗1周,另予局部壮医莲花针拔罐逐瘀1次。

7月17日四诊:粉刺基本消除。续予上法治疗1周,局部莲花针拔罐逐瘀1次。

按语:本案为痰热毒邪上扰天部头面,瘀积于头面龙路火路网络分支,治宜清热解毒、祛瘀通路、化痰散结,予针药结合治疗。壮医针刺脐内环穴重在调气、通道路,膻中、内关调气安神,血海调理气血、祛风除湿,三阴交调肝脾肾、调和气血,太冲调理气血、疏肝和胃。内服壮药重在清热解毒、利湿化痰、祛瘀通路。因面部散在结节,故配伍紫花地丁、浙贝母、白芷、夏枯草解毒散结。三诊又在患部行壮医莲花针拔罐逐瘀治疗,直接将瘀毒吸出,祛瘀通路。内外并治,相得益彰。

第九节　黧黑斑(黄褐斑)

病案

周某,女,44岁。初诊日期:2019年3月16日。

主诉:两颧部黄褐色斑块1年。

现病史:患者1年以来两颧黄褐色斑块明显,伴面色萎黄,手足冰冷,右胁胀,左下腹偶痛。月经量多,经期超过10天。舌淡红,苔薄白,脉沉弦细。彩超提示:子宫肌瘤4cm×4cm。

中医诊断:黧黑斑;西医诊断:黄褐斑。

壮医诊断：来累（壮文：Raizlaej）。

治疗：内服黄氏壮医滋水补阴汤加减。

处方：

生地15g	熟地15g	白芍15g	当归15g
旱莲草15g	女贞子15g	山茱肉15g	制首乌15g
枸杞子30g	阿胶10g	菟丝子30g	玉竹10g
百合10g	补骨脂10g	鹿角胶10g（烊化）	紫苏梗10g
香附10g			

10剂，日1剂，水煎分2次温服。

3月30日二诊：患者诉服上方后全身舒适。色斑无明显好转，右胁稍胀。内服方改为黄氏壮医滋水补阴汤合黄氏壮医调气汤：

黄芪30g	白术15g	陈皮6g	升麻10g
柴胡10g	红参5g	桔梗10g	炒枳壳10g
生地10g	熟地10g	当归15g	旱莲草10g
女贞子15g	制首乌10g	枸杞子15g	菟丝子15g
山茱肉10g			

14剂，日1剂。

4月27日三诊：色斑变淡，面部皮肤较前光滑，余症不明显。予首诊方药14剂善后。

按语：黧黑斑是由气血虚衰，龙路、火路不充，颜面皮肤失养而导致的以颜面皮肤出现灰褐色斑块，状如蝴蝶形、铜钱形或其他形状为主症的一种病证。本病为临床常见皮肤病，好发于面颊部。西医学认为，本病与内分泌尤其是雌激素水平有关，常因月经不调、妊娠、服避孕药、肝功能受损以及慢性肾病造成内分泌紊乱，从而出现黄褐斑。孕妇常在妊娠3个月以后出现黄褐斑，多数人在分娩后月经恢复正常时逐渐消退。如长期不退需进行治疗。日晒、化妆品刺激或精神因素也可加重本病。

壮医认为，本病多虚多瘀多郁。气血虚衰或年老体弱，或心理压力过大,情志不遂,影响三道两路功能,使龙路、火路不充,气血瘀滞,蕴积于颜面肌肤道路网络,道路不通、气血失和而发为本病。治疗重在调气、补虚。毒邪明显配以解毒,瘀滞明显加以祛瘀。黄瑾明教授治疗本病常运用壮医针灸、壮药内服等方法治疗。

本案患者正气虚损,因虚致瘀、虚瘀夹杂,治宜养血补水、调气温阳祛瘀。一诊予黄氏壮医滋水补阴汤化裁内服,方中生地、熟地、白芍、当归、阿胶大补阴血,补中有散、散中有收;首乌、枸杞子、旱莲草、女贞子、山萸肉滋水补阴,玉竹、百合养阴润肤,菟丝子、补骨脂、鹿角胶温水补阳,紫苏梗、香附调气行气畅道路。二诊加服黄氏壮医调气汤以加强温阳补气、疏通道路作用,三诊色斑已淡、皮肤已滑、道路已通、阳气已复,故仍以滋水补阴血为主。气血充足、龙路火路畅通,斑块自消。

第十节　脱发

病案

吴某,女,35岁,初诊日期:2019年12月21日。

主诉:反复脱发8年。

现病史:患者8年前无明显诱因下出现脱发,反复发作。痛经、腰胀甚,孕2胎后出现畏寒。寐欠佳,舌淡,苔薄白,脉沉细。

中医诊断:脱发。

壮医诊断:泵栾(壮文:Byoemloenq)。

治疗:壮医针刺联合壮药内服。

1. 壮医针刺　选穴:脐内环穴(肺、肾)、发旋、大椎、神门、三阴交、复溜、肾俞。方法:针脐内环穴用壮医天阴阳针法,即进针前先嘱患者做腹式吐纳运动,调整呼吸、稳定情绪、消除杂念。然后无痛进针,不提插、不捻转、不运针、不强求酸麻胀针感,针毕医者右手掌心对准患者肚脐(距离15～30cm),做顺时针缓慢旋转运动3～5分钟。整个进针过程患者不要停止吐纳运动,直至进针后 3～5 分钟,留针 30 分钟,以脐部出现温暖感,并有冷气从手脚排出为佳。其他穴位进针后直接留针 30 分钟。每隔 2 日针刺 1 次。

2. 内服黄芪壮医滋水补阴汤加减

处方:

生地 20g	熟地 20g	当归 20g	何首乌 15g
女贞子 15g	山萸肉 15g	旱莲草 15g	菟丝子 30g
枸杞子 30g	桑叶 15g		

7 剂,日 1 剂,水煎分 2 次温服。

12 月 28 日二诊:脱发减轻,怕冷,有少许痰,时有心慌,寐欠佳。继予针刺,内服方去桑叶,加柏子仁 20g、酸枣仁 15g、五味子 10g、牡蛎 15g、玉竹 10g、百合 10g。7 剂,日 1 剂。

2020 年 1 月 4 日三诊:脱发减少,口干、怕冷、乏力减轻,睡眠好转,仍有心慌。针刺同前,内服二诊方加麦芽 15g、山楂 15g、六神曲 10g、佛手 10g。7 剂,日 1 剂。

2020 年 1 月 11 日四诊:无明显脱发,怕冷、乏力明显减轻,睡眠好转,偶心慌。针刺同前,内服三诊方去牡蛎、佛手,继服 14 剂,巩固疗效。

按语:壮医认为,脱发是由气血亏虚或龙路、火路瘀滞导致的以头发异常脱落、发量明显减少为主症的一种疾病。临床常见斑秃和脂溢性脱发。可发生于任何年龄,但以青年人或病后体弱者多见。

脱发病因不外乎虚实两端。多因素体虚弱,肾气虚损,精神忧郁;或长期熬夜,睡眠不足,使气血虚衰,龙路功能不强,气血不充而部分闭塞,久之天部"巧坞"(大脑)及皮毛失养,致使头发脱落发为本病。燥热毒邪外侵或内生,滞留三道两路,通过龙路蕴积于天部头面皮肤,致其道路网络部分闭塞或不通,使气血瘀滞不行,毛发失养脱落而成本病。病机以头面皮肤龙路闭阻为主。治疗无论虚实,多以调气、祛瘀、通路为主。气血衰少明显者加强补虚,毒邪阻滞明显者重在解毒,气血瘀滞明显者配以祛瘀。黄瑾明教授临证多采用壮医针灸联合壮药内服治疗。

本案患者气血亏虚,道路不通,治宜滋水养血、温阳通路,予壮医天阴阳针法刺脐内环穴,重在调气通道路;近取发旋调气养血温阳、固发止脱,大椎增强调龙路作用,神门调气安神,复溜、三阴交、肾俞滋水补肾。予黄芪壮医滋水补阴汤内服,重在养阴血、充龙路以固发。方中生地、熟地、当归、何首乌、山萸肉补血养血充龙路,旱莲草、女贞子、菟丝子、枸杞子滋水乌发固脱。桑叶甘寒,能清能润,《本草纲目》云:"治明目,长发"。加柏子仁、酸枣仁、五味子、牡蛎养血安神,百合"安心,定胆,益智,养五脏"(《日华子本草》),玉竹"除烦闷,止渴,润心肺,补五劳七伤虚损"(《日华子本草》)。加佛手疏肝解郁、理气和中,加麦芽、山楂、神曲增强谷道气血化生功能,且能化解滋补诸药之滋腻黏滞。

第十一节　白驳风（白癜风）

病案

罗某,女,54岁,初诊日期:2017年11月12日。

主诉:面部白斑6年。

现病史:患者6年前出现面部白斑,边界清晰,无瘙痒、脱屑。多家医院诊为白癜风,经中西医治疗均无明显疗效。因熟人介绍来诊。刻诊:面部2块白斑,大者约3cm×4cm,小者约1cm×1cm。平素乏力,心烦易怒,夜寐差。舌淡红,苔薄白,脉弦细。

中医诊断:白驳风;西医诊断:白癜风。

壮医诊断:奔能嚎(Baenznaenghau)。

治疗:壮医针刺、壮医药线点灸联合壮医莲花针拔罐逐瘀。

1. 壮医针刺　取穴:脐内环穴(心、肝、肾、脾、肺)、膻中、内关、血海、太冲。方法:针脐内环穴用壮医天阴阳针法,即进针前先嘱患者做腹式吐纳运动,调整呼吸、稳定情绪、消除杂念。然后无痛进针,不提插、不捻转、不运针、不强求酸麻胀针感,针毕医者右手掌心对准患者肚脐(距离15~30cm),做顺时针缓慢旋转运动3~5分钟。整个进针过程患者不要停止吐纳运动,直至进针后3~5分钟,留针30分钟,以脐部出现温暖感,并有冷气从手脚排出为佳。其他穴位进针后直接留针30分钟。

2. **壮医药线点灸** 取穴:莲花穴。方法:白斑处取莲花穴点灸,每周2次,10次为1个疗程。

3. **壮医莲花针拔罐逐瘀疗法** 取穴:莲花穴。方法:白斑处消毒,用壮医莲花针叩刺,再在叩刺部位拔罐,留罐15分钟。每周2次,10次为1个疗程。

治疗1个月后白斑明显缩小,半年后白斑完全消失,较大白斑部位留有少许色素沉着。随诊1年未见复发。

按语:白癜风是一种临床常见皮肤色素缺失性疾病。表现为皮肤突然出现色素脱失,逐渐扩大,形状不规则,颜色乳白,周围色素增多,无自觉症状。相当于中医学的白驳风。任何年龄段皆可发生,一般分局限性和泛发性白斑。

白癜风病因复杂,壮医认为,本病多因情志内伤,肝气郁结,气机不畅,复感风毒,搏于肌肤,使肌肤龙路不通或不畅,致肌肤气血失衡、肌肤失养发为本病。治疗原则为调气解毒、祛瘀通路,黄瑾明教授多用壮医针灸外治,疗效满意。

本案龙路瘀滞,肌肤失养,治宜调气和血、祛瘀通路。予壮医天阴阳针法针刺脐内环穴,重在调气、补虚、通道路;膻中调气通路,血海、内关调气血,安神;太冲宁心安神。同时,在患处施以莲花针拔罐逐瘀直接吸出瘀滞之气血毒邪,疏通局部龙路网络。再予壮医药线点灸温通龙路,进一步改善局部微循环。标本兼顾、整体与局部同调,故疗效满意。

第六章 五官科病证

第一节 口疮（口腔溃疡）

病案一

黄某，男，48岁，初诊日期：2015年4月26日。

主诉：口腔溃疡反复发作3年，再发1周。

现病史：患者3年来经常出现口腔溃疡，反复发作。1周前口腔溃疡又发，诊见口腔左侧有一黄豆大溃疡。咽痒、痰多、咳嗽。颈部僵硬，左侧上肢及下肢活动无力，走路不稳，神疲乏力。2015年1月当地医院检查提示右侧腔隙性脑梗死、颈动脉斑块。大便秘结，每2天1次。舌体胖，舌淡红，苔薄白，脉滑数。

中医诊断：口疮；西医诊断：口腔溃疡。

壮医诊断：坝宁（壮文：Baknengz）。

治疗：壮医针刺联合壮药内服。

1. **壮医针刺** 取穴：脐内环穴（心、肝、脾、肺、肾）、地仓、合谷、内关。方法：针脐内环穴用壮医天阴阳针法，进针前先嘱患者做腹式吐纳运动，调整呼吸、稳定情绪、消除杂念。然后无痛进针，进针后不提插、不捻转、不运针、不强求酸麻胀针感，针毕医者右手掌心对准患者肚脐（距离15～30cm），做顺时针缓慢旋转运动3～5分钟。整个进针过程患者不要停止吐纳，直至进针后3～5分钟，留针30分钟，以脐部出现温暖感，并有冷气从手脚排出为佳。其他穴位进针后直接留针30分钟。每天针1次，10次为1个疗程。

2. 壮药内服　黄氏壮医滋阴清火汤加减

处方:

桔梗 10g	前胡 10g	白前 10g	款冬花 10g
枇杷叶 10g	乌梅 10g	百部 10g	陈皮 10g
浙贝母 10g	杏仁 10g	法半夏 10g	茯苓 15g
生甘草 6g	玉竹 10g	百合 10g	枳壳 6g
海浮石 6g	沙参 10g	麦冬 10g	人中白 15g

10剂,日1剂,水煎分2次温服。

5月5日二诊:针刺10次、服药10剂后,口腔溃疡已消失,咳嗽、咯痰消除。继续治疗1周以巩固疗效,随访3个月未见复发。

按语:口疮即西医学之口腔溃疡,壮医称坝宁,是由口腔龙路、火路网络瘀阻不畅引发的以口腔散在性浅表黏膜溃烂、疼痛为特征的一种口腔疾病。部分病例病程长、症状顽固、反复发作、不易完全治愈。壮医认为,本病主要由于热毒、燥毒外侵或内生,阻滞谷道,侵入口腔的龙路、火路网络,使口腔气血不畅、失衡,出现气血偏亢或气血瘀滞,三气不能同步而发为本病。病程短以阳证居多,病程长以阴证居多。治疗以调气、解毒、祛瘀为原则,调气以疏通谷道、龙路、火路瘀滞,解毒以清除道路邪毒,祛瘀以疏通气血瘀滞,尤强调以"通"为要。黄瑾明教授多采用壮医针灸或壮药内服治疗。

本案考虑口腔龙路、火路燥毒兼气道痰毒,治宜润燥解毒、清肺化痰。予壮医针刺脐内环穴调气、通道路、补虚,地仓、合谷清热通路镇痛,内关调理气血、止痛调神。壮药内服沙参、麦冬、玉竹、百合润燥解毒,前胡、白前、枇杷叶、百部、浙贝母、杏仁、海浮石、法半夏、茯苓、陈皮止咳化痰,款冬花润肺止咳,乌梅生津润燥止咳,枳壳理气宽中、化痰行滞,甘草清热化痰止咳;更以人中白清热降火、化瘀解毒,黄瑾明教授治疗口疮每多用之。桔梗宣肺化痰、利咽止咳,并能引诸药直达病所,壮医用为带药。

病案二

黄某,女,29岁,初诊日期:2013年1月3日。

主诉:口腔溃疡反复1年,再发1周。

现病史:患者1年来口腔溃疡反复发作。1周前口腔溃疡复发,疼痛难忍。睡眠差,口干引饮。舌红,苔薄白,脉细数。

中医诊断:口疮;西医诊断:口腔溃疡。

壮医诊断:坝宁(壮文:Baknengz)。

治疗:壮医针刺联合壮药内服。

1. **壮医针刺**　取穴:脐内环穴(心、肝、脾、肾、肺)、天突、膻中、合谷。方法:针脐内环穴用壮医天阴阳针法,留针30分钟,其他穴位进针后直接留针30分钟。每天1次。

2. **壮药内服**　黄氏壮医滋阴清火汤加减

处方:

桑叶10g	沙参15g	麦冬15g	玉竹15g
百合15g	人中白15g	石斛15g	柏子仁20g
酸枣仁15g	五味子10g	煅龙骨15g(先煎)	牡蛎15g

7剂,日1剂,水煎分2次温服。

1月10日二诊:针刺7次、服药7剂后,溃疡已愈,伴随症状亦消除。随访3个月未见复发。

按语:本案为燥热毒邪瘀阻口腔的龙路、火路网络所致,治宜清热润燥、解毒通路,予针药结合治疗。壮医针刺取脐内环穴调气、通道路,天突理气降逆、通路止痛,膻中调气、通龙路火路,合谷通路、镇痛、清热。壮药内服桑叶、麦冬、沙参、百合、玉竹、石斛润燥毒,人中白降火祛瘀解毒,柏子仁、酸枣仁、五味子、龙骨、牡蛎安神助眠。

病案三

霍某,女,52岁,初诊日期:2014年6月4日。

主诉:口腔溃疡反复2年,再发1周。

现病史:患者2年来经常口腔溃疡。1周前又发,溃疡点分布在舌边,疼痛难忍。兼见神疲乏力,大便秘结,腰背酸痛,头重脚轻。舌边红,苔少而干,脉细数。慢性荨麻疹病史。

中医诊断:口疮;西医诊断:口腔溃疡。

壮医诊断:坝宁(壮文:Baknengz)。

治疗:壮医针刺联合壮药内服。

1. **壮医针刺**　取穴:脐内环穴(心、肝、脾、肺、肾、大小肠)、地仓、合谷、内关。方法:针脐内环穴用壮医天阴阳针法,留针30分钟,其他穴位进针后直接留针30分钟。每天1次。

2. **壮药内服**　黄氏壮医滋阴清火汤加减

处方:

沙参15g	麦冬15g	桑叶10g	白扁豆15g
石斛15g	玉竹15g	天花粉10g	人中白15g
大青叶20g	杜仲15g	怀牛膝15g	桑寄生15g

7剂,日1剂,水煎分2次温服。

6月11日二诊:针刺7次、服药7剂后,口腔溃疡已愈。继续治疗1周以巩固疗效。随访3个月未见复发。

按语:本案为燥热毒邪瘀阻引起,同样予针药结合治疗。针刺重取脐内环八穴,即在12点、1点半、3点、4点半、6点、7点半、9点、10点半八个点上取穴,用壮医天阴阳针法。内服黄氏壮医滋阴清火汤,加大青叶、天花粉清热解毒润燥,杜仲、牛膝、桑寄生补肝肾,强腰膝。

病案四

李某,女,33岁,初诊日期:2011年12月17日。

主诉:口腔溃疡反复发作5年,再发3天。

现病史:患者5年以来口腔溃疡反复发作,久治未愈。3天前复发,伴疼痛。睡眠欠佳，常心烦易怒。口常干渴，喜热饮。怕冷，常手脚冰冷，夜间尤甚，手脚常出汗。大便常秘结，2～3天1次。舌淡红，右边明显齿印，苔厚白，脉沉细数。

中医诊断：口疮；西医诊断：口腔溃疡。

壮医诊断：坝宁（壮文：Baknengz）。

治疗：壮医针刺联合壮药内服。

1. 壮医针刺　取穴：脐内环穴（心、肾、肝、脾、肺）、安眠三穴、下迎香、合谷、踝关内三穴。方法：针脐内环穴用壮医天阴阳针法，留针30分钟，其余穴位进针后直接留针30分钟。每日1次。

2. 壮药内服　黄氏壮医滋阴清火汤加减

处方：

人中白15g	沙参15g	麦冬15g	百合15g
党参15g	黄芪20g	茯苓20g	白术15g
红枣10g	女贞子15g	浮小麦15g	山药15g
柏子仁20g	酸枣仁15g	五味子6g	

10剂，日1剂，水煎分2次温服。

针刺10次、服药10剂后，口腔溃疡完全消失，伴随症状亦消除。随访半年未见复发。

按语：本案治疗予针药结合清热润燥解毒、通路止痛。黄瑾明教授临证时还善于随证加减配伍。患者心烦易怒、睡眠差，故针刺取安眠三穴、踝关内三穴，内服加柏子仁、酸枣仁、五味子，以安神助眠；手脚汗多，故加红枣、浮小麦敛汗；怕冷、汗多、舌边齿印，故又伍党参、黄芪、白术，以温养谷道、水道。

病案五

卢某，男，23岁，初诊日期：2015年1月7日。

主诉：口腔溃疡反复发作1年，再发2周。

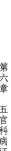

第六章　五官科病证

现病史:患者近 1 年经常出现口腔溃疡,反复发作。本次发作已 2 周,伴睡眠不好,心烦易怒,口干引饮,口唇鲜红,不思饮食,口水多,舌红,苔厚腻,脉沉细。

中医诊断:口疮;西医诊断:口腔溃疡。

壮医诊断:坝宁(壮文:Baknengz)。

治疗:壮医针刺联合壮药内服。

1. **壮医针刺** 取穴:脐内环穴(心、肾、脾、肺)、天突、内关、神门。方法:针脐内环穴用壮医天阴阳针法,留针 30 分钟,其他穴位直接留针 30 分钟。每天 1 次。

2. **壮药内服** 黄氏壮医滋阴清火汤加减

处方:

桑叶 15g	沙参 15g	麦冬 15g	玉竹 15g
百合 15g	石斛 15g	白扁豆 10g	人中白 15g
柏子仁 20g	酸枣仁 15g	五味子 10g	黄柏 10g
知母 10g	地骨皮 15g	白花蛇舌草 15g	半枝莲 15g

7 剂,日 1 剂水煎分 2 次温服。

1 月 25 日二诊:针刺 7 次、服药 7 剂后,口腔溃疡消失,伴随症状亦消除。随访 3 个月未见复发。

按语:本案予针药结合治疗。因其心烦易怒、口干引饮、口唇鲜红、舌红苔厚腻,燥热较甚,故内服方加地骨皮、知母、黄柏、白花蛇舌草、半枝莲以清热解毒。

病案六

王某,女,30 岁,初诊日期:2013 年 9 月 3 日。

主诉:口腔溃疡反复发作 4 年,再发 1 周。

现病史:患者 4 年来口腔溃疡反复发作,1 周前复发,满口溃疡,疼痛难忍,伴心烦易怒,神疲乏力,嗜睡,食欲不振。舌淡红,苔厚腻,脉细数。

中医诊断：口疮；西医诊断：口腔溃疡。

壮医诊断：坝宁（壮文：Baknengz）。

治疗：壮医针刺联合壮药内服。

1. 壮医针刺　取穴：脐内环穴（心、肝、脾、肾、肺、大小肠）、天突、合谷、足三里。方法：针脐内环穴用壮医天阴阳针法，留针 30 分钟，其他穴位进针后直接留针 30 分钟。每天针 1 次。

2. 壮药内服　黄氏壮医滋阴清火汤加减

处方：

桑叶 10g	沙参 15g	麦冬 15g	百合 15g
白扁豆 10g	石斛 15g	人中白 15g	柴胡 6g
白芍 15g	香附 10g	枳壳 10g	麦芽 15g
山楂 15g	神曲 10g	三姐妹（三叶香茶菜）10g	
金耳环 5g			

5 剂，日 1 剂，水煎分 2 次温服。

9 月 8 日二诊：溃疡明显好转，食欲增加，继续治疗。

9 月 15 日三诊：针刺 12 次、服药 12 剂后，口腔溃疡完全消失，诸症消除。随访 3 个月未见复发。

按语：对于顽固难愈的口腔溃疡，黄瑾明教授常用的治疗方案是针药结合。本案合并有谷道虚损，症见神疲乏力、嗜睡、食欲不振，故针刺加足三里，内服加山楂、麦芽、神曲，以健运谷道图治本，又予柴胡、白芍、香附、枳壳调谷道，畅道路。三姐妹、金耳环为黄瑾明教授常用壮药，热毒诸证多配伍之。

病案七

肖某，男，50 岁，初诊日期：2016 年 9 月 14 日。

主诉：舌头溃疡反复发作 1 年，再发 10 天。

现病史：患者 1 年以来舌尖、边溃疡反复发作，10 天前复发，疼痛。出汗多,背汗更甚。睡眠差,怕冷,饭后呃逆,大便不成形。舌红,苔厚腻,脉沉细。

中医诊断:口疮;西医诊断:口腔溃疡。

壮医诊断:坝宁(壮文:Baknengz)。

治疗:壮医针刺联合壮药内服。

1. 壮医针刺　取穴:脐内环穴(心、肝、脾、肺、肾)、天突、合谷、足三里。方法:针脐内环穴用壮医天阴阳针法,留针 30 分钟,其他穴位进针后直接留针 30 分钟。每天针 1 次。

2. 壮药内服　黄氏壮医滋阴清火汤加减

处方:

桑叶 10g	沙参 15g	麦冬 15g	玉竹 15g
石斛 15g	百合 15g	白扁豆 15g	人中白 15g
柏子仁 20g	酸枣仁 15g	五味子 10g	麦芽 15g
莱菔子 15g	山楂 15g	神曲 10g	

7 剂,水煎分 2 次温服。

9 月 26 日二诊:溃疡减少,大便改善,睡眠改善,出汗仍多。针刺同上,上方去神曲,加浮小麦 30g、红枣 15g、玄参 15g、桔梗 10g、生甘草 5g,7 剂。

10 月 13 日三诊:近来进食辛辣食物,舌头两侧仍有溃疡,继予上法治疗,内服加白花蛇舌草 15g。

10 月 30 日四诊:溃疡好转,仍痛,舌尖红,睡眠差,大便烂,出汗减少,舌红。继续针刺,内服方改为黄氏壮医滋阴清火汤合黄氏壮医调气汤加减:

处方:

黄芪 60g	白术 30g	陈皮 6g	升麻 10g
柴胡 10g	红参 10g	生甘草 10g	当归 15g
桔梗 10g	炒枳壳 25g	柏子仁 20g	酸枣仁 15g
五味子 10g	麦芽 15g	山楂 15g	人中白 15g
沙参 15g	麦冬 15g	百合 10g	

7剂,水煎分2次温服。

11月8日五诊:口腔溃疡已痊愈,诸症均除。随访3个月未见复发。

按语:本案龙路火路燥热兼有谷道气虚,一诊～三诊燥热明显,治疗重在润燥解毒。溃疡好转,但难愈,且谷道症状明显,故四诊配合黄氏壮医调气汤内服健运谷道,补虚以助解毒。壮医"毒虚致病"理论认为,毒是外因,虚为内因,虚损不补,毒邪难除。

病案八

赵某,男,37岁,初诊日期:2019年6月20日。

主诉:反复口腔溃疡3个月。

现病史:患者3个月前聚会吃烧烤后开始出现口腔溃疡,反复发作,影响进食,自服清热下火药、维生素B$_{12}$、叶酸等均无效。经熟人介绍来寻壮医诊治。诊见:多发口腔溃疡,圆形,直径在1.5～3mm,部分溃破,伴灼热疼痛。舌红,苔薄黄,脉略数。

中医诊断:口疮;西医诊断:口腔溃疡。

壮医诊断:坝宁(壮文:Baknengz)。

治疗:壮医莲花针拔罐逐瘀疗法。

取穴:大椎、肩井(双侧)、肺俞(双侧)、背廊穴、肩胛环穴。方法:局部消毒,用一次性壮医莲花针叩刺穴位至轻微渗血,再用抽气罐在叩刺部位拔罐,留罐15分钟。每周1次。

6月27日二诊:溃疡溃破处逐渐愈合,溃疡减少,疼痛减轻,继续治疗。

7月4日三诊:口腔溃疡消失,无疼痛。随访3个月未见复发。

按语:复发性口腔溃疡,西医学多认为是缺乏维生素,但补充后又难以见效,与其说维生素缺乏,倒不如说是人体谷道毒阻致吸收、利用维生素的功能降低。本案为谷道热毒上蒸,瘀滞于口腔龙路、火路网络分支所致。运用壮医莲花针拔罐逐瘀疗法,取肩背部穴位,直接将热毒、瘀毒吸拔出来,疏通龙路、火路,毒去则病自愈。

病案九

梁某,男,18岁,初诊日期:2019年9月1日。

主诉:反复口腔溃疡5年,再发1周。

现病史:患者5年来反复口腔溃疡,每于进食辛辣刺激食物时发作。1周前饮食辛辣后再发,溃疡基底部潮红。口干口苦,不欲饮食。舌红,苔薄白,脉细数。

中医诊断:口疮;西医诊断:口腔溃疡。

壮医诊断:坝宁(壮文:Baknengz)。

治疗:壮医针刺联合壮药内服。

1. **壮医针刺** 取穴:脐内环穴(心、肾、大肠、肺、脾、肝)、内关、合谷。方法:针脐内环穴用壮医天阴阳针法,留针30分钟,其他穴位进针后直接留针30分钟。每日针1次。

2. **壮药内服**

处方:

黄连5g	川芎7g	水牛角15g	生地15g
金银花15g	连翘10g	玄参30g	生甘草6g
淡竹叶5g	丹参20g	麦冬15g	徐长卿10g
两面针10g	延胡索15g	黄芪30g	地龙5g

7剂,日1剂,水煎分2次温服。

9月9日复诊:针刺7次、服药7剂后,口腔溃疡明显缓解,仍有口干口苦,予原方继服3剂告愈。随访3个月未见复发。

按语:本案因患者平素喜食辛辣,热毒滞留谷道,上蒸于口,瘀滞于口腔龙路、火路网络分支所致。予针药结合治疗。患者口腔溃疡5年未愈,食欲差,故壮药内服除了清热解毒、润燥止痛,更予一味黄芪托毒生肌,与甘草相伍又可健谷道、补气助纳食。同时嘱患者注意饮食调节,少食辛辣燥热煎炒食物,才能防止复发。

病案十

唐某,男,31岁,初诊日期:2019年6月10日。

主诉:口腔溃疡1个月。

现病史:患者熬夜复习考试后出现口腔溃疡,持续1个月未愈。平时睡眠欠佳、多梦,口气臭秽,口干舌燥,心烦易怒,大便常干结。舌淡红,舌边明显齿印,苔厚白,脉沉细数。

中医诊断:口疮;西医诊断:口腔溃疡。

壮医诊断:坝宁(壮文:Baknengz)。

治疗:壮医针刺　取穴:脐内环穴(心、肝、肾)、血海、三阴交、太冲、足临泣。方法:针脐内环穴用壮医天阴阳针法,留针30分钟,其他穴位进针后直接留针30分钟。每天针1次。

经针刺10天,口腔溃疡完全消失,伴随症状亦消除。

按语:本案患者因熬夜导致口腔溃疡发作。患者长期熬夜,心肝火盛,溃疡难愈,心神难安。采用壮医天阴阳针法针刺脐内环穴,可较好地调气安神,故治疗仅予壮医针刺而获效。

病案十一

戴某,男,36岁,初诊日期:2019年5月1日。

主诉:反复口腔溃疡10余年,再发1周。

现病史:患者10多年以来口腔溃疡反复发作,多次到医院就诊。1周前溃疡再发,局部灼痛。怕冷,寐差,手足心出汗。偶有胃脘部胀闷不适,食欲正常,大便溏烂。舌淡,舌面有芒刺,苔厚腻,脉沉细。

中医诊断:口疮;西医诊断:口腔溃疡。

壮医诊断:坝宁(壮文:Baknengz)。

治疗:壮医针刺、壮医药线点灸联合壮药内服。

1. 壮医针刺　取穴:脐内环八穴、百会、合谷、支沟、内关、神门、足三里、太冲。方法:针脐内环穴用壮医天阴阳针法,留针30分钟,其他穴位进针后直接留针30分钟。日1次,10次为1个疗程。

2. 壮医药线点灸　取穴:梅花穴、脐内环八穴。方法:梅花穴在溃疡处取之,每穴点灸3壮。日1次,10次为1个疗程。

3. 内服黄氏壮医滋阴清火汤加减

处方:

北沙参15g	麦冬15g	玉竹10g	石斛15g
山药15g	百合15g	六神曲10g	生山楂15g
炒谷芽15g	太子参15g	白术15g	黄芪30g
丹参10g	生姜10g	酸枣仁15g	柏子仁20g
五味子10g	生甘草6g	大枣10g	浮小麦30g

10剂,日1剂,水煎分早晚2次温服。

5月10日二诊:口腔溃疡及疼痛均已消失,仍汗多、怕冷。停服壮药,继续针刺7次,巩固疗效。随访3个月未见复发。

按语:本案龙路火路燥热,又兼有明显谷道气虚,故内服以润燥养阴解毒药物与补气健谷道药物同用,大剂量黄芪尚可托毒生肌助溃疡愈合。除了针药合用,本案还应用壮医药线点灸治疗,治疗时将火星直接点在溃疡上,溃疡大者在局部取梅花穴,将溃疡围起来点灸,具有较好的解毒、祛瘀、止痛效果,甚则立竿见影,各种口腔溃疡均可灸之。施灸时患者多仅有灸处灼热感,并无明显疼痛,患者依从性高,临床值得进一步推广应用。

黄瑾明教授认为,口腔溃疡多为毒盛,或热毒,或燥毒,或虚火,可兼谷道气虚、水道阴虚等,临床治疗宜急则治标,缓则治本,多以润燥解毒、祛瘀止痛为主,治疗方法或壮医针刺,或药线点灸,或莲花针拔罐逐瘀,或黄氏壮医滋阴清火汤内服,内服方强调随证加减。同时强调患者要生活作息规律,少食辛辣燥热食物,消除一切致病因素,方是根治之计。

第二节　牙痛

病案

黄某,女,51岁,初诊日期:2019年10月18日。

主诉:反复牙痛4个月余。

现病史:患者4个多月以来牙痛反复发作,自觉胸口闷热及颈部烧灼,上至口腔。咽红。眼部不适,寐差,大便时有秘结,舌黯红,苔薄白,脉沉细。

中医诊断:牙痛。

壮医诊断:嚎尹(壮文:Eujin)。

治疗:壮医莲花针拔罐逐瘀联合壮药内服。

1. **壮医莲花针拔罐逐瘀疗法**　取穴:大椎、扁担、大杼、肺俞、身柱。方法:穴位消毒,用壮医莲花针在穴位叩刺,再用抽气罐拔罐,留罐15分钟。每周2次。

2. **壮药内服**

处方:

玄参15g	麦冬15g	桔梗10g	生甘草6g
木蝴蝶10g	射干10g	牛蒡子15g	茯苓15g
沙参15g	浙贝母10g	杏仁10g	金银花15g
连翘15g	淡竹叶10g	菊花15g	生石膏15g
车前子10g	延胡索15g		

7剂,水煎分2次凉服。

10月26日二诊:诸症大减,继续上述治疗。11月6日回访,已痊愈。

按语:壮医认为,牙痛是由于口腔龙路、火路网络瘀阻不畅或虫蛀损伤引发的临床以口腔、牙周疼痛为特征的一种口腔疾病。多因热毒、燥毒外侵或内生,侵入口腔的龙路、火路网络,阻滞谷道,使气血运行不畅、失于均衡,出现气血偏亢或瘀滞,发为本病。治疗以调气、解毒、祛瘀为原则。调气以疏通谷道、龙路、火路瘀滞;解毒以清除道路邪毒;祛瘀以疏通气血瘀滞。黄瑾明教授多以壮医针灸结合壮药内服治疗。

本案应为热毒蕴积口腔龙路、火路网络所致,治疗取颈肩背部穴位,用壮医莲花针拔罐逐瘀,直接吸拔出瘀热毒邪,从而迅速疏通龙路、火路,恢复气血均衡。其中扁担穴为壮医特定穴,长于通路止痛。齿为骨之余,故取骨会大杼治疗牙痛疗效显著。内服壮药玄参、麦冬、沙参滋阴降火,桔梗、甘草、木蝴蝶、射干、牛蒡子清热利咽。浙贝母《本草正》云:"最降痰气,善开郁结,解热毒。"杏仁降气,金银花、连翘、淡竹叶、菊花、生石膏清热解毒,延胡索活血行气、通路止痛,茯苓、车前子利尿使毒有去路。莲花针、拔罐、服药配合,共奏降火解毒、通路止痛之效。

第三节　失音

病案一

黄某,女,21岁,初诊日期:2011年11月22日。

主诉:声音嘶哑、失音2天。

现病史:患者2天前淋雨受凉后出现声音嘶哑,不能说话,伴咽部不适感,口干引饮,咽部有痰,色黄。大便日行2~3次,舌淡润,苔少,脉滑数。

中医诊断:失音。

壮医诊断:声哈(壮文:Singhep)。

治疗:壮医针刺联合壮药内服。

1. 壮医针刺　取穴:脐内环穴(肺、大小肠、肝、肾),方法:针脐内环穴用壮医天阴阳针法,进针前先嘱患者做腹式吐纳运动,调整呼吸、稳定情绪、消除杂念。然后无痛进针,不提插、不捻转、不运针、不强求酸麻胀针感,针毕医者右手掌心对准患者肚脐(距离15~30cm),做顺时针缓慢旋转运动3~5分钟。整个进针过程患者不要停止吐纳运动,直至进针后3~5分钟,留针30分钟,以脐部出现温暖感,并有冷气从手脚排出为佳。每天1次。

2. 壮药内服　黄氏壮医利咽汤加减

处方:

金耳环5g	三姐妹(三叶香茶菜)10g		蝉蜕15g
桔梗10g	生甘草6g	胖大海10g	桑叶10g
麦冬10g			

5剂,日1剂,水煎服。

11月28日二诊:针刺5次、服药5剂后,声音嘶哑逐渐消除,说话恢复正常。

按语:壮医认为,失音是由于外感或内生毒邪或用语过多致气道损伤或气道功能失调,临床以突然发声困难、声音嘶哑为主要症状的一种病证,多伴咽部不适,是临床常见病、多发病。

咽喉是气道、谷道、水道三道的交汇之处,又布满龙路、火路网络分支,故体内其他道路及相关脏器病变亦可累及气道,一般因风毒、寒毒、燥毒、痰毒等毒邪侵犯并瘀阻肺脏,出现声音嘶哑等症状。治疗当利咽开音、畅通气道。气道通畅、则邪毒易除;外毒侵入气道者,宜调气、解毒;瘀毒明显者兼祛瘀,内伤损及气道者,重在调理气血、补益脏腑道路。黄瑾明教授多采用壮医针灸配合壮药内服治疗。

本案因外感湿邪,湿聚成痰,痰郁化热而致病,治宜调气利咽、清热化痰。壮医针刺独取脐内环穴,调全身气机、畅通气道。内服壮药金耳环祛痰散瘀,三姐妹利湿、化痰、解毒,蝉蜕利咽开音、疏散风热,桔梗宣肺利咽、祛痰排脓,胖大海润肺利咽开音,桑叶清热润燥化痰,麦冬养阴润肺、清肺祛痰,甘草清热祛痰。针药同用,畅通气道、利咽开音、解毒化痰。

病案二

黄某,男,62岁,初诊日期:2009年9月17日。

主诉:声音嘶哑1个月。

现病史：患者 1 个月前出现声音嘶哑，当地医院诊断为左声带麻痹，治疗未见明显效果。左肩周钻痛，大便秘结，舌淡，舌边齿印，苔薄白，脉弦。

中医诊断：失音。

壮医诊断：声哈（壮文：Singhep）。

治疗：壮医针刺联合壮药内服。

1. **壮医针刺** 取穴：脐内环穴（肺、大小肠、脾、肾、心）、天突、合谷、曲池、梁丘、足三里、左肩关穴、外关。方法：针脐内环穴用壮医天阴阳针法，留针 30 分钟，其他穴位进针后直接留针 30 分钟。每天针 1 次，7 次为 1 个疗程。

2. **壮药内服** 黄氏壮医利咽汤加减

处方：

麻黄 4g	杏仁 10g	射干 10g	沙参 10g
胖大海 10g	麦冬 10g	桔梗 10g	生甘草 4g
蝉蜕 20g			

3 剂，日 1 剂水煎服。

9 月 20 日二诊：声音嘶哑略改善，左肩周疼痛未减。针刺同上，上方加黄芪 30g、当归 15g、炮附子（先煎）6g、防风 10g、法半夏 10g、桂枝 10g、秦艽 10g、威灵仙 15g、独活 15g、白术 15g，7 剂。

10 月 10 日随访：声音嘶哑及肩周疼痛均已消除。

按语：本案应为气道寒毒兼龙路火路瘀滞，治宜散寒利咽、调气祛瘀、畅通道路。予针刺脐内环穴调气、通气道，天突利咽喉，合谷、曲池祛风解表，通路开窍；足三里、梁丘调胃肠而通大便，肩关穴为壮医特定穴，可祛风胜湿、通路止痛；外关清泄热邪，疏通道路。壮药内服方中：一诊以宣肺、利咽、通气道为主，麻黄、杏仁宣肺，桔梗、胖大海、蝉蜕、射干、甘草清利咽喉，沙参、麦冬生津利咽。二诊声音嘶哑已有改善，但肩周疼痛未减，乃寒毒痹阻龙路火路故也。加黄芪、白术、当归疏通局部气血，附子、防风、法半夏、桂枝、秦艽、威灵仙、独活散寒除湿，疏通龙路火路而止痹痛。针药结合,气道、龙路通畅,诸症自消。

病案三

张某,女,48岁,初诊日期:2013年3月31日。

主诉:声音嘶哑1个月余。

现病史:患者一个多月前出现声音嘶哑,咽部异物感、喉痒。咳嗽,平时神疲乏力,腿脚酸软,上楼气喘。睡眠不好,早上眼睑重着浮肿,月经不调,经前下腹坠痛。舌体胖,舌淡白,苔薄白,脉沉细。

中医诊断:失音。

壮医诊断:声哈(壮文:Singhep)。

治疗:壮医针刺联合壮药内服。

1. 壮医针刺　取穴:脐内环穴(心、肾、肺、脾、肝)、天突、膻中、足三里、三阴交。方法:针脐内环穴用壮医天阴阳针法,留针30分钟,其他穴位进针后直接留针30分钟。每天1次。

2. 内服黄氏壮医利咽汤合黄氏壮医调气汤加减

处方:

五指毛桃60g	白术30g	陈皮6g	升麻10g
柴胡10g	红参10g	生甘草10g	当归15g
桔梗10g	炒枳壳25g	蝉蜕15g	胖大海10g
桑叶10g	麦冬10g		

5剂,日1剂水煎分2次温服。

4月18日二诊:声音嘶哑好转,但睡眠易醒,余症同前。继续针刺,内服方加夜交藤15g、酸枣仁15g、五味子10g,7剂。

4月25日三诊:声音嘶哑消除,体力增进,余症消失。

按语:本案一派气道气虚征象,治宜利咽开音、调补气血、疏通气道,予针药结合治疗。针刺脐内环穴调气、补虚、通道路,天突利咽通气道,膻中调气安神助睡眠,足三里补谷道以资气血,三阴交调和气血。内服予黄氏利咽汤利咽开音,合黄氏壮医调气汤益气提阳,予大剂量五指毛桃,五指毛桃有"南芪"美称,药性平和,慢补气血,用量宜大。二诊症状好转,但睡眠不佳,故加夜交藤、酸枣仁、五味子养血安神以助眠。黄瑾明教授治疗音哑失音,不管辨为何证,均重视利咽开音。

第四节　目涩

病案一

侯某,男,31岁,初诊日期:2017年7月14日。

主诉:反复眼睛干涩3个月。

现病史:患者3个月以来反复眼睛干涩,早上甚,刺痛难忍。颈部酸胀,平时出汗多。舌淡白,苔薄白,脉沉细。

中医诊断:目涩。

壮医诊断:答涸(壮文:Dahawz)。

治疗:壮医针刺及壮药内服。

1. **壮医针刺**　取穴:脐内环穴(肝、肾、脾、心、肺、大小肠)、三阴交、踝关内三穴、太冲。方法:针脐内环穴用壮医天阴阳针法,即进针前先嘱患者做腹式吐纳运动,调整呼吸、稳定情绪、消除杂念。然后无痛进针,不提插、不捻转、不运针、不强求酸麻胀针感,针毕医者右手掌心对准患者肚脐(距离15～30cm),做顺时针缓慢旋转运动3～5分钟。整个进针过程患者不要停止吐纳运动,直至进针后3～5分钟,留针30分钟,以脐部出现温暖感,并有冷气从手脚排出为佳。其他穴位进针后直接留针30分钟。每天针1次。

2. **壮药内服**　黄氏壮医调气汤加减

处方:

五指毛桃60g	白术30g	陈皮6g	升麻10g
柴胡10g	红参10g	生甘草10g	当归15g

桔梗 10g	炒枳壳 25g	浮小麦 30g	红枣 20g
熟地 15g	石斛 15g	枸杞子 15g	山萸肉 15g
密蒙花 10g	麦冬 15g		

4剂,日1剂,水煎分2次温服。

7月18日二诊:眼睛干涩减轻,最近两天出现口腔溃疡,位于下颌部,2个溃疡点,疼痛难忍。口干甚。针刺同上,改服黄氏壮医滋阴清火汤加减:桑叶10g、沙参10g、麦冬15g、石斛15g、密蒙花10g、谷精草10g、山萸肉10g,枸杞子15g、人中白15g。7剂,日1剂,水煎服。

7月25日三诊:眼睛干涩基本消除,口腔溃疡消失。

按语:壮医认为,目涩是由于用眼过度,气血供应不足,或机体虚弱,道路功能低下,气血化源不足,"勒答"(眼睛)失于濡养;或燥热毒邪阻滞勒答龙路、火路网络分支,使气血瘀滞不畅,临床以眼睛干涩少津、滞涩不爽为主症的一种病症。常伴视物不清、昏暗不明及眼痛、眼痒等症状。相当于西医学之干眼症。老年人和用眼过度者多见。治疗以调气补虚、解毒祛瘀为原则。虚者宜调气血、补虚,毒盛者宜解毒,道路瘀滞者宜调气、祛瘀。黄瑾明教授多采用壮医针灸联合壮药内服治疗。

本案患者平素气血不足。《诸病源候论·目涩候》云:"液竭者目涩。"液者,津液也。谷道、水道或龙路虚损,则气血津液不能正常输布。谷道是形成气血津液的主要场所,水道、龙路是津液输布的主要通道。谷道气虚则津液生成不足,从而勒答失于濡养。故治宜补气养血、调补谷道、龙路。予针刺脐内环穴调气、补虚、通道路,三阴交、太冲调理气血、通调道路,踝关内三穴养阴、调水道。再予黄氏壮医调气汤内服,方中五指毛桃、白术、陈皮、红参、甘草益气健谷道,熟地、当归、红枣、石斛、山萸肉、枸杞子、麦冬补血养阴润燥,升麻、柴胡引津液上输勒答,桔梗载药上行,枳壳调气,密蒙花养肝明目,浮小麦敛汗。二诊气血得补,眼涩缓解,药已中病。苦于口腔溃疡,故以黄氏壮医滋阴清火汤善后。方中桑叶、沙参、麦冬、石斛、山萸肉、枸杞子益阴生津润燥,密蒙花、谷精草养肝明目,人中白清热降火解毒。针药对证,故效果显著。

病案二

周某,女,27岁,初诊日期:2017年4月16日。

主诉:眼睛干涩、疼痛1周。

现病史:患者1周前出现眼睛干涩、疼痛、畏光、流泪。神疲乏力,大便干结。舌红,苔少,脉弦。

中医诊断:目涩。

壮医诊断:答涸(壮文:Dahawz)。

治疗:壮医针刺联合壮药内服。

1. **壮医针刺** 取穴:脐内环穴(心、肝、脾、肺、肾、大小肠)、安眠三穴,太冲。方法:针脐内环穴用壮医天阴阳针法,留针30分钟,其他穴位进针后直接留针30分钟。每天针1次。

2. **壮药内服**

处方:

太子参12g	茯苓10g	熟地15g	石斛15g
麦冬10g	枸杞子15g	肉苁蓉10g	山萸肉10g
白蒺藜10g	菊花15g	决明子15g	柴胡5g
木贼10g	密蒙花10g	谷精草10g	炙甘草6g

7剂,日1剂,水煎分2次温服。

4月25日二诊:治疗1周后,患者症状完全消失。

按语:本案气阴不足致目涩,予针药结合。针刺以脐内环八穴为主,采用壮医天阴阳针法,具有较好的调气、通道路和补虚效果。内服方黄瑾明教授喜用白蒺藜、枸杞子、菊花、决明子、木贼、密蒙花、谷精草以养肝解毒明目。

第五节 耳鸣

病案一

朱某,女,38岁,初诊日期:2014年8月3日。

主诉：右耳耳鸣反复发作 1 个月余。

现病史：患者 1 个多月以来右耳反复出现耳鸣，容易疲劳，夜尿多，手脚冰冷，偶眩晕。舌淡红，苔薄白，脉沉细。

中医诊断：耳鸣。

壮医诊断：惹啊茸（壮文：Rwzokrumz）。

治疗：壮医针刺联合壮药内服。

1. 壮医针刺　取穴：脐内环穴（肾、肝、肺、心）、听会、耳门、中渚、合谷。方法：针脐内环穴用壮医天阴阳针法，进针前先嘱患者做腹式吐纳运动，调整呼吸、稳定情绪、消除杂念。然后无痛进针，进针后不提插、不捻转、不运针、不强求酸麻胀针感，针毕医者右手掌心对准患者肚脐（距离15～30cm），做顺时针缓慢旋转运动 3～5 分钟。整个进针过程患者不要停止吐纳运动，直至进针后 3～5 分钟，留针 30 分钟，以脐部出现温暖感，并有冷气从手脚排出为佳。其他穴位进针后直接留针 30 分钟。每周3 次。

2. 壮药内服　黄氏壮医调气汤加减

处方：

五指毛桃60g	白术 30g	陈皮 6g	升麻 10g
柴胡 10g	红参 10g	生甘草 10g	当归 15g
桔梗 10g	炒枳壳 25g	石菖蒲 10g	蝉蜕 15g
葛根 15g	蔓荆子 15g		

7 剂，日 1 剂，水煎分 2 次温服。

8 月 16 日二诊：针刺 6 次、服药 7 剂后，耳鸣略减，继服治疗。

8 月 24 日三诊：针刺 10 次、服药 14 剂后，耳鸣消失。

按语：壮医认为，耳鸣是由于体虚，耳窍失养，或气血瘀滞耳窍龙路、火路，或毒邪阻滞耳窍导致的，临床以自觉耳内鸣响，如闻蝉声，或如风声，或大或小，妨碍听觉为主症的一种病证。

壮医将耳鸣的病因分为内因和外因两类。内因多因恼怒、惊恐等，引起道路脏腑功能失调,热毒、痰毒、火毒内生,阻滞龙路、火路,向上阻塞耳窍,使耳窍通道不畅或不通,功能失职,发为本病;或先天不足,或大病多病后,或房劳多育,使气血虚甚,道路及脏腑功能低下,气血化源不足,龙路、火路气血失充,气血上达耳窍不足,不能正常濡养耳窍,终致耳窍通道闭塞失养发为耳鸣。外因常为风毒、热毒直接侵袭耳窍或通过三道入侵,再传至两路,沿两路上阻耳窍,壅遏耳部通道而发病;或因突然爆响,震伤耳窍,耳部龙路、火路分支堵塞,气血不通,天地人三部之气不能同步运行而引起。治疗实者以祛瘀、通路为主,虚者以补虚、调气为主,毒盛者当以解毒。若为他病引起,当积极治疗原发疾病。黄瑾明教授临证多用壮医针灸联合壮药内服治疗。

本案当为谷道气虚、耳窍失养所致,治宜补气健谷道、开窍通路,予针药结合治疗。针刺取脐内环穴调气、补虚、通道路,近取耳门、听会通路开耳窍,中渚祛风、通龙路火路,合谷通路开窍、清热止晕。内服以黄氏调气汤重在补气健谷道。方中五指毛桃、白术、陈皮、红参、甘草益气健谷道,当归补血活血,升麻、柴胡引气血上濡耳窍,桔梗载药上行,枳壳调气通路。加石菖蒲化湿聪耳窍,蝉蜕散风开耳窍,葛根升阳濡耳窍,蔓荆子祛风清耳窍。针药同用,调气补虚,通路开窍,三气同步,气血均衡,耳鸣自愈。

病案二

梁某,女,42岁,初诊日期:2009年12月17日。

主诉:双侧耳鸣反复发作2年。

现病史:患者2年以来双侧耳鸣反复发作,反复出现口腔溃疡,手足冰冷,睡眠不好。经常便秘,5~6天解1次。月经量多,白带较多、无异味。舌淡白,苔薄白,脉缓弱。

中医诊断:耳鸣。

壮医诊断:惹啊茸(壮文:Rwzokrumz)。

治疗：壮医针刺。

取穴：脐内环穴（肾、肝、心）、膻中、听会、合谷、中渚、复溜、水泉。方法：针脐内环穴用壮医天阴阳针法，留针 30 分钟，其他穴位进针后直接留针 30 分钟。每周针 3 次，10 次为 1 个疗程。

连续针刺 10 次，耳鸣完全消失。随访 2 年，未见复发。

按语：本案为水道阴阳两虚、耳窍失养而致，治宜调水道、开耳窍，予壮医针刺调气、补虚、通道路、开耳窍，获满意疗效。黄瑾明教授治疗疾病时十分注重调气，认为气调路自通，路通则三气同步，逐渐体会到脐环穴的显著调气作用，又创造性地提出应用壮医天阴阳针法针刺脐环穴，进一步增强其调气作用。因此，黄老针刺疗疾常用脐环穴。复溜、水泉是黄老调水道的常用穴位。

病案三

陆某，男，41 岁，初诊日期：2018 年 12 月 15 日。

主诉：耳鸣反复发作 4 年余。

现病史：患者 4 年多以来耳鸣反复发作。耳鸣呈蝉鸣样，按之鸣声减轻，耳堵不适。面部痤疮，严重盗汗，睡眠欠佳，上半身自觉发热，双脚凉，脚心多汗，性功能减退。舌红，舌体胖有齿痕，苔薄黄，脉沉细。

中医诊断：耳鸣。

壮医诊断：惹啊茸（壮文：Rwzokrumz）。

治疗：壮医针刺联合壮药内服。

1. **壮医针刺**　取穴：脐内环八穴，耳门、听宫、听会、安眠三穴、内关、足三里、三阴交、太溪、行间、太冲。方法：针脐内环穴用壮医天阴阳针法，留针 30 分钟，其他穴位进针后直接留针 30 分钟。每日 1 次。

2. **壮药内服**　黄氏壮医调气汤加减

处方：

| 黄芪 60g | 白术 30g | 陈皮 6g | 升麻 6g |

柴胡 10g	红参 10g	生甘草 6g	当归 15g
桔梗 10g	炒枳壳 25g	蔓荆子 15g	石菖蒲 10g
蝉蜕 15g	赤芍 15g	葛根 15g	玄参 15g
麦冬 15g	杜仲 15g	牛膝 15g	

7剂,日1剂,水煎分2次温服。

12月22日二诊:针刺5次、服药7剂后,耳鸣及耳堵明显好转,盗汗及脚心出汗减少,晨起偶有淡黄色痰,睡眠改善。继续针刺7次,内服方去当归、桔梗、炒枳壳,加柏子仁20g、酸枣仁15g、五味子30g、牡蛎15g、浮小麦30g、大枣10g,7剂。

2019年1月19日三诊:耳鸣、耳堵、盗汗及脚心出汗大减,性功能稍好转,偶腰酸。继续针刺7次,内服二诊方加鹿角胶10g、补骨脂10、骨碎补10g、煅龙骨15g,7剂。

2019年2月2日四诊:针刺19次、服药21剂后,耳鸣、耳堵感已不明显,无盗汗、脚心出汗,性功能明显好转,睡眠佳,二便正常,饮食可。继续针刺7次、内服三诊方7剂以巩固疗效。

按语:无虚不作鸣,耳鸣虚者十有八九。本案患者气阴不足,予针药结合治疗。针刺取脐内环八穴调气补虚、通调道路,耳门、听宫、听会为患部取穴,活血通耳窍;安眠三穴、内关助睡眠,足三里、三阴交、太冲调谷道气血,太溪、行间益肾调肝,通调道路。内服以黄氏壮医调气汤补气升阳、聪耳开窍。加蝉蜕、石菖蒲、葛根、蔓荆子通利耳窍,玄参、麦冬滋阴泻火,杜仲、牛膝滋养水道,柏子仁、酸枣仁、五味子、煅龙骨、牡蛎、浮小麦、大枣安神助眠。又加鹿角胶、骨碎补、补骨脂补肾,增强性功能,并能聪耳窍,《灵枢·脉度》云:"肾气通于耳。"

病案四

莫某,男,26岁,初诊日期:2019年10月19日。

主诉:反复出现左耳耳鸣2年余。

现病史：患者 2 年前熬夜后出现左耳耳鸣，鸣声大如蛙叫，按之不减。医院检查提示：右小脑下前动脉在面神经及听神经处穿行，关系密切。未做处理。现耳鸣呈持续性，如蝉鸣，嘈杂环境及夜间较明显，劳累后加重。易疲惫，易出汗，明显怕冷，偶有胸闷气短，大便干硬，蹲久后有肛门出血，小便次数多，睡眠可。舌淡白，苔薄白，脉沉细。

中医诊断：耳鸣。

壮医诊断：惹啊茸（壮文：Rwzokrumz）。

治疗：壮医针刺、壮药内服联合壮医食疗。

1. **壮医针刺**　取穴：脐内环八穴、耳门、听宫、听会、安眠三穴、内关、足三里、三阴交、太溪、行间、太冲。方法：针脐内环穴用壮医天阴阳针法，留针 30 分钟，其他穴位进针后直接留针 30 分钟，每日针 1 次。

2. **壮药内服**　黄氏壮医调气汤加减

处方：

黄芪 30g	陈皮 6g	升麻 10g	柴胡 10g
红参 10g	生甘草 10g	当归 15g	桔梗 10g
炒枳壳 25g	赤芍 10g	蝉蜕 15g	石菖蒲 10g
白芷 15g	蔓荆子 10g	葛根 10g	

7 剂，日 1 剂，水煎分 2 次温服。

3. **壮医食疗**　黄氏壮医补谷健胃汤加减

处方：

党参 15g	白术 10g	茯苓 20g	陈皮 6g
猪排骨 500g			

7 剂，隔日 1 剂。加水适量，武火煮沸后改文火慢炖 3 小时，去浮油，入盐少许调味，佐餐饮汤。

10 月 26 日二诊：针刺 5 次、服药 7 剂后，耳鸣缓解，疲惫减轻，出汗仍较多，阴囊易潮湿，大便干硬。继续针刺 7 次，内服方加细辛 3g、黄柏 15g、车前子 10g，7 剂。

11月2日三诊：针刺12次、服药14剂后，耳鸣明显好转，疲惫感好转，出汗减少，二便正常。继予针刺7次，内服二诊方7剂，巩固疗效。

按语：本案当为水道、谷道阳气虚损所致。黄瑾明教授认为，凡劳累耳鸣加重者，多责于水道肾虚；凡生气耳鸣加重者，多责于谷道肝胆气乱。谷道虚损，脏腑及道路功能低下，气血化源不足，龙路、火路气血失充，气血不能上荣耳窍；水道虚损，肾气不和，不能通达耳窍，发为耳鸣。治宜温水补阳、益气补谷道、开窍通路，内服黄氏壮医调气汤重在益气补谷道、升清聪耳，此为治本。加蝉蜕、石菖蒲、蔓荆子、葛根、白芷、细辛通窍治耳鸣。又以黄氏壮医补谷健胃汤作食疗，配血肉有情之猪排骨炖汤服，对健运谷道大有裨益。针、药、食并举，使气血健旺上荣耳窍，道路畅通，三气同步，气血均衡，耳鸣自除。

病案五

李某，男，60岁，初诊日期：2019年11月15日。

主诉：双耳鸣反复20年余。

现病史：患者20多年来一直有耳鸣，近几年加重，伴头晕乏力，畏寒，膝部、肩关节疼痛。腹胀，食后更甚。口干引饮，夜寐差，夜尿3～4次，矢气多，肠鸣，大便溏烂。舌绛红，苔薄，脉滑。

中医诊断：耳鸣。

壮医诊断：惹啊茸（壮文：Rwzokrumz）。

治疗：壮医针刺、壮医药线点灸联合壮药内服。

1. **壮医针刺**　取穴：脐内环穴（肝、肾）、听会、中渚、复溜。方法：针脐内环穴用壮医天阴阳针法，留针30分钟，其他穴位进针后直接留针30分钟。

2. **壮医药线点灸**　取穴：耳环穴、合谷、血海、足三里、三阴交、太冲。方法：每穴点灸3壮。

3. 壮药内服

处方：

太子参15g	党参15g	茯苓15g	白术10g
生甘草6g	陈皮10g	法半夏10g	厚朴10g
郁金15g	大腹皮10g	麦芽15g	山楂15g
神曲10g	蝉蜕15g	石菖蒲10g	赤芍10g
葛根15g	蔓荆子15g		

7剂，日1剂，水煎分2次温服。

11月24日二诊：耳鸣减轻，睡眠、精神好转，仍有头晕、腹胀。继服上方5剂，针灸1次。

12月1日三诊：耳鸣明显缓解，已不影响睡眠，精神佳，头晕、腹胀好转，大便成形。继续针灸1次、服药5剂以巩固疗效。

按语：本案耳鸣除了针药同用，还运用壮医药线点灸，该法以温通道路见著，取耳环穴，环绕耳根旁开0.5寸灸一圈，有较好的通调龙路火路、开窍聪耳作用，多用于治疗各种耳疾。黄瑾明教授治疗耳鸣喜用蝉蜕，剂量宜大，一般用15g。蝉者鸣也，此乃援物比类，为治疗耳鸣之专用药。

病案六

吴某，女，32岁，初诊日期：2019年10月23日。

主诉：左耳耳鸣3天。

现病史：患者3天前劳累后出现左耳耳鸣，伴听力稍下降，声音低沉，环境嘈杂时耳鸣加重。乏力，平素畏寒，纳差，寐欠佳，大便溏烂。舌淡，苔薄白，脉细。

中医诊断：耳鸣。

壮医诊断：惹啊茸（壮文：Rwzokrumz）。

治疗：壮医针刺、药线点灸联合壮药内服。

1. **壮医针刺** 取穴：脐内环穴（肝、肾）、中渚、复溜。方法：针脐内环穴用壮医天阴阳针法,留针 30 分钟,其他穴位进针后直接留针 30 分钟。每日针 1 次。

2. 壮医药线点灸　取穴:耳环穴、耳尖、发旋、角孙、肾俞。方法:每穴点灸 3 壮。每日点灸 1 次。

3. 壮药内服

处方:

黄芪 60g	党参 20g	白术 15g	茯苓 18g
白芍 20g	山萸肉 15g	升麻 10g	川芎 20g
磁石 40g			

7 剂,日 1 剂,水煎分 2 次温服。

11 月 1 日二诊:针灸 5 次、服药 7 剂后,耳鸣明显减轻,乏力较前好转。继续服用原方 7 剂,巩固疗效。

按语:本案针、灸、药三结合治疗,壮医药线点灸以患处取穴为主,点灸耳环穴、耳尖,可较好地疏通耳部龙路、火路网络分支;发旋穴是壮医特定穴,在头顶发旋处取之,具有开脑窍、安神、通调龙路、火路等作用,头面部诸疾均可应用;角孙位于耳尖正上方,具有活血祛风,通龙路、火路的作用;肾俞具有补肾壮阳,益精聪耳,通谷道、水道、龙路、火路的作用。内服方配伍大剂量磁石,意在聪耳明目、镇惊安神,对于水道阳虚之耳鸣耳聋常配伍应用。

病案七

朱某,女,38 岁,初诊日期:2014 年 8 月 3 日。

主诉:右侧耳鸣 30 天。

病史:患者 30 天前出现右侧耳鸣,安静时更甚。眩晕,尿频,饮水即要小便。舌淡,苔薄白,脉沉细。

中医诊断:耳鸣。

壮医诊断:惹啊茸(壮文:Rwzokrumz)。

治疗:壮医针刺联合壮药内服。

1. 壮医针刺　取穴:脐内环八穴、耳门、听会、右耳环穴、中渚、合谷、足三里、三阴交、复溜。方法:针脐内环穴用壮医天阴阳针法,留针 30 分钟,其他穴位进针后直接留针 30 分钟。每天针 1 次,7 次为 1 个疗程。

2. 壮药内服　黄氏壮医调气汤加减

处方:

黄芪 60g	白术 30g	陈皮 6g	紫苏梗 10g
香附 10g	红参 10g	生甘草 10g	当归 15g
桔梗 10g	炒枳壳 25g	蝉蜕 15g	石菖蒲 10g
蔓荆子 15g	葛根 10g	赤芍 15g	

7 剂,日 1 剂,水煎服。

8 月 16 日二诊:耳鸣减轻。继上法治疗 1 周。

8 月 24 日三诊:耳鸣消失,继续治疗 1 周以巩固疗效。

按语:黄瑾明教授常言:眩晕不离痰,耳鸣责于虚。本案耳鸣伴眩晕、尿频,当为水道、谷道虚损,常规予壮医针刺结合壮药内服治疗。针刺耳环穴应向耳朵方向斜刺 0.3～0.8 寸,耳门、听会需嘱患者张口,直刺 0.5～1 寸。内服方中紫苏梗化痰,香附理气,与石菖蒲相伍增强祛痰通窍之功;蝉蜕、蔓荆子祛风开窍,葛根升阳濡窍,赤芍散瘀通路。

第六节　耳聋

病案一

李某,男,77 岁,初诊日期:2017 年 9 月 7 日。

主诉:右侧耳聋 5 年。

现病史:患者 5 年前出现右侧耳聋,平时乏力明显,常有头晕、胸闷、气短,不想睁眼。舌淡红,苔薄白,脉滑。

中医诊断:耳聋。

壮医诊断:惹努(Rwznuk)。

治疗:壮医针刺联合壮药内服。

1. 壮医针刺　取穴:脐内环穴(肾、心、脾、肝、肺)、听会、耳门、中渚、合谷、足三里、三阴交。方法:针脐内环穴用壮医天阴阳针法,进针前先嘱患者做腹式吐纳运动,调整呼吸、稳定情绪、消除杂念。然后无痛进针,不提插、不捻转、不运针、不强求酸麻胀针感,针毕医者右手掌心对准患者肚脐(距离15~30cm),做顺时针缓慢旋转运动3~5分钟。整个进针过程患者不要停止吐纳运动,直至进针后3~5分钟,留针30分钟,以脐部出现温暖感,并有冷气从手脚排出为佳。其他穴位进针后直接留针30分钟。每天1次。

2. 壮药内服　黄氏壮医调气汤加减

处方:

黄芪30g	白术15g	陈皮6g	升麻6g
柴胡6g	红参10g	炙甘草6g	当归15g
桔梗10g	炒枳壳25g	葛根15g	蔓荆子15g
蝉蜕15g	石菖蒲10g	鹿角霜20g	

7剂,日1剂,水煎分2次温服。

9月14日二诊:耳聋未见改善,余症同前。继续治疗1周,内服方去鹿角霜加鹿角胶12g。

9月21日三诊:诸症同前,大便不成形。针刺同上,内服方改为:

党参20g	茯苓15g	白术10g	扁豆15g
陈皮6g	山药15g	生甘草6g	莲子15g
砂仁6g	薏苡仁30g	桔梗10g	红枣15g
蔓荆子15g	麦芽15g	山楂15g	神曲10g

7剂,日1剂,水煎服。

9月29日四诊:听力稍有恢复。无头晕。继续治疗15天。

12月4日随访:经上述治疗后,右耳听力逐渐恢复,余症缓解。

按语：壮医认为，耳聋多由毒邪瘀滞耳窍龙路、火路网络，或机体虚弱，道路功能不足，耳窍失养导致的不同程度的听力减退或消失的一种病证。是临床常见、多发疾病。常伴耳鸣或单独出现，以听力减退或听觉缺失为主症，与谷道和水道关系最密切。

耳聋病因复杂，有内因和外因之分。外因常为风毒、热毒直接侵袭耳窍或通过三道两路入侵，沿两路上阻耳窍，壅遏耳部通道而发病；或因突然爆响，震伤耳窍，耳部龙路、火路网络分支堵塞，气血不通，天、地、人三部之气不能同步协调运行而引起。内因多因恼怒、惊恐等引起道路脏腑功能失调，热毒、火毒内生阻滞于龙路、火路，向上阻塞耳窍，使耳部通道不畅或不通，功能失职，发而为病；或因机体素虚，或先天不足，或大病、多病之后，或劳房多育，使气血虚甚，道路及脏腑功能低下，气血化生不足，龙路、火路气血失充，气血不能上达、濡养耳窍，终致耳窍道路闭塞失养，发为耳聋。治疗实者以祛瘀、解毒、调气为主，虚者以补虚、调气为主。若因耵聍、异物、脓耳等其他疾病所致耳聋，当以治疗原发疾病为主。黄瑾明教授多采用壮医针灸配合壮药内服治疗。

本案当为谷道气虚，耳窍失养所致。《脾胃论》云："脾胃虚则九窍不通。"治宜补气健谷道、调气通窍。予针刺脐内环穴调气、补虚、通道路，局部取听会、耳门，配中渚、合谷通路开窍，足三里健运谷道、扶正培元，三阴交调肝、和胃、益肾。内服黄氏调气汤补气调气，方中黄芪、红参、白术、陈皮、炙甘草、当归大补谷道气血，升麻、柴胡助气血上濡耳窍，桔梗载药上行直达病所，炒枳壳调气、除烦、通道路，葛根、蔓荆子、蝉蜕、石菖蒲通耳窍，鹿角霜、鹿角胶温阳气。三诊以参苓白术散加味重在调养谷道、渗湿止泻。加红枣、麦芽、山楂、神曲增强谷道胃纳功能，蔓荆子清利头目，其性轻浮上行，与桔梗均用为带药，引药直达天部耳窍。

病案二

覃某，男，43 岁，初诊日期：2018 年 10 月 8 日。

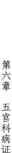

主诉:右侧耳聋1年余。

现病史:患者1年多以来出现右耳听力下降,伴耳鸣,外院诊为感音神经性耳聋。经中药、营养神经等治疗,耳鸣稍减,但听力未恢复。因朋友介绍来诊,刻诊:右侧耳聋,稍有耳鸣,入睡困难,舌黯淡,苔薄白,脉弦细。

中医诊断:耳聋。

壮医诊断:惹努(Rwznuk)。

治疗:壮医针刺。

取穴:脐内环八穴、耳环穴、太溪。方法:针脐内环穴用壮医天阴阳针法,留针30分钟,其他穴位进针后直接留针30分钟。每周针2~3次。

针刺1次后,患者自觉戴助听器的声音音量明显增大,同时耳鸣声也伴随增大。针刺5次后不戴助听器也能听到较大声音,耳鸣声逐渐减少。经过20余次治疗,患者听力恢复至发病前的一半左右,已能正常生活。未继续治疗,随访半年,听力稳定。

按语:本案应为水道阳虚致耳聋,仅予壮医针刺而获效。首取脐内环八穴,运用壮医天阴阳针法,重在调气、补虚、温通道路,以调气通路见长;耳环穴为黄瑾明教授治疗耳疾的常用穴位,针灸可直接疏通患耳的龙路火路网络、调畅气血,多取患侧,常在耳前、后、上、下各进1针,进针到位后可有一种酸胀或胀痛感直入耳膜,为效佳,此为耳部龙路、火路疏通之佳象。脐环与耳环两穴配伍,一通一补,相得益彰。太溪补肾益气、通龙路火路、增强水道功能。三穴合用,穴简效雄。

附录一　国医大师黄瑾明常用壮医特定穴位图解

国医大师黄瑾明壮医针灸所使用的腧穴可归纳为壮医特定穴、十四经穴、奇穴、阿是穴4类。壮医特定穴是指壮医针灸学上专门使用的腧穴,是壮医针灸最常使用的穴位,如"花"穴(梅花穴、莲花穴、葵花穴等)、"环"穴(脐环穴、旋环穴、耳环穴、肩胛环穴、骶鞍环穴、肛环穴等)、"关"穴(肩关穴、肘关穴、腕关穴、髋关穴、膝关穴、踝关穴)、长子穴等,既有固定的名称,大多又有明确的位置,但其名称和位置均有别于中医的穴位,不属于中医针灸经穴系统,且以壮医的三道两路等理论为取穴用穴指导思想,极具壮民族特色,临床应用范围广泛,不仅常用于治疗肿块、皮损性疾病,亦可用于痛证及一些脏腑疾病的治疗。

壮医临床上根据具体病证的需要,还常常配伍中医针灸的十四经穴、奇穴和阿是穴(参看黄瑾明、宋宁、黄凯、苏曲之主编的《壮医针灸学》)。限于篇幅,本书仅介绍国医大师黄瑾明医案中用到的壮医针灸特定穴位。

一、天部特定穴位(头面部)

1. 发旋穴

【位置】在天部,头顶处。

【取法】头顶头发旋窝处是穴。如有两个或多个旋窝者,分别取之(如图附1-1)。

【作用】醒巧坞(大脑),开脑窍,安神,止痛,引热下行。通调龙路、火路。

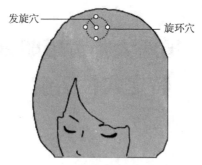

发旋穴 —— 旋环穴

图附 1-1

【主治】中风、伤暑、头痛、眩晕以及霍乱、急惊风、小儿夜啼等头面部疾病。

【操作】斜刺0.3～0.8寸；可灸，每天点灸1～2次，每次点灸1～3壮。

2. 旋环穴

【位置】在天部，头顶处。

【取法】以发旋（发旋穴）为中心旁开1寸作一圆环，环线上均是穴位。一般前后左右各取一穴，称之旋环四穴（如图附1-1）。

【作用】醒巧坞（大脑），开脑窍，安神，止痛。通调龙路、火路。

【主治】中风、伤暑、霍乱、头痛、眩晕以及急惊风、小儿夜啼等头面部疾病。主治与发旋穴相同，用之配合发旋穴以协同加强疗效。

【操作】向发旋方向斜刺0.3～0.8寸；可灸，每天点灸1～2次，每次点灸1～3壮。

3. 安眠三穴

【位置】在天部，眉毛内侧端。

【取法】沿眉毛内侧端边缘上、中、下各取一穴，共3穴（如图附1-2）。

【作用】安神，助眠，调理巧坞（大脑）。通调龙路、火路。

【主治】失眠。

【操作】斜刺0.3～0.5寸；可灸，每天点灸1～2次，每次点灸1～3壮；可莲花针叩刺，宜轻叩。

4. 眉弓三穴

【位置】在天部,眉上端。

【取法】于眉头、眉腰、眉尾上端边缘各取一穴,共 3 穴,称眉弓三穴,简称眉弓穴(如图附 1-3)。

【作用】清热解毒,醒巧坞(大脑),明目,止痛。通调龙路、火路。

【主治】红眼病等各种眼病和头面部疾病。

【操作】斜刺 0.3～0.5 寸;可灸,每天点灸 1～2 次,每次点灸 1～3 壮。

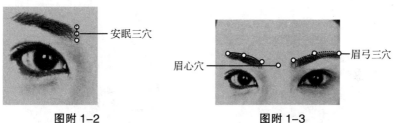

图附 1-2　　　　　　　　　　图附 1-3

5. 眉心穴

【位置】在天部,额部。

【取法】内侧两眉头连线中点处,相当于印堂穴(如图附 1-3)。

【作用】清热解毒,醒巧坞(大脑),明目,止痛。通调龙路、火路。

【主治】感冒、中暑、中风、红眼病、急惊风、慢惊风以及鼻腔和头面部各种疾病。

【操作】斜刺 0.3～0.5 寸;可莲花针叩刺,宜轻叩;可灸,每天点灸 1～2 次,每次点灸 1～3 壮。

6. 耳尖穴

【位置】在天部,耳朵上端耳尖处。

【取法】正坐。折耳向前,位于两耳的耳尖处(如图附 1-4)。

【作用】清热解毒,消肿止痛,通窍明目。通调龙路、火路。

【主治】目赤肿痛、红眼病、耳痛、偏头痛等。

【操作】点刺放血;可灸,每天点灸 1～2 次,每次点灸 1～3 壮。

7. 耳环穴

【位置】在天部，耳周。

【取法】环绕耳根旁开0.5寸作一圆环，环线上均是穴位。一般于环线上等距离各取一穴，共10穴（如图附1-5）。

【作用】消肿，止痛。通调龙路、火路。

【主治】痄腮以及各种耳部疾病。

【操作】向耳朵方向斜刺0.3~0.8寸；可灸，每天点灸1~2次，每次点灸1~3壮。

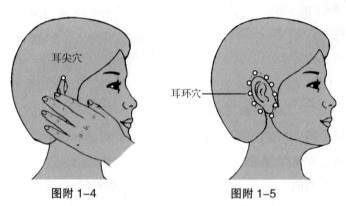

图附1-4　　　　　　　图附1-5

8. 下迎香穴

【位置】在天部，面部鼻翼处下方。

【取法】位于迎香穴与巨髎穴连线的中点处（如图附1-6）。

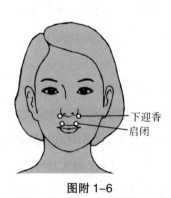

图附1-6

【作用】通利鼻窍。宣通气道。

【主治】过敏性鼻炎等各种鼻腔及口腔疾病。

【操作】直刺或斜刺 0.3～0.5 寸；可灸，每天点灸 1～2 次，每次点灸 1～3 壮。

9. 启闭穴

【位置】在天部，上唇处。

【取法】位于鼻孔外缘直下与唇边的连线、鼻孔外缘与口角的连线及唇边线组成的三角形中心处（如图附 1-6）。

【作用】通利口窍。通调谷道、水道、气道、龙路、火路。

【主治】牙关紧闭等。用于急救。

【操作】直刺 0.3～0.5 寸；可灸，连续反复点灸，直至患者苏醒，牙关紧闭消除。

二、项、背、腰、脊部特定穴位

1. 背廊穴

龙脊穴、近夹脊穴、远夹脊穴，统称背廊穴（如图附 1-7）。背廊穴通调三道两路，主治病证广泛。

（1）龙脊穴

【位置】分属天部、人部、地部，在背部脊柱上。

【取法】从颈椎至尾椎，每个椎骨棘突下凹陷中为一穴。颈龙脊 7 穴，胸龙脊 12 穴，腰龙脊 5 穴，骶龙脊 5 穴（如图附 1-7）。

【作用】通调谷道、水道、气道、龙路、火路。

【主治】诸病通治。

【操作】直刺 0.5～1 寸；可莲花针叩刺，宜轻叩；可灸，每天点灸 1～2 次，每次点灸 1～3 壮。

（2）夹脊穴

【位置】分属天部、人部、地部，在背部脊柱两旁。

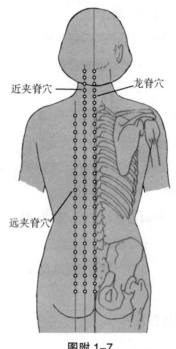

近夹脊穴　　　　龙脊穴

远夹脊穴

图附 1-7

【取法】分近夹脊穴和远夹脊穴两类穴位群。背部脊柱旁开 1.5 寸（后正中线旁开 1.5 寸）为近夹脊穴，左右各一行，每个椎骨棘突下凹陷旁为一穴，颈近夹脊 7 穴，胸近夹脊 12 穴，腰近夹脊 5 穴，骶近夹脊 5 穴。从胸椎至骶椎，平肩胛骨内缘竖线（后正中线旁开 3 寸）上的穴位为远夹脊穴，胸远夹脊 12 穴，腰远夹脊 5 穴，骶远夹脊 5 穴（如图附 1-7）。

【作用】通调谷道、水道、气道、龙路、火路。

【主治】诸病通治。

【操作】向脊柱斜刺 0.5～0.8 寸；可莲花针叩刺；可灸，每天点灸 1～2 次，每次点灸 1～3 壮。

2.扁担穴

【位置】在天部，肩部。

【取法】颈根（胸锁乳突肌后缘与斜方肌前缘交点处）至肩峰连线上，一般取两端及中点共 3 个穴位，又称扁担三穴（如图附 1-8）。

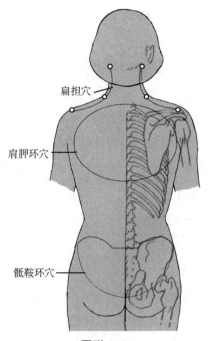

图附 1-8

【作用】通路散结,止痛。通调龙路、火路。

【主治】肩凝症等肩部疾病。

【操作】直刺0.5～0.8寸;可莲花针叩刺;可灸,每天点灸1～2次,每次点灸1～3壮。

3. 肩胛环穴

【位置】在天部,背部。

【取法】沿两肩胛骨外缘包括两肩胛骨在内作椭圆环,环线上均是穴位(如图附1-8)。

【作用】通路散结,止痛。通调龙路、火路。

【主治】上肢及胸背部诸疾病通治,如上肢麻痹、肩胛疼痛、肺部诸疾等。

【操作】直刺或向肩胛骨斜刺0.5～0.8寸;可莲花针叩刺;可灸,每天点灸1～2次,每次点灸1～3壮。

4.骶鞍环穴

【位置】在地部,骶部。

【取法】在骶骨部沿骶骨外缘作横鞍状环,环线上均是穴位(如图附1-8)。

【作用】通路散结,止痛。通调龙路、火路。

【主治】下肢麻痹、腰腿痛以及骶部诸疾。

【操作】直刺或向骶骨斜刺0.5~1.5寸;可莲花针叩刺;可灸,每天点灸1~2次,每次点灸1~3壮。

三、颈、胸、腹部特定穴位

1.喉侧穴

【位置】在天部,喉结处。

【取法】位于喉结高骨两侧,左右各1穴(如图附1-9)。

【作用】消肿散结,止咳平喘,通路止痛。通调谷道、水道、气道、龙路、火路。

【主治】咽喉肿痛、哮喘、百日咳、甲状腺疾病。

【操作】直刺0.3~0.5寸;可灸,每天点灸1~2次,每次点灸1~3壮。

2.脐行穴

【位置】分属天部、人部、地部,在胸腹部。

【取法】位于胸腹正中线上,胸骨柄上缘(天突穴)至耻骨联合上缘(曲骨穴),共20穴。分上脐行穴和下脐行穴两类穴位群。胸段从胸骨柄上缘至肚脐,即从天突穴至神阙穴,等距离分为10穴,称上脐行穴,也称胸脐行穴;腹段从肚脐至耻骨联合上缘,即从神阙穴至曲骨穴,等距离分为10穴,称下脐行穴,也称腹脐行穴(如图附1-9)。

【作用】通路止痛,调理气血,宽胸理腹,健运谷道。通调谷道、水道、气道、龙路、火路。

【主治】胸脐行穴主治呕吐、胸痛等;腹脐行穴主治腹痛、泄泻、霍乱、疝气、痛经、不孕症、男性不育症、性功能减退等。

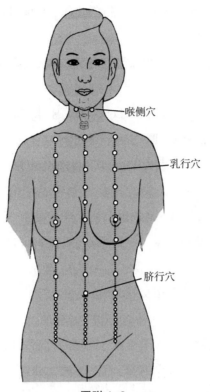

喉侧穴

乳行穴

脐行穴

图附 1-9

【操作】胸脐行穴平刺 0.3～0.5 寸；可莲花针叩刺；可灸，每天点灸 1～2 次，每次点灸 1～3 壮。腹脐行穴直刺 0.5～1.5 寸；可莲花针叩刺；可灸，每天点灸 1～2 次，每次点灸 1～3 壮。脐中不针，不叩刺，可灸，每天点灸 1～2 次，每次点灸 1～3 壮。

3. 乳行穴

【位置】分属天部、人部、地部，在胸腹部。

【取法】脐行线旁开 4 寸，过乳头，左右各一线。分上乳行穴和下乳行穴两类穴位群。上平胸骨柄上缘（天突穴），下平耻骨联合上缘（曲骨穴），共 20 穴。胸段从胸骨柄上缘水平至肚脐水平，等距离分为 10 穴，称上乳行穴，也称胸乳行穴；腹段从肚脐水平至耻骨联合上缘水平，等距离分为 10 穴，称下乳行穴，也称腹乳行穴（如图附 1-9）。

附录一　国医大师黄瑾明常用壮医特定穴位图解

【作用】宽胸散结，降逆止呕，行气止痛、理腹消胀。通调谷道、水道、气道、龙路、火路。

【主治】上乳行穴主治呕吐、乳房疼痛、胸胁疼痛；下乳行穴主治腹痛、腹胀、月经不调等。

【操作】上乳行穴斜刺或平刺0.3～0.8寸；可莲花针叩刺；可灸，每天点灸1～2次，每次点灸1～3壮。下乳行穴直刺或斜刺0.5～1.5寸；可莲花针叩刺；可灸，每天点灸1～2次，每次点灸1～3壮。

4. 脐环穴

脐环穴包括脐内环穴、脐外环穴两大类穴位群，统称脐环穴。脐环穴通调三道两路，调气作用尤佳，主治病证广泛，各科常见疾病均可用之。

（1）脐内环穴

【位置】在人部与地部相交处，脐上。

【取法】

以脐窝的外侧缘旁开0.5寸作一圆环，称脐内环，环线上均是穴位，统称脐内环穴，临床习惯取8个穴位，若以钟表位，把脐内环当作一钟表，以脐中央（神阙穴）为钟表表盘的中心，分别在12点、1点半、3点、4点半、6点、7点半、9点、10点半等八个点上取穴，习称脐内环八穴（如图附1-10）。

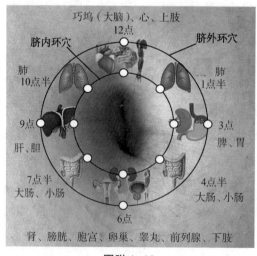

图附1-10

【作用】上穴(12点)属心,下穴(6点)属肾,右穴(9点)属肝、胆,左穴(3点)属脾、胃,左上穴(1点半)属肺,右上穴(10点半)属肺,左下穴(4点半)属大肠、小肠,右下穴(7点半)属大肠、小肠。脐内环穴通调谷道、水道、气道、龙路、火路。

【主治】诸病通治。失眠、腹痛、泄泻、痛经、子宫肌瘤、卵巢囊肿、乳腺增生、不孕症、男性不育症、性功能减退等。

【操作】取仰卧位,针刺前须严格消毒脐部,对脐窝较深及污垢较多者,宜先清理污垢,再行消毒。针刺脐内环穴时宜采用1寸针灸针,以脐中央为中心,向外呈10°放射状平刺,进针深度约0.8寸,注意进针深度不宜过深,以免刺伤腹内脏器,出现针刺意外。进针后直接留针30分钟,禁提插捻转等行针手法。脐环穴均可施灸,每穴每天可点灸1～2次,每次点灸1～3壮。

(2)脐外环穴

【位置】在人部与地部相交处,脐外周部。

【取法】

以脐窝的外侧缘旁开1.5寸作一圆环,环线上均是穴位,统称脐外环穴,一般取上下左右即12点、3点、6点、9点共4个穴位,壮医习称脐外环四穴、脐周四穴(如图附1-10)。

【作用】上穴(12点)属心,下穴(6点)属肾,右穴(9点)属肝、胆,左穴(3点)属脾、胃。温三道两路,散寒止痛,通调谷道、水道、气道、龙路、火路。

【主治】腹痛、泄泻、痛经、不孕症、性功能减退等。

【操作】直刺0.5～1寸;可莲花针叩刺;可灸,每天点灸1～2次,每次点灸1～3壮。

5.下关元穴

【位置】在地部,下腹部。

【取法】于脐下3.5寸,即关元穴下0.5寸处取之(如图附1-11)。

【作用】温肾益精,补气回阳,调理冲任,强壮补益。通调谷道、水道、气道、龙路、火路。

【主治】阳痿、早泄、遗精、遗尿、泄泻、崩漏、月经不调、不孕、夹色伤寒、阴挺、虚劳冷惫、羸瘦无力、咳嗽、气喘、眩晕、痛经等。

【操作】直刺0.5~1.5寸;可莲花针叩刺;可灸,每天点灸1~2次,每次点灸1~3壮。

6.止吐穴

【位置】在天部,胸部。

【取法】于鸠尾和膻中连线的中点处取之(如图附1-12)。

【作用】宽胸利气,降逆止吐。通调谷道、气道。

【主治】呕吐、胸痛、胸闷等。

【操作】平刺0.3~0.5寸;可莲花针叩刺;可灸,每天点灸1次或数次,每次点灸1~3壮。

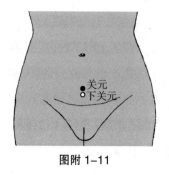

图附1-11

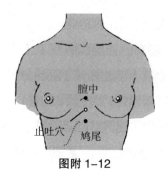

图附1-12

7.膀胱三穴

【位置】在地部,下腹部。

【取法】于因尿潴留等而隆起的膀胱上缘取之,左、中、右各一穴,共3穴,习称膀胱三穴(如图附1-13)。

【作用】通利小便。通调水道。

【主治】癃闭。

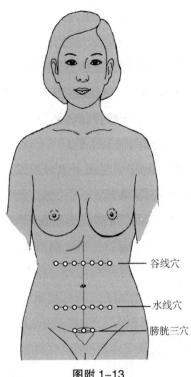

谷线穴

水线穴

膀胱三穴

图附 1-13

【操作】直刺 0.3～0.8 寸；可莲花针叩刺；可灸，每天点灸 1～2 次，每次点灸 1～3 壮。

8. 谷线穴

【位置】在人部，在上腹部。

【取法】在剑突尖端与脐窝中点（神阙穴）连线的中点处，作一条与腹部正中线垂直的连线，两端距前正中线 4 寸，此横线上均是穴位，称谷线穴。一般将此线平分 6 等份，每两等份之间取一穴，两端各取一穴，共 7 穴（如图附 1-13）。

【作用】和胃止痛，健脾止泻。通调谷道。

【主治】胃脘痛、泄泻、呕吐。

【操作】直刺 0.5～1.5 寸；可莲花针叩刺；可灸，每天点灸 1～2 次，每次点灸 1～3 壮。

9. 水线穴

【位置】在地部，下腹部。

【取法】在脐窝中点（神阙穴）与耻骨联合上缘（曲骨穴）连线的中点处，作一条与腹部正中线垂直的连线，与谷线穴平行，两端距前正中线 4 寸，此横线上均是穴位，称为水线穴。一般将此线平分 6 等份，每两等份之间取一穴，两端各取一穴，共 7 穴（如图附 1-13）。

【作用】通利小便，利水渗湿。通调水道。

【主治】闭尿、小儿遗尿、尿失禁等。

【操作】直刺 0.5～1.5 寸；可莲花针叩刺；可灸，每天点灸 1～2 次，每次点灸 1～3 壮。

四、上肢部特定穴位

1. 食背穴

【位置】在天部，手掌背部。

【取法】于食指背侧掌指关节中点处取之（如图附 1-14）。

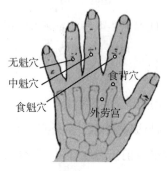

图附 1-14

【作用】健运脾胃。通调谷道。

【主治】胃脘胀痛、呕吐等肠胃道疾病。

【操作】点刺出血；可灸，每天点灸 1～2 次，每次点灸 1～3 壮。

2. 食魁穴

【位置】在天部，手掌背部。

【取法】于食指背侧近端指骨间关节中点上近心端0.5寸处取穴（如图附1-14）。

【作用】通路止痛。通调火路。

【主治】前额头痛。

【操作】点刺放血；可莲花针叩刺；可灸，每天点灸1～2次，每次点灸1～3壮。

3. 中魁穴

【位置】在天部，手掌背部。

【取法】于中指背侧近端指骨间关节中点上近心端0.5寸处取穴（如图附1-14）。

【作用】通路止痛。通调谷道、火路。

【主治】颠顶头痛、呕吐、食欲不振、胃脘疼痛。

【操作】点刺放血；可莲花针叩刺；可灸，每天点灸1～2次，每次点灸1～3壮。

4. 无魁穴

【位置】在天部，手掌背部。

【取法】于无名指背侧近端指骨间关节中点上近心端0.5寸处取穴（如图附1-14）。

【作用】通路止痛。通调火路。

【主治】后头头痛。

【操作】点刺放血；可莲花针叩刺；可灸，每天点灸1～2次，每次点灸1～3壮。

5. 外劳宫穴

【位置】在天部，手掌背部。

【取法】于手背部与劳宫穴相对处取穴（如图附1-14）。

【作用】舒筋活路。通调龙路、火路。

【主治】落枕。

【操作】直刺0.3~0.5寸;可莲花针叩刺;可灸,每天点灸1~2次,每次点灸1~3壮。

6. 手六关穴

手六关穴包括双上肢肩关穴、肘关穴、腕关穴,一侧三关,共六关,统称手六关穴。

(1)肩关穴

【位置】在天部,肩部。

【取法】围绕肩关节一圈为环,环线上均是穴位。一般取外侧3穴和内侧3穴,共6穴(如图附1-15)。

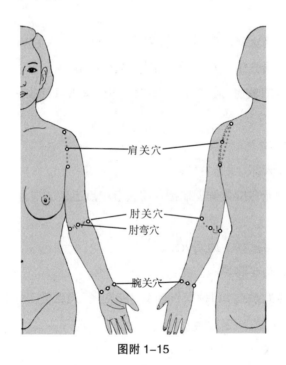

图附1-15

【作用】祛风胜湿,通路止痛。通调龙路、火路。

【主治】肩部疼痛。

【操作】向肩关节斜刺0.5~1.5寸;可莲花针叩刺;可灸,每天点灸1~2次,每次点灸1~3壮。

（2）肘关穴

【位置】在天部，肘部。

【取法】围绕肘关节一圈为环，环线上均是穴位。一般取外侧3穴和内侧3穴，共6穴（如图附1-15）。

【作用】祛风胜湿，通路止痛。通调龙路、火路。

【主治】痈疽、肘关节疼痛。

【操作】向肘关节直刺0.5～1.2寸；可莲花针叩刺；可灸，每天点灸1～2次，每次点灸1～3壮。

（3）腕关穴

【位置】在天部，腕部。

【取法】围绕腕关节一圈为环，环线上均是穴位。一般取外侧3穴和内侧3穴，共6穴（如图附1-15）。

【作用】祛风胜湿，通路止痛。通调龙路、火路。

【主治】疟腮，腕关节疼痛。

【操作】向腕关节直刺0.3～0.5寸；可莲花针叩刺；可灸，每天点灸1～2次，每次点灸1～3壮。

7. 肘弯穴

【位置】在天部，肘部。

【取法】两上肢内侧肘弯（肘窝）正中点处（如图附1-15）。

【作用】祛风定惊。通调龙路、火路。

【主治】急惊风、霍乱等。

【操作】点刺放血；或直刺0.5～1.2寸；可莲花针叩刺；可灸，每天点灸1～2次，每次点灸1～3壮。

五、下肢部特定穴位

1. 趾背穴

【位置】在地部，足背部。

【取法】于足背第一跖趾关节中点处取穴（如图附1-16）。

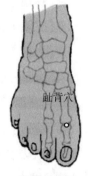

趾背穴

图附 1-16

【作用】健脾和胃。通调谷道。

【主治】肠胃道疾病。

【操作】点刺放血；不针；可灸，每天点灸 1～2 次，每次点灸 1～3 壮。

2. 足六关穴

足六关穴包括双下肢髋关穴、膝关穴、踝关穴，一侧三关，共六关，统称足六关穴。足六关穴均位于人体地部，主治龙路、火路病变。

（1）髋关穴

髋关穴

【位置】在地部，髋部。

【取法】在髋关节外侧作扇形半环，环线上均是穴位。一般取外侧 3 穴（如图附 1-17）。

【作用】祛风胜湿，通路止痛。通调龙路、火路。

【主治】小儿瘫痪、腰痛、髋关节疼痛等。

【操作】向髋关节直刺 1～2 寸；可莲花针叩刺；可灸，每天点灸 1～2 次，每次点灸 1～3 壮。

图附 1-17

（2）膝关穴

【位置】在地部，膝部。

【取法】围绕膝关节一圈为环，环线上均是穴位，分前后两侧，一般每侧各取 3 穴，共 6 穴（如图附 1-18）。

【作用】祛风胜湿，通路止痛。通调龙路、火路。

【主治】膝关节肿痛等。

【操作】向膝关节直刺 0.5～1.5 寸；可莲花针叩刺；可灸，每天点灸 1～2 次，每次点灸 1～3 壮。

（3）踝关穴

【位置】在地部，踝部。

【取法】围绕踝关节一圈为环，环线上均是穴位。分内外两侧，一般取外侧 3 穴和内侧 3 穴，共 6 穴（如图附 1-19）。

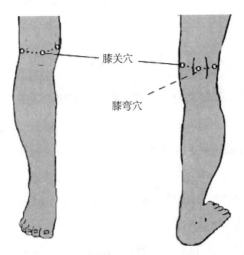

图附 1-18

【作用】祛风胜湿,通路止痛。通调龙路、火路。

【主治】踝关节痛,内踝关穴并治小儿瘫痪。

【操作】避开内踝尖、外踝尖和跟腱,向踝关节直刺0.3~0.8寸;可莲花针叩刺;可灸,每天点灸1~2次,每次点灸1~3壮。

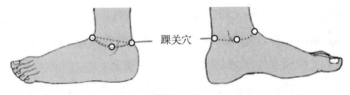

图附 1-19

3. 膝弯穴

【位置】在地部,膝部。

【取法】位于下肢后侧膝弯(即腘横纹)正中点处,相当于委中穴(如图附1-18)。

【作用】清热解毒,除暑。通调龙路、火路。

【主治】中暑、疔疮等。

【操作】点刺放血;或直刺0.5~1.5寸;可莲花针叩刺;可灸,每天点灸1~2次,每次点灸1~3壮。

4. 里内庭穴

【位置】在地部,足底部。

【取法】仰卧。于足底部第二、三趾间与内庭穴相对处取穴(如图附1-20)。

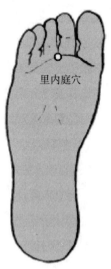

里内庭穴

图附 1-20

【作用】活血祛瘀,宁心安神,泻下通便。通调谷道、龙路、火路。

【主治】大便秘结、习惯性便秘、产后胞衣不下、闭经、癫痫、急性胃痛等。

【操作】直刺0.3~0.5寸;可灸,每天点灸1~2次,每次点灸1~3壮。

六、其他特定穴位

1. 梅花穴

【位置】在肿块或皮肤损害处。

【取法】按照体表局部皮肤损害或肿块的形状和大小,沿其周边及中点选取一组穴位,呈梅花形(见图附1-21)。

【作用】祛风止痒,消肿止痛,软坚散结。通调龙路、火路。

【主治】皮肤损害性疾病、肿块性疾病和痛证。

【操作】莲花针法;可灸,每天点灸1次或数次,每次点灸1~3壮。

2. 莲花穴

【位置】在肿块或皮肤损害处。

【取法】按照体表局部皮肤损害或肿块的形状和大小,沿其周边及上面选取一组穴位,呈莲花形(见图附1-21)。

【作用】祛风止痒,消肿止痛,软坚散结。通调龙路、火路。

【主治】比较顽固的皮肤损害性疾病和肿块性疾病以及痛证。如顽癣、脂肪瘤、偏头痛等。

【操作】莲花针法;可灸,每天点灸1次或数次,每次点灸1~3壮。

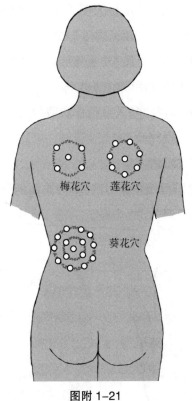

图附 1-21

3. 葵花穴

【位置】在肿块或皮肤损害处。

【取法】按照体表局部皮肤损害或肿块的形状和大小，沿其周边及上面选取一组穴位，呈葵花形（见图附 1-21）。

【作用】祛风止痒，消肿止痛，软坚散结。通调龙路、火路。与莲花穴相同，但作用更强。

【主治】比较顽固的皮肤损害性疾病和肿块性疾病及痛证。如顽癣、脂肪瘤、带状疱疹后遗神经痛等。

【操作】莲花针法；可灸，每天点灸 1 次或数次，每次点灸 1～3 壮。

4. 长子穴

【位置】在皮肤损害处。

【取法】询问患者,以最早出现的疹子为穴。如果无法分辨最早出现的疹子,则以最大的几个疹子为穴(见图附1-22)。

【作用】祛风止痒,消肿止痛,软坚散结。通调龙路、火路。

【主治】皮肤损害性疾病和肿块性疾病。

【操作】莲花针法;可灸,每天点灸1次或数次,每次点灸1～3壮。

5. 结顶穴

【位置】在肿大的淋巴结上。

【取法】取肿大之淋巴结顶部为穴,如肿块面积较大,可取梅花穴、莲花穴或葵花穴(见图附1-23)。

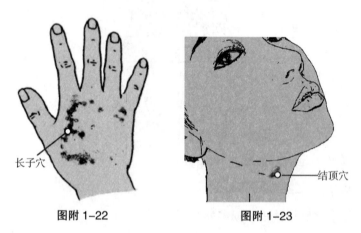

长子穴

图附1-22

结顶穴

图附1-23

【作用】清热解毒,软坚散结。通调龙路、火路。

【主治】各种炎症。

【操作】不针。可灸,每天点灸1～2次,每次点灸1～3壮。

附录二　国医大师黄瑾明常用
壮医验方汇编

1. 黄氏壮医调气汤：五指毛桃（或黄芪）、白术、陈皮、升麻、柴胡、红参、当归、生甘草、桔梗、炒枳壳。

2. 黄氏壮医止咳汤：党参、沙参、茯苓、海浮石、枳壳、山萸肉、紫菀、法半夏、玉竹、百合。

3. 黄氏壮医补谷健胃汤：党参、白术、广陈皮、山药、广西蜜枣、猪排骨。

4. 黄氏壮医滋阴清火汤：桑叶、沙参、麦冬、玉竹、百合、人中白、石斛、扁豆、白芍、山楂。

5. 黄氏壮医排石汤：海金沙、金钱草、橄榄、厚朴、郁金、香附、大腹皮。

6. 黄氏壮医温水补阳汤：淫羊藿、补骨脂、紫河车、鹿角胶、巴戟天、菟丝子、枸杞子、花椒、艾叶。

7. 黄氏壮医滋水补阴汤：熟地、当归、女贞子、旱莲草、山萸肉、何首乌、菟丝子、枸杞子、紫河车。

8. 黄氏壮医清养汤：党参、黄芪、白术、茯苓、山药、红枣、沙参、麦冬、百合、女贞子、浮小麦、柏子仁、酸枣仁、五味子。

9. 黄氏壮医调气止痛汤：柴胡、黄芩、白芍、法半夏、红枣、生姜、炙甘草、香附、枳壳、菊花、藁本、细辛、延胡索、薄荷、蔓荆子。

10. 黄氏壮医痛经汤：吴茱萸、干姜、肉桂、当归、熟地、白芍、川芎、乌药、延胡索、泽泻、怀牛膝、香附、红花。

11. 黄氏壮医解毒汤：龙胆草、金银花、金耳环、三姐妹、连翘、生地、栀子、柴胡、黄芩、川楝子、土茯苓、蒲公英、板蓝根、白花蛇舌草。

12. 黄氏壮医解毒理肤汤：三姐妹、金耳环、生地、金银花、佩兰、防风、牛蒡子、钩藤、黄芪、茯苓、白术、紫草、红花、茜根。

13. 黄氏壮医解毒化湿汤：三姐妹、金耳环、黄柏、广陈皮、白花蛇舌草、半枝莲、萆薢、泽泻、赤芍、丹皮、王不留行、车前子、蒲公英、生甘草。

14. 黄氏壮医祛瘀通经汤：当归、赤芍、熟地、桃仁、红花、茺蔚子、泽兰叶、怀牛膝。

15. 黄氏壮医软坚散结汤：麦冬、白芷、浙贝母、七叶一枝花、青皮、赤芍、玄参、金耳环、三姐妹、丹皮、古羊藤。

16. 黄氏壮医通痹散：蝉蜕、地龙、蜈蚣、全蝎、茯苓、白术、当归、川芎、赤芍、柴胡、香附、枳壳、七叶一枝花。

17. 黄氏壮医祛痘汤：水牛角、生地、赤芍、连翘、金银花、黄连、柴胡、黄芩、生甘草、丹参、当归、升麻、白附子、三姐妹、金耳环。

18. 黄氏壮医利咽汤：金耳环、三姐妹、蝉蜕、桔梗、生甘草、胖大海、桑叶、麦冬。

19. 黄氏壮医小儿止汗汤：五指毛桃、浮小麦、红枣。

20. 黄氏壮医排毒汤：茵陈、金银花、蒲公英、三角泡、生姜、红糖。

国医大师黄瑾明常用壮医特定穴位索引

（按穴位名称笔画索引）

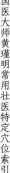

六画

七画

八画

九画

45大